U0343441

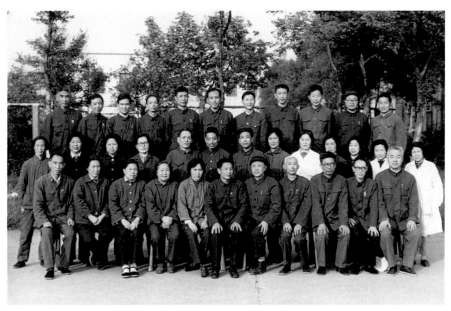

1979 年 4 月安徽中医学院领导和附属医院领导与同事欢送马骏同志援藏时合影

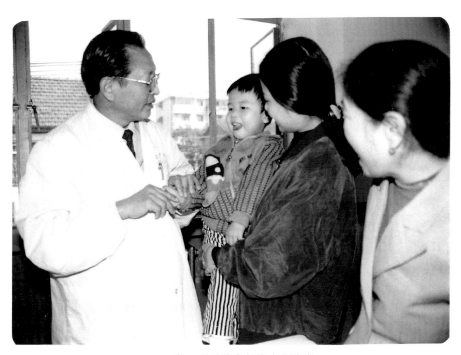

1986 年 4 月马骏主任为小儿诊病

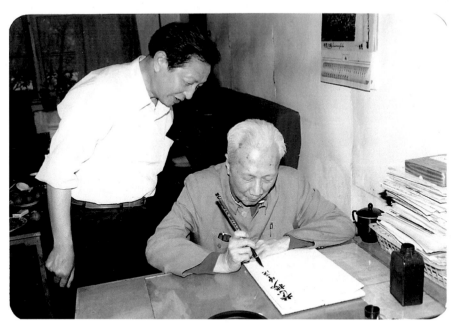

1986 年 6 月关幼波大师为马骏主任题字

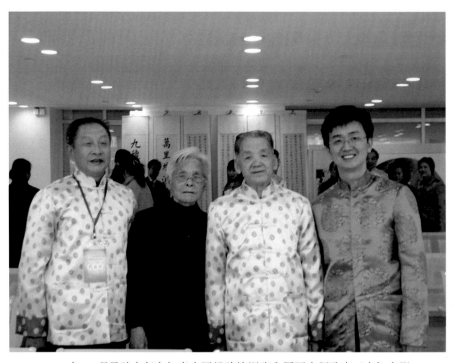

2007 年 11 月马骏主任参加老中医经验培训班和国医大师路志正夫妇合影

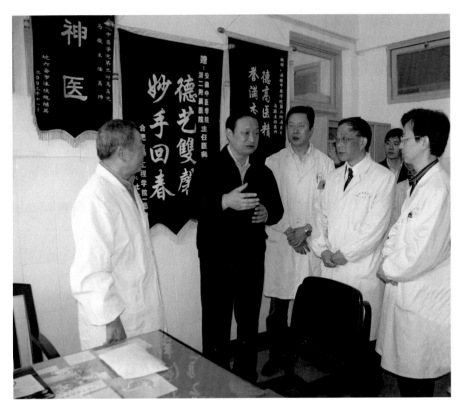

2009 年 4 月王国强副部长视察马骏名医工作室

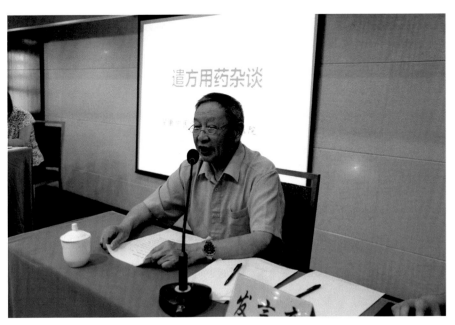

2013 年 5 月马骏主任在国家级脾胃病继教班做学术报告

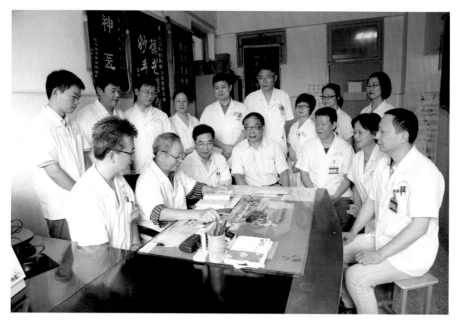

2014 年 9 月马骏名医工作室学习活动

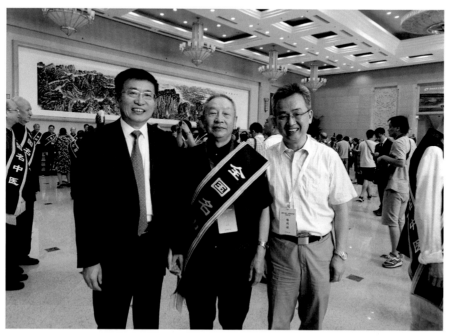

2017 年 6 月马骏主任获首届全国名中医荣誉称号同于文明局长合影

橘 井 涌 泉

——马骏学术思想及临床经验集锦

储浩然 主编

科学出版社

北京

内 容 简 介

本书收录了首届全国名中医马骏学术思想临床经验研究的部分成果。全书内容既包括治学经验、学术探讨、医门解惑等跟师学习中马骏主任口传心授的医理医法，以及学生们的感悟体会，又以医案的形式较完整地收录了马骏主任经方、验方的应用经验和疑难杂症的治疗体会。全书以临床为主线，体现了马骏主任的诊治特点。

本书可供中医临床、科研人员及在校学生使用，也可供中医爱好者参考。

图书在版编目（CIP）数据

橘井涌泉：马骏学术思想及临床经验集锦 / 储浩然主编. —北京：科学出版社，2020.4

　　ISBN　978-7-03-064384-1

Ⅰ. ①橘⋯　Ⅱ. ①储⋯　Ⅲ. ①脾胃病-中医临床-经验-中国-现代　Ⅳ. ①R256.3

中国版本图书馆 CIP 数据核字（2020）第 011448 号

责任编辑：郭海燕　白会想 / 责任校对：王晓茜
责任印制：徐晓晨 / 封面设计：北京图阅盛世文化传媒有限公司

科 学 出 版 社 出版

北京东黄城根北街 16 号
邮政编码：100717
http://www.sciencep.com

北京虎彩文化传播有限公司 印刷
科学出版社发行　各地新华书店经销

*

2020 年 4 月第 一 版　开本：787×1092　1/16
2020 年 4 月第一次印刷　印张：15　插页：2
字数：394 000
定价：98.00 元
（如有印装质量问题，我社负责调换）

本书编委会

主　　编　储浩然

副主编　李学军　孔红兵　周　婷

编　　委　（按姓氏笔画排序）

马　飞　王　兴　王　震　孔红兵　刘小青

江应露　孙　建　孙　奎　孙　琴　李　难

李学军　杨玉洁　吴　婧　汪　节　宋少泽

张　磊　陈　花　陈少飞　陈志豪　陈亮亮

金月萍　周　婷　胡　进　胡培佳　夏建国

徐　辉　程　谱　储浩然

前　言

　　中医药学是中华民族独有的根植于中华优秀传统文化的原创性的伟大医学,是中华文明极其重要的组成部分。时至今日依然发挥着不可或缺的重要作用。古往今来,神州大地上涌现出了众多灿若星辰的医学家,为中华民族的健康、繁衍和发展都做出了巨大贡献,以国医大师、全国名中医为典型代表的老中医药专家都具有深厚的中医理论、独到的学术思想、丰富的临床经验,是全社会的宝贵财富,马骏先生就是其中的优秀代表之一。

　　马骏先生年幼即立志从医,以救死扶伤为己任,15 岁时即拜师于六安名医王焕章门下,历经多年寒暑,悉心研习中医经典,后又拜诸多名皖西中医名家为师。1975 年经安徽省内选拔赴中国中医科学院广安门医院进修深造,先后师从蒲辅周、路志正等大师。通过学习,博采众长,由理论到实践,再由实践到理论不断深化,先生数十年来始终坚持在临床一线,勤学多思,精于医理,不断探索,善于总结,形成了一整套独具特色的学术思想。他倡导脾胃病的根本病机是中焦脾胃升降失衡,治以“调和致中”的理念。先生认为内科杂症病因多在“郁”,论治在“调和”,设立了“治胃八法”和“泄泻证治八法”,指出用药须注重润、燥、刚、柔和寒、热、温、凉的搭配,唯求和谐以增其效。先生的经验方“十三味和中丸”已成为安徽中医药大学第二附属医院内部使用量最大的制剂。

　　马骏教授是首届全国名中医,国家中医药管理局第二、第三、第四、第五、第六批全国老中医药专家学术经验继承工作指导老师,全国优秀中医临床人才指导老师,并先后获得全国首届中医药传承特别贡献奖和全国老中医药专家学术经验继承工作优秀指导老师。以马骏先生为研究对象的“十一五”国家科技支撑计划立项课题和“十二五”期间“全国名老中医传承工作室”的研究任务均以优秀的成绩完成,并获得安徽省科学技术三等奖。继续承担“全国名中医马骏传承工作室”的研究项目进展顺利。

　　随着对先生学术思想及临床经验总结整理和研究的逐步深入,我们愈发感慨于先生学识渊博、造诣精深、医德高尚,为了更好地传承先生的学术思想,继续将其发扬光大,我们将先生的教诲、自己在跟师学习过程中的感悟以及先生在临证时妙用的经方医案等择其精要,整理成册,是为《橘井涌泉——马骏学术思想及临床经验集锦》一书。本书包括了治学经验、学术探讨、医门解惑、经方验方临床应用、疑难杂症治验共五章,从不同角度呈现马骏先生的学术思想和临床经验。由于编者的水平所限,书中难免有不妥之处,恳请读者提出宝贵意见,以便我们今后不断学习提高。

储浩然

2019 年 10 月 10 日

目　录

第一章 治学经验

第一节 博览群书，精研经典

马骏先生年幼时启蒙于私塾，聪颖好学，经、史、子、集无不细细研读，广采博闻，勤学善思好问，深得老师赞赏。后渐渐成长，体会民间疾苦，常见时有患病者，因无钱失治或因医疗水平有限误诊误治而导致人财两空，感慨不已，遂定下人生之目标——"不为良相，但为良医"。从此立志从医，以救死扶伤为己任，尽己所能救治病患，解除民众于病痛疾苦之中，扶贫济困，助百姓健康之完美。马老15岁时拜师于六安名医王焕章门下，随师研习岐黄之术，并以求学研读为乐。在学徒期间，白天跟师侍诊，夜晚挑灯苦读。先从《三字经》《汤头歌诀》及《药性赋》读起，不断深入，相继又攻读了《黄帝内经》《伤寒论》《金匮要略》《温病条辨》及《脾胃论》《诸病源候论》《医林改错》等中医学专著。马老言："只有熟读，才能活用。"有些经典句段，至今仍能背诵如流。"书读百遍，其义自见"，只有熟读和精思，奠定扎实的中医理论基础，才能融会贯通，推陈出新，达到学术上炉火纯青的境界。孔子曰："温故而知新。"只有这样，临证之时，才能触机即发，左右逢源；才能熟能生巧，别有会心。也只有对重要的经典反复研读学习，才能领会其要旨精髓。

马老研读中医各家专著、经典医案、医话、医论，对于中医经典、名医古籍、汤头药赋、经络穴位等，无一不精。早年更在王焕章老师指导下学习临证方法、疾病诊断、遣方用药、针灸推拿等，在三年多的时间里，广泛接触温病、妇儿科及内外各科杂病，基本掌握了常见病的中医药诊疗方法，并进一步理解了中医辨证论治的临床规律，注重理、法、方、药及君、臣、佐、使的配伍，尊师据典，这也为后来的从医之路打下了扎实的基础。为夯实并提高诊疗水平，而立之年的马老经选拔赴中国中医研究院广安门医院（现名中国中医科学院广安门医院）进修深造，先后师从蒲辅周、路志正等大师，两次系统学习，使其早年所学中医药理论得到进一步升华，对现代医学也有了更加深刻的了解。

在长期的医疗实践中，马老深深体会到，要在医学领域有所作为，必须在中医经典原著上下工夫。中医学术理论源远流长，要溯本求源，就必须以经典原著为基础加强学习领悟，只有中医功底根基牢固，日后才能根深叶茂。而经典著作中，尤其要学好《黄帝内经》《伤寒论》和《金匮要略》，前者解决中医基本理论问题，后两者是理论与实践紧密结合的典范。在此基础上，再阅读历代名家著作，从源及流，博采众长。以《黄帝内经》为例，它是我们祖先在长期的医疗实践中积累起来的经验总结，它所阐述的阴阳五行、脏腑经络、病因病机、辨证论治、治则治法等有关理论，迄今仍有效地指导着临床，经久不衰。

马老常言："书不熟，则理不明；理不明，则识不精，难为医也。"对经典原著应把粗读与精读相结合，反复阅读，温故知新，且应密切结合临床，学以致用。故而马老遍读经典，博览群书，穷究其理，精学医道。他强调对中医经典著作的熟识强记，年轻之时，已熟谙《黄帝内经》《伤寒论》《金匮要略》《神农本草经》《医宗金鉴》等中医经典著作，诊病之时常常朗朗上口，引经据典，背诵如流，学以致用。记忆是理解的基础，先能熟练记忆而烂熟于心，方有益于加深理论理解与临证体会，对经典原著的阅读切不可浅尝辄止，应经常、反复诵读，犹如农夫耕耘，每读一遍就有多一遍的收获，结合临床，往往会有不同的体会与感悟。马老指出，临床用药不仅要记药味组成与主治功用，还需记药量比例与随证加减。方剂的不传之秘在剂量上，仲景经方的原方药量比例对疗效至关重要。马老常以主药对主证而定主药药量，按原方等比例下降，经典方剂的合方运用也是他的处方特色之一。古人言："学而不思则罔。"马老认为，熟读还须精思，思而得悟，方能举一反三。学习古人前贤理论，务必要领会其要旨，神而明之，不可执而不化。对经典名著中的精辟论述，要精研细读，反复玩味，去粗存精，突破前人理论和治疗上的局限，进行创造性发挥，临证才能得心应手。如对《伤寒论》的学习，贵在"灵活"二字。既要正确评价《伤寒论》，也要学以致用，把《伤寒论》的辨证论治与各科临证的实际情况紧密结合起来。《伤寒来苏集》云："六经为百病立法，不专系伤寒。"《伤寒论》固然是一部以六经辨证为核心，论述外感热病辨证规律的书，但它的理论、辨证、立法、遣方不仅能用于外感伤寒，也能适用于各科杂病。如《伤寒论》中炙甘草汤本为治疗伤寒脉结代、心动悸的主方，马老领其意，用其方加减治疗一例多年来经漏不止的患者，用药三剂后流血自止。

马老博览群书，治学严谨，孜孜不倦。正如唐代孙思邈认为医学乃"至精至微之事"，要求医家"涉猎群书""博极医源"，要从多方面拓宽自己的知识面。叶天士也有"医可为而不可为，必天资敏悟，读万卷书，而后可以济世"之说。中国中医科学院研究员余瀛鳌也曾说过："所有中医药学科，欲取得专业的欣欣向荣，均须致力于该学科的文献研究，这样才有利于在继承的基础上取得较快的进展。"如今马老虽已年过八旬，亦未曾释卷，以学为乐，以学立身，以学执业。马老常以徐灵胎之言律己育人——"病名以千计，病证以万计，脏腑经络，内服外治，方药之书，数年不能竟其说，非勤读善记之人不可学也。"中医治学成才之路，需要对经典文献烂熟于心，书山学海唯勤苦修炼可成大道。马老常说："中医经典著作和理论是几千年临床经验的总结与升华，是中医学的基础与精华所在。作为一名中医大夫，应当博古而通今，只有谙熟经典，博览各家，勤勉不倦，善学勤思，才能在临证中从容不迫，运用自如。"马老应用经方治疗脾胃病及内科杂病，熟练掌握合方的变化、药量的多少、药味的加减，灵活运用，得心应手。马老常告诫弟子：读经典可以开启中医智慧，读本草可以掌握药性理论，读医案可以提高临床技能，读医话可以提高中医语言描述能力，读医论可以提高中医认知水平。学会"读"的同时，要学会深思领悟，"学而不思则罔，思而不学则殆"，对医经医论，要多看多思，触类旁通，领悟深义，善于总结提炼，在此基础上才能真正学会研究创新。

第二节　博学名家，择善而从

马老自幼酷爱中医，少年时先后拜王焕章、张琼林、杨开林等皖西地区医学名家为师，更幸得全国名医蒲辅周、路志正等大师的耳提面命，从而眼界大开，功力日厚。漫漫从医路，马老虚怀若谷，勤求古训，孜孜不倦，择善而从，博采众长，深悟其道，兼收并蓄，无有偏执。

马老认为金元医家，各有千秋，东垣强调后天，以脾胃立论，提倡"内伤脾胃，百病由生"之学术论点，重视脾胃，偏于补阳；丹溪注重先天，主相火病机立论，提出"阳常有余，阴常不足"之学术论点，重视肝肾，偏于补阴。医者当吸取两家之长，去芜存菁。马老在几十年临证过程中，融丹溪、东垣之长，注重阳气和阴津在疾病发生、发展、演变中的作用，提出了气阴两虚的辨证分型，应用于临床，辨证有理，疗效显著；且推崇李东垣脾胃学说，认同"内伤脾胃，百病由生"之说，主张治病养生，"当实元气"，"欲实元气，当调脾胃"。治疗脾胃病，从健脾和胃入手，温补为主，时时顾护胃气，重视滋补脾胃之阴，刚柔相济，不伤气阴。李东

L'

垣《脾胃论》治疗脾阴虚多采用补气升阳、健脾燥湿之法以滋化源。明代胡慎柔认为"脾虚日久则阴虚愈亏，阴火销铄，脾之营阴耗伤，以清补滋养"，所制慎柔养阴汤为滋养脾阴的代表方，其方为健脾药，取头煎不用，只用二三煎，去其燥气，减其温性，取其甘淡以滋脾阴，确为真知灼见。当代名医蒲辅周老先生之心得体会马老也铭记心中："急性病，外感六淫之病，重点是抓表里寒热；慢性杂病，重点是抓虚实寒热，不要认虚为实，虚证当实证治称'虚虚'，若实证当虚证治称'实实'，七情内伤多虚，但虚虚实实，错综复杂，不能概作虚论。"

　　马老挚爱中医事业，在临床中勤耕不辍，诊治疾病擅于勤求古训，择善而从，精于辨证，用药灵活，打破习俗，药量轻重，药味多少，皆以病情为定，故疗效显著，历用不爽。马老博采百家言论，精研经典，择善而从，国医大师路志正先生"持中央，运四旁，怡情志，调升降，顾润燥，纳化常"的系统调理脾胃的学术思想，马老也将它发扬光大。因此，马老对于脾胃病的诊治是驾轻就熟，疗效斐然，而在内科、妇科等疾病诊治中也颇有心得。马老曾说，博古通今，熟读医经，熟记于心，可受益终身。正如清代程国彭所言："博览群言，沉思力索，以造诣于精微之域，则心如明镜，笔发春花，于以拯救苍生，而药无虚发，方必有功。"医有医理和医法，学习医理要系统完整，中规中矩，不可自以为是，望文生义，随意杜撰修改。但学习医法又不可拘泥于书本，机械模仿。明代张介宾《质疑录》云："医无一定之法，而有一定之理。"明代孙志宏《简明医彀》言："有成法，有活法。成法师古不可悖，活法因时不可拘。"马老认为，法是变的，是活的，是要靠临证者去参悟、变通、活用的，中医所说的因人、因时、因地制宜的辨证观就是强调了法的可变性和灵活性。马老在临证时也是不拘一家之言，一方之束，常博采众长，集数家医方合方化裁，理论联系实际，灵活使用。马老曾举例《金匮要略》中"妇人妊娠病脉证并治"第9条"妇人妊娠，宜常服当归散主之"，第10条"妊娠养胎，白术散主之"。这两条原文都很简略，只提到"妇人妊娠"，至于为什么要养胎，一字未提。但我们先从当归散的组成来看，归、芎、芍养血，白术健脾，黄芩清热，全方有养血清热的作用。故凡血虚有湿热以致胎动不安，或曾数次半产者宜之。再看白术散，白术健脾益气为主药，牡蛎坚阴固胎，川芎和血，蜀椒祛寒，全方配伍有健脾益气、祛寒安胎的作用，凡气虚而有寒湿，素体白胖而受孕多次半产者，均可用之。由此可见，养胎之法，虽然以气血为主，但仍然有温与清的区别，故理解原文并运用时应结合临床实际。又如，马老曾治疗一例妇科患者，全身倦怠，四肢乏力，月经先期，量多，色淡质稀，脉虚弱，舌质淡嫩，苔薄白。据其脉症，初按脾不统血论治，先后用归脾汤、人参养荣汤等加减出入，治疗两月余，效果不彰。后在《黄帝内经》中"肝主升发""肝生血气"启示下，以调肝汤和五子衍宗丸加减，治疗月余而收功。从医50年来，马老坚持每日必有一得，日则应诊，夜则读书，数十年如一日，勤求古训，博采众方。上至《黄帝内经》《难经》《神农本草经》《伤寒杂病论》等经典著作，下及历代名著，尤其对李东垣、汪机、叶天士等名家之著述，无不用心博览。同时，马老在实践中也非常重视对现代医学的学习，吸取其长处，为我所用。

　　马老提出，中西医在诊治疾病的过程中都各有所长，临床中应辨病论治与辨证论治相结合，辨证论治是中医临床的特色，不但不能丢，还要不断发扬光大；如再结合西医的辨病，在治疗上具有针对性，就可使疾病的所在及其性质准确化，检测手段多样化，疗效评价标准客观化。因现代人生活工作节奏快、情绪紧张、工作压力大、饮食不节、生活习惯不好等，故消化系统疾病特别是功能性胃肠病发病率逐年增多。马老及其团队自制脾胃培源散穴位外敷治疗脾胃虚寒型功能性消化不良，针药并用治疗慢性萎缩性胃炎，均取得了较好的临床效果。验方研制的院内制剂马氏和中丸，其在治疗胃溃疡课题中，足疗程服后检查胃液酸度、胃蛋白酶活性，以及镜下观察胃溃疡面积，均有明显好转，临床效果更是奇佳。马老以经验方脾胃培源方治疗脾胃虚弱型慢性萎缩性胃炎，并以西医学上常用的内镜下黏膜像的病理改变作为疗效评价标准，经治疗及观察后发现，治疗组患者无论在症状上或是病理改变上都获得了良好的效果。

第三节 勤于临床，勇于实践

马老从弱冠之年开始悬壶治病，至今从未脱离临床实践，他重视基础理论研究与临床技能的学习，坚持"理论指导实践，实践升华理论"。他认为，要真正成为一个高水平医生，学习基础理论特别重要，在理论的指导下，应用望、闻、问、切的实际技能和开方施药的经验，直面复杂多变的临床病证，反复实践，灵活掌握，才可以取得较好的疗效。中医学是实践医学，晦涩抽象的中医学理论只有在患者身上，在临床实践中才会变得异常灵动与直观。如果离开临床，仅靠死读书和读死书，是学不好中医的，甚至会适得其反，更有甚者将中医理论视为虚妄的玄学。中医药理论来源于临床实践，许多在实践中总结出的理论也只有通过实践才能加深理解，所以要早上临床，多上临床，在"读书，实践，再读书，再实践"的反复过程中，不仅可以提高对中医药理论的理解和掌握，灵活而准确地应用理论指导临床实践，而且可以萌发新的思路和方法。病千变，药亦千变，古方特别是经方君、臣、佐、使配伍严谨，制方巧妙，凡病切合于经方者，多不做加减，或少做加减而用之。然马老既推崇经方，又主张变通。他认为，读书不能刻舟求剑。方为定方，病却常变，生搬硬套，未免胶柱鼓瑟，亦不符合古人制方精神。临证时医者可发现病有多变，想要提高医术，应多临证多实践，以经方为基础，活学活用指导临床。马老活用古方加减治疗多种疾病，如运用通关丸加减治疗肾盂肾炎、膀胱炎等；运用吴茱萸汤加味治疗神经性呕吐、慢性胃炎、血管紧张性头痛等，临证多有奇效。

马老从长期的临证中深深体会到，学习中医，贵在实践。除熟读经典外，还须躬身实践，在实践中验证理论，方能深刻领会经典原著的精神实质，以精术济人。有谓"读方三年，便谓天下无病可治；及治病三年，乃知天下无方可用"。临床病症变化无端，几无辨证论治着力之处，因此，想要加深对中医精髓之理解，尽快提高临证技能，应积极临证实践。临证是学习积累临床经验的最好方式，甚至可以看成是掌握数种独门绝学的关键所在。清代陆九芝在《世补斋医书》中云："读书不临证，不可以为医；临证不读书，亦不可以为医。"

50多年来，马老无论是求学，还是工作；无论是远在京城，还是身处异域他乡，时间的变化、地点的变迁都改变不了他扎根临床的决心与恒心，勤耕于临床，从不荒误。他认为，中医的根在临床，魂在疗效，理论再娴熟，文章再美妙，只能纵横纸上或束之高阁，而不能在临床上应用、发挥和取效，都是空谈，且无意义。

此外，还应把经典著作之精髓与各科临床实践紧密结合，灵活运用，才能在继承的基础上有所发展，有所创新。所以要勤于临床，善于临床，诊治患者后，要注意跟踪观察患者的反应、服药后效果，结合经典，不断学习并认真总结，只有多临床多总结，才能从失败中吸取教训，获得宝贵经验，不断提高自身的医疗水平。

"中医之学，贵在实践"，马老善于将书本与临床相结合，运用中西医结合治疗疾病。如治疗血分病的常用药物当归，因能使血各归其所，故名"当归"，马老应用时，常以当归配黄芪、党参补气生血；配大黄、牛膝破下部瘀血；配川芎、苏木、红花、桔梗促上部血行；配桂枝、桑枝、路路通、丝瓜络活血通络通达四肢。西医药理研究认为当归对子宫有兴奋与抑制的双向调节作用，其水溶性、非挥发性、结晶性成分能兴奋子宫而使其收缩加强，其挥发油能抑制子宫平滑肌而使子宫弛缓，并有抗维生素E缺乏症的作用，对一些细菌，如痢疾杆菌、伤寒杆菌、溶血性链球菌等，也有明显抑制作用。故治疗泄泻及风湿等疾病时，马老常用此药进行配伍，疗效彰显。又如，现代医学认为急性胆囊炎是化学刺激与细菌感染所致，化学刺激是引起炎症病变的主要原因，而细菌感染则是继发因素。其实祖国医学很早就有类似急慢性胆囊炎的记载，但少有专著，一般散见于"胁痛""黄疸"等病篇，其发病原因认为与饮食不节、精神抑郁等多种因素相关，其发生机制则为湿热内盛、肝胆气滞和气郁化热导致胆气不利。马老认为，对本病的诊断，应采取辨病与辨证相结合的方法进行。临床所见急性单纯性胆囊炎和慢性胆囊炎初期、间歇期及恢复期以气滞型较多见，而急性化脓性胆囊炎、梗阻性胆囊炎、胆总管结石引起梗阻及感染者以湿热蕴结型为多。

马老临证处方用药，善于结合现代医学的研究成果，尤其是辨证辨病运用中药，见解独到。例如，柴胡为治疗肝胆疾病的常用药物，因其有疏肝利胆、退热、镇痛等作用，近些年常用于发热性感染性疾病。中医临床医家们也一直把柴胡作为治疗少阳经证的要药。因肝胆互为表里，由肝失条达影响胆的疏泄功能所导致的肝胆病症，用柴胡疏肝利胆，使气机得畅，从而恢复胆的正常疏泄，有助于调节机体功能紊乱。马老经多年的临床观察认为此药对于解除胆囊炎的发热、胁痛、口苦、泛恶、呕吐等症状，效果是比较理想的。另外，从现代医学感染学的角度考虑，引起急性胆囊炎的细菌以大肠杆菌为主，约占 70%，而柴胡对大肠杆菌有较好的抑制和杀灭作用。金钱草为清热利水、通淋化石药，现代医学认为其能促进肝细胞胆汁分泌，使得肝胆管内胆汁增多，内压增高，能使胆道括约肌松弛而排出胆汁，从而达到利胆的作用。蒲公英、紫花地丁均为清热解毒药，药理研究其具有良好的消炎抗感染作用。清热解毒药半边莲同时具有利尿作用，而胆囊炎的病理特点中，湿热瘀结是重要因素之一，故用清热利尿的半边莲，可使湿热之邪从小便排出，有助于致病因子的解除。马老认为，急慢性胆囊炎临床发病率较高，常易被误诊为消化不良、胃炎或消化性溃疡，为了正确观察中医药治疗胆囊炎的疗效，必须充分运用现代医学的各种检查手段，明确诊断，在辨病的前提下，进行辨证施治。临床实践使马老体会到多数胆囊炎患者完全可以采取中西医结合的非手术疗法治愈，急性期出现湿热蕴结症候群时，可采用清泻疗法为主，通便利胆，促使病理代谢产物的排出，缩短疗程。

马老常说："既然选择了中医这一行，就要爱这一行，专这一行，成就于这一行，而爱、专和成就都要在临床实践中去体现和实现。"临证实践具体体现在两点：其一，在临证方面，强调将中医理论体现在四诊八纲、辨证论治的始末，把辨证论治真正落实到审症求因、审因辨证、据证立法、依法选方、煎服用法、心理调适、饮食调护等每一个环节上，做到灵活权变，剂型合宜，途径最优。其二，在理论联系实践方面，注重临证实践与文献理论研究紧密结合，理论指导实践，实践检验理论，相互印证，相互促进，相得益彰，促进学识经验俱长。同时马老还贵在能一反常规，勇于实践，曾用"治水必先治气"的思想论治肝硬化腹水。马老认为肝硬化腹水之病机或因肝病及脾，脾虚水泛，聚而为臌；或因肝失疏泄，气机阻滞，湿阻血瘀，湿瘀互结而发病。究其理终因于气，或为气虚，或为气滞。谨记"泻实当顾虚""补虚勿忘实"之训，遵"衰其大半而止"的原则，创立"益气健脾、化湿行水、理气化瘀、养血柔肝"之治法，攻补兼施，治疗得当，疗效显著。在慢性心衰的辨证论治中，马老抓住"阴盛则内寒，阴盛则阳病"的病变规律，注重其标在心、其本在肾之病理特点，既重视痰饮阻滞、瘀血内停之标实证，又不忽略心阳虚衰之本虚候，依据"因其衰而彰之""病痰饮者，当以温药和之""形不足者温之以气"的理论，从益火之源着手，以温肾阳，补益心气为立法之旨。运用温阳利水、益气化湿的治疗方法。马老治疗病毒性心肌炎之经验也以温病学说立论：①毒热内蕴者采取清热解毒、养阴益心之法，施以清营解毒汤。②气阴两虚者依热邪深入，或在少阴，或在厥阴，均宜复脉汤之训，治以益气养阴、宁心复脉之法，采取复脉汤化裁。③气血亏损者，据《难经·十四难》之"损其肺者益其气，损其心者调其营卫"，治以益气血，和营卫，复化源，固本培正。

方用生脉散合当归补血汤以益气复脉，滋阴养营，大补气血。

第四节　融会贯通，精益求精

马老认为，医为仁术，是救人济世之举，人命至重，为医者要有割股之心，体察民疾，不图名利，博及医源，精勤不倦，持之以恒，融会贯通，精益求精，才能有所成就。徐灵胎言："黄帝、神农、越人、仲景之书，文词古奥，披罗广远，非渊博通达之人不可学也。"中医知识涉及广泛，经典文献虽言简意赅，但难以透彻理解，需要有较好的传统文化功底与文史哲知识背景，更需要有对中医理论的全面理解与系统领悟。有道是："医之为道，乃通天彻地之学，必全体明而后可以治一病。若全体不明，而偶得一知半解，举以试人，轻浅之病，或能得效，至于重大疑难之症，亦以一偏之见，妄议用药，一或有误，生死立判矣。"

马老不仅精研医典，对历代专著亦极为精通，他以深厚的理论知识，发皇古义，择善而从。临证触机即发，挥洒自如；组方遣药，轻灵精准；治则治法，不拘常法；经方、古方、时方、经验方随证合方，灵活化裁。马老以其扎实的理论基础与丰富的临床经验，在诊治疾病中运筹帷幄，运用自如，效如桴鼓。马老认为，多读书，读经典，目的是在临床中加以应用，而不是简单的记忆背诵。"治国者，鉴于古代治乱兴衰之故，而后知所以为政理民之道；为医者，察于昔人起沉疴拯危之神，而后知所以治病用药之方"。读经典不仅要读熟、背熟，更重要的是要揣摩古人辨证之理、立方之意，既重视辨证方法和组方原理的分析，又要联系临床案例去验证。清代名医叶天士在《本事方释义》中云："天下事，精其艺者，必有心传；学其艺者，每有心得。今与古以心相印，乃成不朽之业也。"

马老虽已年逾古稀，仍学习、临证不辍，从不自满，每天坚持读书一小时以上，每周坚持上四次门诊，还要参加一些学术活动并传经送宝。马老善于学习，善于接受新的知识，不断总结丰富自我，他常说，人要"活到老，学到老，不能故步自封"。马老善于总结临床经验，举一反三，融会贯通，精益求精，不断提高。他常说："成熟来之于积淀，经验取之于教训，不断总结是不断提高的最有效途径。"马老以研究脾胃病为主，兼及外感热病、中医急证及内科妇科儿科诸病，也有人称之为"杂家"。然马老却认为，说"杂"不够准确，中医诊治疾病强调整体观念和辨证论治，需要学会融会贯通、全面诊治、重点突出的方法。"全面"是基础，"突出"是重点，具有辩证关系。没有基础就没有重点，就像金字塔没有底座，就没有塔尖一样。临床各科皆与脾胃有密切关系，盖脾胃为纳运之总司，升降之枢纽，气血之化源，中州之要地，元气之府也。五脏六腑，四肢百骸，皆禀气于脾胃，故称之为后天之本。生理如此，病理关系同样密切。脾居中州，心肺肝肾分列四旁。清代杨凤庭在《脾胃总论》中云："脾胃居中而应乎四旁，四旁之邪必趋之，故百病之成，必伤脾胃。"军事上亦有"得中原者得天下"之言。中州、中原乃脾胃之别称。脾胃乃戊己土也，土生万物，万物归土。故李东垣重脾胃，据要地，益化源，充元气，固后天之本，目的有二：一为养五脏六腑，此养生健体之道也；二为增强人体正气，此未病先防之法也。"正气存内，邪不可干"。历代名医大家，无不重视脾胃，临床各科皆与脾胃关系密切。马老认为，熟悉脾胃病学这个基础，就能运用自如，触类旁通，各科杂病也多能迎刃而解。脾胃病学是攀达其他专科专病之巅的基础。马老精通医典，善于学习，勤于思考，勇于创新，师古而不泥古，精益求精，善活用苓桂术甘汤治疗慢性咽炎、慢性肾炎、梅尼埃病、病毒性心肌炎、老年肺心病，疗效卓著。治疗痛经闭经，善用"经前理气调经、经期引血归经、经后补气疏肝健脾养血调经"之法。某患者，女，37 岁，月经后期，四五月一行，每行经则腰酸痛，经量少，有血块。近 15 个月月经未至，畏寒喜暖，脉细弦，舌淡苔薄白。马老认为，患者年仅五七，精血理应充盈，冲任应畅，但月事逾月不至，理当有伏邪于内，加之患者有肝肾不足之表现，故治疗中马老结合"经行前后"调经之法，以调肝为主，盖"女以肝为先天。肝为血海，又当冲脉，故尤为女科所重"。药用香附、川芎、青皮等疏肝，熟地、白芍、当归、阿胶、丹参等养肝，又肝肾同源，精血互生，故治肝为主，药用熟地、菟丝子、川牛膝等辅以益肾；在病机上，紧扣一个"通"字，"塞者行之，闭者达之"可谓正治，药用丹皮、丹参、桃仁、益母草、牛膝、赤芍、通草等活血通络；"血得寒则凝，得热则行"，该患者形寒畏寒，乃阳气不足，寒凝胞宫，瘀血阻络，非温而经不能通，非热而血不得行，又药用桂枝、细辛、肉桂、干姜、吴茱萸等暖肝肾温下元，温通并用，相得益彰，患者服药三个月后效验。又如马老治疗疮疡，也注重脾胃的调理。明代陈实功的《外科正宗》云："盖疮全赖脾土，调理必要端详。"宋代陈自明的《外科精要》又云："大凡疮疡，当调脾胃。盖脾为仓廪之官，胃为水谷之海，主养四旁，须进饮食，以生气血。"故在疮疡治疗期要注重脾胃的调理，如用茯苓、陈皮、焦山楂、神曲等健脾化痰消积，疮疡消散后更需加白术、茯苓、薏苡仁、半夏、陈皮以益气健脾化痰。马老临证擅治内外妇儿各科杂病，其临证处方以运用经典方剂为特色，但对经典方剂的临证运用多有灵活变通之意。以应用王清任的活血化瘀方剂为例，他强调治瘀必求于气，治瘀还须重补气，更应辨病位。曾以通窍活血汤治愈情绪紧张的青壮年斑秃者；以血府逐瘀汤治愈气滞血瘀之心中烦热者；以膈下逐瘀汤治愈左腹外伤疼痛者；以少腹逐瘀汤治愈嗜食生冷的女子痛经不孕者；以身痛逐瘀汤治愈类风湿关节炎之腰背身腿疼痛及产后身痛者。

马老灵活运用经典方剂的临证经验，来自于他对方剂医理的深刻领悟，也来自于他对临证表现的细致观察。如《金匮要略》中温经汤原为女性调经之祖方，但马老应用观察到其治疗睡眠障碍的患者，可以明显改善患者的睡眠质量，说明温经汤之调补冲任功能与睡眠为阴气所主的理论亦有共通之处。因此，临证运用温经汤治疗睡眠障碍，也可取得很好疗效。拓展经方的应用范围同时，马老精研药物，如运用台乌药解痉排石，六月雪保肝降酶，马钱子健胃，鬼箭羽活血降糖，天南星治骨痛等，皆为其独到的用药经验。正如前贤所说："古语'多诊识脉，屡用达药'，然此亦须有心人，留心于处方时药物之进退，观察效验之应否，又能随时总结，斯乃能臻'达药'之境，否则终日用套方套药，心中茫然，何能'达药'。"对于传统的"十八反""十九畏"，马老均细细研究，精益求精，在实践中坚持"有斯病（证），用斯药"，当用则用，不受传统的约束。如打破十九畏，以验方中大胆运用党参、五灵脂、刘寄奴治疗慢性萎缩性胃炎，效果奇佳，而无任何毒副作用。

第五节 教学相长，传承传扬

马老对中医痴迷，早年先后拜名医王焕章、张琼林、杨开林为师，而立之年自觉地追求进步，寻求发展，毅然赴中国中医研究院广安门医院进修深造，相继师从蒲辅周、路志正等大师，潜心跟师研修，整理医案，认真钻研中医理论，勤于实践，撰写医学论文，为老师著书立说。专修两年后，马老就职于时安徽中医药大学第二附属医院，从事中医内科临床工作，繁忙的医疗工作之余，马老还要承担安徽中医药大学的教学任务。备课中，他着力了解当时中西医结合的新进展，尽力将新知识引入讲授内容。他要求自己的课要讲得既古朴又有新意，既通俗易懂又不失传统学术风范。所以，马老课前准备十分充分，不仅要查阅大量文献，还要准备一些与课程相关的生动病案，做到案例式教学，既声情并茂，又浅显易懂，课堂气氛十分活跃，教学相长，寓教于乐，深受学生喜爱。这样一来，使得马老对经典经文的理解，对中医学术体系和特点的领悟，对内科专业知识临床思路的拓展，都得到了显著的提高。

"师者，所以传道授业解惑也""授之以鱼，不如授之以渔"，马老认为，传道、授业是师之责、教之法，良法启智，才能青出于蓝而胜于蓝。只要教人以严谨的治学理念，良好的学习方法，遵而习之，久而熟之，自然熟能生巧，巧之于人，思路广开，悟性敏锐，举一反三，则传道、授业、解惑，定能事半功倍。"学者学之，智者正之，我以获之，三人同行，必有我师，不亦乐乎！"中医的学习与师承授受，当"全面继承，重点突出；选准主题，执着追求；注重文献理论整理研究与临床实践紧密结合；学以致用，指导临床；坚持四诊辨证，检验参考；把握辨证论治，实践全过程；及时总结，笔耕不辍；开拓思路，继承创新"。中医药学发展过程，始终是中医药学术不断积累、整理、总结、提炼和升华的过程。所谓继承，就是指把前人的科学成果加以荟萃分析，取其精华，去其糟粕，将有价值的成果承接过来，用于建立新的科学理论。而创新则是指在继承的基础上，结合时代特征，开拓新领域，发现新规律，发明新方法，提出新理论，解决新问题，创建新的学说或学科，构建新的知识层次，突破原有知识现象。继承、发扬、创新是中医发展的三个关键环节，也始终是中医药事业发展的核心，继承是基础，发扬是关键，创新是灵魂、动力，三者相辅相成，对于促进中医发展起到举轻若重的作用。只有充分继承中医药学家的学术思想和临床经验，应用于临床实践，与时俱进，开拓创新，才能将其发扬光大，才能使中医得到长久的发展。

马老常以医学大家王清任举例，王清任曾言："余少时遇此症，始遵《灵枢》《素问》、仲景之论，治之无功；继遵河间、东垣、丹溪之论，投药罔效。辗转踌躇，几至束手。"他认识到一味地遵从书本有时是行不通的，必须要走创新的道路。于是"凡遇是症，必细心研究，审气血之枯荣，辨经络之通滞"，他全面研究继承古今各家学说并积极结合临床创新实践，50年来，颇有所得。有人说中医保守，难于传人，可马老毕生热爱并献身于祖国的医学事业，更懂得人才培养是发展中医事业之关键。马老拥有多年基层及中医学高等院校医疗教学工作的实践，数十年来不遗余力，毫不保留，言传身教，诲人不倦，倾囊相授，扶掖后学。为继承和发展祖国医学含辛茹苦，为培养和造就中医人才呕心沥血。马老通过师徒传承方式培养出来一大批杰出人才，培养出弟子300余人，特别是近10余年来，共带教全国老中医药专家学术经验继承人9名，指导全国优秀中医临床人才4名；学生中有3人获评"江淮名医"，4人获评"安徽省名中医"，2人成为第六批全国老中医药专家学术经验继承工作指导老师，4人成为安徽省名老中医学术经验继承人导师，1人成为安徽省中医药领军人才。马老还培养了一大批中青年中医工作者，许多已经成为中医临床、科研、教学的骨干，在各自的工作岗位上发挥了较大的作用。马老鼓励学生在临床实践中把经典著作之精髓与各科临床实践紧密结合，灵活运用，"只有这样，才能在继承的基础上有所发展，有所创新"。马老治学严谨，一丝不苟，学而不厌，对中青年医生、本科生、研究生都谆谆教诲，诲而不倦，以全心全意为人民服务的高尚医德和献身祖国医学的坚强决心，激励师生们在中医药事业中不断奋进。

马老常告诫学生，医学不同于其他学科，应不断学习力求医技精益求精。人命关天，治病救人不可有一丝懈怠，要做到严谨、敬业。作为医者，要有虚怀若谷、见贤思齐的美德，"三人行，必有我师""道之所存，师之所在"，除在学习上应孜孜不倦、辛勤砥砺外，还应多向先贤、同道，甚至群众学习，注意总结群众的防病治病经验，收集民间单方验方，去其糟粕，取其精华，集众之长，融会贯通，从而形成自己独特的治疗风格。在从师过程中我们切实感悟到了马老身上所体现出的精神——淡泊明志，宁静致远；在马老身上，我们深深感受到苍生大医的品德。我们不仅要学习马老的医术，更要传承马老的医德。

马老带徒授业，培养人才，教学严谨。要求学生多读书，奠定扎实的理论基础。在临床带教中，马老强调因材施教，针对学生实际，教学内容、深度、重点各不相同，重点在识证认病、处方用药、随机应变上。他要求弟子不仅要传承医术，更要保持"大医精诚"的医德。他常说："我是医生，解除病人的痛苦是我的天职。"他告诫学生："一个医生，要一辈子谦虚谨慎，好学不倦。要把病人当亲人，认真负责，一丝不苟，重德敬业，救人为要，济人为先。"马老指出，传统中医之所以能够代代相传，生生不息，关键在于有一个与之相应的社会背景下的传承体系，即传统中医教育。传统的中医培养是边学理论边进行实践，师徒传承是我国中医人才培养的传统方式。在师傅的指导下，徒弟自学中医基本理论和文献经典，并跟师进行随诊学习，通过口传心授将中医特色、临床经验传承给徒弟。徒弟在抄方侍诊中，逐渐理解老师的思维方式、治病用药方法，在学习中悟出新意不断创新。师徒相授，有利于临证用药经验和传统操作技术的传授，是继承与发展中医药学的一种潜移默化的模式。

马老常引用古贤之训"习医之人，必以研读医经为首务"来告诫后生；又十分赞同今人秦伯未提出的"一读二背三临证"要言；同时又崇尚张介宾"医无一定法，而有一定理"之法理。他倡导综合疗法，内外同治，针药并用，食药结合，以汤药配合熏洗、茶饮、针灸等法取效，常使顽疾药到病除。精读经典，是历来名老中医登上医学辉煌殿堂的台阶，几乎所有的名老中医都能背诵四大经典及《本草纲目》等基础性中医经典，马老对启蒙教材《温病条辨》《伤寒论》《金匮要略》《黄帝内经》《神农本草经》至今仍爱不释手，哪怕工作再忙，每日必须背诵几页经典。他常教导学生说："学医人一定要养成读经典和做临床的习惯，临证可以检验所学的知识，而读书能够解决临证所遇到的问题，相辅相成，好处甚多。"时至当下，经典中的许多段落、名句，马老仍能脱口背出，随手拈来。马老对医典中所述的各种实践操作掌握娴熟，坐诊时，他会手把手教给学生脉诊，特别强调年轻医生一定要掌握把脉要领；查房随诊时，他会突然提问："此症与《黄帝内经》中所述的哪一种病相同？用什么方？"这不但说明他对经典了如指掌，而且对青年医生处处循循善诱。马老常说，现在的很多病看似复杂，只要用"四大经典"中的相应教诫来解释和分析就全都一目了然。他还常告诫学生，虽然在学校院校式教育模式中，对"四大经典"有了较系统的学习，但对其他经典几乎没有顾及，作为医生要博古通今，尽力涉猎更多的医学名著，这样才能知识全面，感悟深刻。精读经典，是学习和继承名老中医经验的一条捷径。另外，精读经典要贵于实践，善于总结；要将自己的体验和经验写成文章向他人介绍和推广，使这些医学经验能发挥更大的价值，造福于人们。同时，也可在写作中锻炼分析和思考能力，升华对经典的认识。马老总结治疗泄泻十法，疗效确切，是其提出脾胃病十法（温、清、消、补、和、疏、润、升、降、通）最早的蓝本。马老特别擅用疏、和、补三法治疗脾胃病，将和法运用得出神入化，擅用半夏泻心汤化裁；运用补法时，往往针药并用，相得益彰。在马老指导下，其弟子运用内镜下胃肠黏膜像微观辨证治疗慢性萎缩性胃炎、慢性肠炎，均取得了较好的疗效。胃肠黏膜像微观辨证是在传统中医理论指导下进行的，是中医临床辨证创新的一种尝试。马老以脾胃培源散穴位外敷治疗功能性消化不良，临床也获得了较好的疗效，获得患者一致好评。

第二章 学术探讨

第一节 "和"的理解

一、医理阐述

（一）"和"的文化内涵

"和"，《说文解字》注释为"和者，应也"，主要用于"应唱"，其本义为"一人声之，众人随声而相应附和"，类似于现今所说的"和声"。由于"和声"要求众人在声音、音律、节奏等协调一致，故"和"又被引申为"和谐""调和""和平""和顺""统一""正常""相随"等义。在古医籍中，"和"字随处可见，其义多为衍生义。如《素问·生气通天论》曰："阴者，藏精而起亟也；阳者，卫外而为固也。……如是内外和调而不能害，耳目聪明，气立如故""凡阴阳之要，阳密乃固。两者不和，若春无秋，若冬无夏，因而和之，是谓圣度"。此中的"和"即为"和谐""协调"之义。《灵枢·脉度》云："肺气通于鼻，肺和则鼻能知香臭矣；心气通于舌，心和则舌能知五味也……"此中之"和"，作"正常"解。《素问·宝命全形论》曰："若夫法天则地，随应而动，和之者若响，随之者若影，道无鬼神，独来独往。"此中之"和"则作"相应"解。张仲景的《伤寒论》中也常见"和"字，其义多为"调和""和谐""和解"，如"病常自汗出者，此为荣气和，荣气和者，外不谐，以卫气不共荣气谐和故尔""……，尺中脉微，此里虚，须表里实，津液自和，便自汗出愈""吐利止而身痛不休者，当消息和解其外，宜桂枝汤小和之"。又如《温病条辨》："下之数日，热不退，或退不尽，口燥咽干，舌苔干黑，或金黄色，脉沉而有力者，护胃承气汤微和之。"此"和"即为"和解"之义。

"和"是中华民族精神、思想、理念和道德水准的精髓和高度凝炼，是中国传统思想文化的集中体现；也是中医学文化与理论精髓，"调和致中"贯穿于中医文化及理论的始终。"和"是保证和维系人体健康的必备条件；"不和"是疾病发生发展的基本机制；"调和致中"是一切治疗的基本手段和最终目的。

（二）关于广义和法的观点论述

"和"存在于天地事物变化之中，无处不在，无时不有。《荀子·天论》指出"万物各得其和以生"。"调和致中"的最终目的是"中和"，"中和"具有时间与空间、质与量完整统一的内涵。"中和"一词表述了系统在时间与空间、质与量上存在及运动的理想状态，也是世间万物存在的一种理想状态，它是一种涵盖了自然、社会、人生统一体系的最高法则，是宇宙生成、万物化生、自然社会、伦理道德等方面的最佳体现，推而及之，致中和，天地就各得其所，万物便生长发育，自然界便处于一种最佳的动态平衡之中。

"失中为病"，这是中医病因学显而易见的观点。中医病因大致有时气失常、情志失平、饮食失节、劳逸失度等方面，这些均为"失中"思想的具体表现。时气失常是指时令气候的变化超出人体所能适应的调节能力，或人体因自身调节能力不足，难以适应气候变化，从而引发疾病；情志失平、饮食失节、劳逸失度也均由于"太过"或"不及"，"失中"而发病。

人体"阴平阳秘"的状态被打破，就会导致机体阴阳失衡。此时人们用各种医疗手段使机体恢复到原来的"阴平阳秘"的状态，也就是人们平时所说的"和"。此时的"和"是一个笼统的广义的概念，包含很多中医治法，使表里寒热虚实及脏腑阴阳气血的偏衰偏盛，归于平复。

（三）关于狭义和法的观点论述

《伤寒论》作为方书鼻祖，虽然使用了调和营卫、和解少阳、表里双解、寒热平调、补泻和参等治疗方法，但当时并未将各种治法明确提出来。《伤寒论》的第12条桂枝汤证中以解肌祛风、调和营卫的方法治疗太阳中风证；第149条半夏泻心汤证中以和中降逆消痞的方法治疗痞证；第96条的小柴胡汤证中以和解少阳的方法治疗少阳证；在第103条的大柴胡汤证中以和解少阳，通下里实方法治疗太阳少阳并病；第338条的乌梅丸证中以温清并用、缓肝调脾、扶正制蛔的方法治疗蛔厥，均是"和"法的完美体现。当然在《伤寒论》的其他条文中，虽然也使用了"和"法，但并未作为一种具体的治疗方法，而仅表示协调平衡、疏达和解、调节纠正、融合稳定的意思。如《伤寒论》第157条中"伤寒汗出，解之后，胃中不和，心下痞硬，干呕食臭……"，此处的"和"即是调和，协调平衡，随证用药，使疾病得以痊愈的意思，而非我们如今所说的和法。狭义和法包括寒热并用、攻补兼施、表里双解、辛开苦降等。

仲景的《金匮要略》中也有很多应用和法治疗疾病的内容，如用小建中汤调和阴阳气血治疗阴阳俱虚之虚劳里急之证，用当归芍药散调和肝脾治疗妊娠腹痛等，这些均是狭义和法的具体应用。

（四）脾胃病中和法的应用

1. 脾胃的生理特性

和法在脾胃病的证治中运用甚广，这正是由脾胃的特殊生理特性和病理表现所决定的。脾胃共居中焦，二者以膜相连，互为表里。脾与胃，一阴一阳、一脏一腑，在生理特性上，胃为阳土，主受纳，喜润恶燥，以降为顺；脾为阴土，主运化，喜燥恶湿，以升为健。脾胃均属中土，协同担负着"土生万物"的任务，即共同完成水谷的受纳和精微物质的运化。《素问·灵兰秘典论》云"脾胃者，仓廪之官，五味出焉"，饮食物进入胃后，经过胃的腐熟作用，使之变为食糜，其中精微物质经脾之运化而营养全身。胃虽有受纳和腐熟水谷的功能，但必须和脾的运化功能相配合，才能使水谷化为精微以"洒陈于五脏，和调于六腑"。脾主运化水谷精微，化生为精、气、血、津液，为机体提供营养物质。脾运化水湿，对水液起到吸收、转输和布散的作用，并能为胃行其津液到四肢百骸，从而维持体内水液代谢的平衡。由此可见，脾胃之间既存在着对立矛盾，又有统一协调、互根互用的关系。

另外，脾胃和肝胆之间关系极为密切，肝胆主疏泄，脾胃主运化，肝胆为木，脾胃属土，肝藏魂，脾藏意。五行生克之中，木克土。肝胆司气之开合，脾胃主气之升降。肝胆和脾胃在生理、病理上有着如影随形、密不可分的关系。"土得木而达"，肝胆之疏泄正常，有助于脾胃之升清降浊和纳运水谷，而脾胃的升降纳运功能正常又有助于肝胆之疏泄，如清代吴谦在《医宗金鉴》中云："盖肝为木气，全赖土以滋培，水以灌溉。若中土虚，则木不升而郁。阴血少，则肝不滋而结。"故脾胃与肝胆之间存在着对立统一、互根互用的关系。在病理因素作用下，脾胃之间或肝胆脾胃之间这种对立统一、互根互用的关系被打乱，则会引发病症，而和法正是对肝胆脾胃功能失衡的调和与修复。

2. 脾胃脏腑失和的表现

（1）肝脾（胃）失和：《素问·宝命全形论》云："土得木而达。"脾胃之运化，有赖于肝的疏泄、胆的和降。肝属木，木性喜条达而恶抑郁。肝胆失疏泄，肝气郁结，气机不畅，除可导致本经自病，如症见胸胁不舒、善太息、急躁、心烦、眠差等；又可因木气乘土，脾胃气机失调，气血失和而出现如胃痛、嘈杂、嗳气吞酸、脘腹胀满、食欲不振、肠鸣腹泻等脾胃病证候，形成肝脾胃同病。另肝胆的疏泄功能正常，也依赖脾胃纳运功能的健旺。若脾胃气机升降失调，或脾胃虚弱、失其健运，痰浊、积滞、瘀血内生，也可影响肝胆的疏泄功能发挥，肝胆脾胃不和而为病者，宜用和法，肝脾同调，甚至心肝脾同治，如疏肝和胃、抑木扶土、疏土达木、调和肝胆脾胃等。

（2）湿热中阻：在脾胃病的病变过程中，寒热失调为其重要的病理变化。《灵枢·师传》云："胃中热则消谷，令人悬心善饥，脐以上皮热，肠中热则出黄如糜，脐以下皮寒，胃中寒则腹胀，肠中寒则肠鸣飧泄。胃中寒，肠中热，则胀而泄。胃中热，肠中寒，则疾饥，小腹胀痛。"指出胃肠寒热及寒热错杂均可导致多种病症。脾胃病中寒热证的出现，既可由六淫、七情、饮食、劳倦等导致，也可由寒热相互转化而致，或由治疗偏颇而生，如《伤寒论》中的泻心汤证即由热病误汗、误下而致寒热错杂所致。临床上，脾胃病之寒热错杂证实不少见，慢性脾胃病者尤多。此时须寒温兼顾，和而调之。如半夏泻心汤、乌梅丸、黄芩汤、黄连汤等均为寒热并用之剂。

（3）升降失调：脾升清，胃降浊，既是矛盾的，但又是协调的，从而构成一种动态的平衡，任何一方功能发生障碍，都可能导致升降失常。明代周慎斋在《周慎斋遗书》中云："胃气为中土之阳，脾为中土之阴。脾不得胃气之阳则多下陷，胃不得脾气之阴则无转运。"临床上脾胃升降失调十分常见，其主要表现为升降不及、升降反作等病证；如胃气不降，则糟粕不能下传，而出现脘腹胀满、疼痛、心下硬满、嗳气、嘈杂、便秘等症；胃气不降反升，则可见呕吐、呃逆、呕胆等症；脾气不升，不能运化精微，从而出现痞满、腹胀、困倦乏力、腹泻等症；脾气不升反降，则中气下陷，可出现脱肛、内脏下垂、大便滑脱不禁、便血、久利等症。临床上脾气不升、胃气不降常可同时出现，如症见嗳气、脘腹胀满、食少纳差、便溏等，对于此证，则应补脾升清与和胃降浊同调之。李东垣所创立补中益气汤、升阳益胃汤、调中益气汤等汤方，具寒温并用、通补同施之功，既升清阳，又降阴火，和调脾胃气机，从而达到调和阴阳、祛除疾病的作用。

（4）虚实夹杂：胃属阳明，多气多血，为六腑之一。"六腑传化物而不藏，故实而不能满"，其病多实；脾为太阴，以阳为用，系属五脏，后世医家则有"实则阳明，虚则太阴"之说。虽云如此，但临床所见脾胃病的纯实证和纯虚证并不多，特别当下，随着人们生活水平的提高和医疗卫生条件的改善，因为生活艰苦、营养不良或疾病得不到及时救治而致的虚损性脾胃病已很少见，而因饮食不节、劳逸过度、寒温失调、情志不遂而致的虚实夹杂证居多。

（五）常用和法及其代表方剂

1. 调和营卫

营行脉中，卫行脉外，卫阳为营阴之使，营阴为卫阳之守，营卫调和，各司其职。若营卫不和，则卫阳浮盛于外，营阴弱不内守。用桂枝汤调和营卫，取桂枝合生姜辛甘发汗散邪，解除卫强；白芍合炙甘草、大枣酸甘化阴，敛阴和营。可见桂枝汤用药精当，配伍严谨，效果卓著，难怪仲景会赋予和义，明言和法。《绛雪园古方选注》有云："桂枝汤，和方之祖，故列于首。"

2. 和解少阳

少阳为枢，邪犯少阳，既不在表，又未入里，表现为半表半里之证候。因少阳病系"血弱气尽，腠理开，邪气因入"，正邪纷争，相持不下，故不可用汗吐下各法。汗之则耗津伤气，反邪传入里，下之则伤阴，虚火妄动，容易为惊，吐之则伤阳，而为心悸，致变证丛生。所以必用小柴胡汤和解，柴胡疏解少阳半表之郁滞，黄芩清解少阳半里之邪热，二者相合，可解半表半里之邪，生姜、半夏降逆和胃，人参、甘草、大枣益气和中，诸药配伍，寒热并用、攻补兼施，可谓独具匠心之剂。

3. 调和寒热

调和寒热是以寒性药与热性药并投，针对寒热错杂病证之治疗方法。即充分体现寒热并用的和解之法，如半夏泻心汤中半夏、干姜辛温散寒降逆和胃，黄连、黄芩苦寒泻热消痞，再以人参、大枣、甘草补益脾胃，诸药相合为辛开苦降寒温并用之法。又如上热下寒证，热邪在胸，寒邪在腹，则寒热不调，腹痛呕吐，法当和解，用黄连汤，黄连清在上之热邪，干姜温在下之寒邪，半夏止呕，桂枝通阳，佐人参、甘草、大枣益胃和中，缓和药力，以调寒热而和解之也。还有乌梅丸在《伤寒论》中为治疗厥阴病寒热错杂证的代表方剂，同样是调和寒热之法，具有温散中焦之寒，清泻肠胃热毒，收敛津液滑泄，补益气血耗伤之功效。

4. 调和肝脾

肝脾在生理上关系密切，肝藏血主疏泄，脾统血主运化，脾的运化有赖于肝的疏泄，肝失疏泄无以助脾之升散就会引起肝脾不和。宋代逍遥散的问世，深合《素问》"肝苦急，急食甘以缓之"之意。方取四逆散中柴胡、芍药的用法，增加辛苦甘温之当归，补肝体而助肝用，肝充而肝体柔。木郁则土衰，肝病易于传脾，故以白术、茯苓、甘草健脾益气，实脾以抑木，使营血生化有源。

5. 调和气血

中焦为气血化生之源，若心脾不足，则气血双亏，中焦里急，以小建中汤温中健脾，调和气血。喻嘉言曰："以小建中汤之缓而和其里急。"《医宗金鉴》认为小建中汤："先建其中，兼调营卫也以饴糖为君，芍药倍桂枝，以甘守酸敛之性使通行营卫之品，而补益中州，以昌盛气血生化之源，中焦得建，气血自调。"

6. 表里双解

表里双解治法是为外感病表里同病而设，分为解表清里、解表攻里等，适用于表证未解，又见里证，或原有宿疾又感新邪而表证与里证并现的症候。马老指出，临床应用时还需辨明表证和里证的寒、热、虚、实，并权衡表里之轻重缓急。代表方剂如大柴胡汤、葛根芩连汤、防风通圣散及五积散等。

二、临证心悟

和法在内科疾病的辨证治疗中运用甚广，特别是脾胃病的证治，马老认为这正是由脾胃的特殊生理特性和病理表现所决定的。

1. 调和肝胃治疗吐酸

吐酸病位在胃，正如《灵枢·四时气》所言："食饮不下，膈塞不通，邪在胃脘。"本病病机特点是气急上逆，其病机与少阳枢机不利、肝火犯胃关系密切。胃主通降，以降为顺，少阳枢机不利，肝胆郁火反胃或脾胃虚弱，湿热中阻，导致中焦痞塞不通，胃气上逆而发为本病。"诸逆冲上，皆属于火"，肝气郁久化热则烦躁易怒，"木不疏土"则出现胸胁痞满、呕吐、吐酸、嘈杂、嗳气、呃逆等症状。临床上，我们发现本病肝胃郁热之证的患者较多，在治疗上，马老常常采用蒿芩清胆汤清肝和胃治疗。

2. 调和肝脾治疗痛泻

肝主疏泄，主调节精神情志和促进消化吸收，肝的疏泄功能正常，则人精神舒畅，情志调达，脾胃升降有序，消化吸收功能正常。反之，则会导致抑郁、焦虑的情绪，并且影响脾胃的升降功能，最终横逆犯脾，形成肝强脾弱、肝脾不和的病理机制。因而肝脾不调会导致患者情绪抑郁，腹痛则泻，泻后痛止，马老以逍遥散和痛泻要方合方，针对个体不同、症之偏颇给予加减治疗，取得了较好的临床疗效。逍遥散方中当归、白芍是主药，理论依据是肝为刚脏，体阴而用阳，只有肝血充，肝阴足，则其用，疏泄功能方可正常。因而在临床上疗效显著。

3. 调和脾胃治疗尿浊

马老认为尿浊多由脾肾亏虚，气血阴阳俱不足，气机升降失常，清浊不分，而致浊毒内蕴，瘀血阻络，呈现正虚邪实的状态。在病情发展的过程中，无论轻重缓急均与中焦脾胃密切相关。脾胃为升清降浊之枢纽，脾胃失运，则中焦枢机不利，清气不升、浊气不降而致痰饮壅滞，湿浊内生，久蕴成毒，症见尿液浑浊，腰酸不适，纳差，乏力，面色苍白。故治疗中应当重视调理中焦脾胃，使脾胃健运，则清升浊降，气机升降恢复，从而重新达到机体的平衡状态。马老在治疗中常常采用香砂六君子汤为主方健运脾胃、升清降浊，配合适量的固涩药物治疗，临床效果明显。

另外，马老认为脾胃和肝胆之间关系极为密切，肝胆的疏泄功能正常，人体情志及睡眠才能正常，运用和法可以治疗肝脾不调引起的抑郁及失眠等。马老在临床中还常用和法治疗营卫不和所致的汗证，疗效彰显。

第二节　气血同源，互为根本

一、医理阐述

中医学认为气血是人体赖以生存的根本，气血理论是中医理论体系的重要组成部分。

（一）气的概念

气是人体内活力很强、运行不息的极精微物质，是构成人体和维持人体生命活动的基本物质之一。中医学中气的概念虽然广泛，出现在不同的地方会有不同的含义，但是不管怎样复杂，中医学中的气都是物质与运动、结构与功能的统一。

1. 气是构成人体最基本的物质

《难经·八难》曰："气者，人之根本也。"气是构成宇宙万物的本原，认识自然界的产物，与宇宙万物一样，也是天地之气阴阳交感的产物，是物质世界规律运动变化的结果。正如《素问·宝命全形论》所言："天地合气，命之曰人"。气首先是父母给予的先天之气，是父母给予的生殖之精气，即精子和卵子之精气，是构成生命胚胎的物质。精是形成生命的物质基础，精、气、血、津液均有赖于气的化生，因此说气是构成人体最基本的物质。

2. 气是维持人体生命活动最基本的物质

人体生命活动的维持，需要不断地与自然界进行物质交换。《灵枢·决气》云："上焦开发，宣五谷味，熏肤充身泽毛，若雾露之溉，是谓气。"这里的气，是指如雾露状的物质。雾性轻清升发，露性重浊降敛，一升一降，构成动力来源，维持动态平衡。气为先天之精、后天水谷精微及自然界之清气三者结合化生，又分为元气、宗气、营气、卫气及脏腑之气等，对人体起到营养、推动、温煦、防御、固摄等作用。气有很多种，有元气、宗气、营气、卫气、正气、邪气、天气、地气、人气、风气、谷气、胃气、脏气、精气、真气、寒气、暑气等。人体吸入清气，纳入水谷，经过一系列气化作用，转化为人体需要的精、气、血、津液，以维持人体的正常生命活动，另外人体的代谢废物如大便、小便、汗等需排出体外，气在这些过程中发挥着重要的推动作用。正如《灵枢·营卫生会》又进一步指出："中焦亦并胃中，出上焦之后，此所受气者，泌糟粕，蒸津液，化其精微，上注于肺脉，乃化而为血，以奉生身，莫贵于此，故独得行于经隧，命曰营气。"

3. 与人体活动密切相关的元气、宗气、营气、卫气

元气是人体生命活动的原动力，是人体最根本、最重要的气。又称原气、真气、生气、真元之气。《难经》曰："诸十二经脉者，皆系于生气之原。"元气是构成人体的最基本物质，是维持人体生命活动的原动力。元气主要由肾脏所藏的先天之精化生而成，虽然肾中精气化生元气，但是先天之精化生的元气生于命门，故《难经·三十六难》曰："命门者……原气之所系也。"元气依赖后天水谷精气的营养和滋生，元气以三焦为通道运行于全身，推动和促进人体的生长发育，温煦和激发脏腑、经络、组织器官的生理活动。元气具有物质性、遗传性，同时受后天因素的影响，在人体生命过程中，其盛衰轨迹犹如抛物线，由渐盛至渐衰。父母精气虚衰，先天禀赋不足，或后天失养，或病久耗损，以致元气的生成不足或耗损太过是导致元气虚衰的基本原因。

宗气是水谷精气与自然界的清气相结合而成的后天之气，宗气形成于肺，积聚于胸中。《灵枢·五味》称宗气积聚处为气海，又名膻中。《灵枢·邪客》指出："宗气积于胸中，出于喉咙，以贯心脉而行呼吸焉。"所述正是言心搏与呼吸的产生与持续须得助于宗气的激发与推动作用方可完成。由此可见，宗气是构成并维系人体心肺功能活动的根本动力。宗气积于胸中气海，总理心肺功能，鼓动心肺，动而不息，为一身诸气之宗主，故又有"大气""动气"之称，是人身真气的重要组成部分。宗气的作用可以从以下几点论述。①走息道以行呼吸：人之呼吸、语言、声音皆与宗气有关，《灵枢·邪客》记载宗气："出于喉咙，以贯心脉，而行呼吸。"说明宗气通过在肺脏的一进一出来推动、维持人体的呼吸运动，同时进入体内与体外的气体进行交换。②贯心脉以行气血：宗气贯注于心脉之中，以助心行血，《灵枢·邪客》记载宗气："以贯心脉。"《灵枢•刺节真邪论》记载："宗气不下，脉中之血，凝而留止。"此外，宗气还具有推动心脏搏动、调节心率与心律的功能，所以《素问•平人气象论》曰："胃之大络，名曰虚里，贯膈络肺，出于左乳下，其动应衣，脉宗气也。"喻嘉言亦在《大气论》中曰："五脏六腑，大经小络，昼夜循环不息，必赖胸中大气斡旋其间，大气一衰，则出入废，升降息，神机化灭。"此"大气"，《类经》解释为："大气，宗气也。"意在说明宗气贯心脉行气血的重要性。③宗心肺而主燮理：宗气走息道以司呼吸、贯心脉以行气血的两大功能不是孤立的，而是相互联系、互相影响的。宗气兼理心肺，总行气血，是心肺或肺心之间相互联系、相互协调的纽带。④统诸气而安脏腑：宗气是一身之气的动力所在，故脏腑之气的正常运行亦离不开宗气的推动作用，宗气"斡旋全身，统摄三焦"，激发、调节津液的产生、布散与代谢。⑤抵御外邪：卫气是机体抵御外邪入侵的卫士，"营气卫气，无非资藉宗气，故宗气盛则营卫和，宗气衰则营卫弱矣"，因此宗气是构建机体防御体系的重要部分。

营气是行于脉中具有营养作用的气，因其行于脉中，具有营养作用，是血液的重要组成部分，故常营血并称。营气与血可分而不可离，关系十分密切。营气一词最早出自于《黄帝内经》，营，又名荣，荣润滋养之意，营气与卫气相对而言，营属阴，故又有营阴之称。

充盛经脉，营养全身和化生血液是营气最主要的两个生理功能。《灵枢•营卫生会》曰："中焦亦并胃中，出上焦之后，此所受气者，泌糟粕，蒸津液，化其精微，上注于肺脉，乃化而为血，以奉生身。"又如《灵枢•邪客》云："五谷入于胃也，其糟粕、津液、宗气分为三隧营气者，泌其津液，注之于脉，化以为血，以荣四末，内注五脏六腑，以应刻数焉。"《素问•痹论》又言："荣者，水谷之精气也，和调于五脏，洒陈于六腑，乃能入于脉也，故循脉上下，贯五脏，络六腑也。"说明营气运行于脉中，是血液的组成部分，流注于五脏六腑、四肢百骸，为脏腑、经络等生理活动提供营养物质。

卫气是行于脉外具有保卫作用的气，因其具有避免外邪入侵，护卫人体的作用，故称卫气。卫气一词最早出自于《黄帝内经》，卫，保卫、卫护之意，卫气与营气相对而言，卫属阳，故又有卫阳之称，卫气的主要生理功能可以概括为三个方面：防御、温煦和调节。防御外邪入侵，护卫肌表是卫气防御功能的具体表现，正如《灵枢•本脏》云："卫气者，所以温分肉，充皮肤，肥腠理，司关合者也。"《医旨绪余•宗气营气卫气》曰："卫气者，为言护卫周身，温分肉，肥腠理，不使外邪侵犯也。"卫气在防御外邪入侵的同时还可驱邪外出。温养全身脏腑肌肉、皮毛等是卫气温煦功能的主要体现，正如《读医随笔•气血精神论》曰："卫气者，热气也。"凡肌肉之所以能温，水谷之所以能化者，卫气之功用也。虚则病寒，实则病热。故卫气可以提供脏腑进行正常生理活动所需要的适宜温度，维持人体体温的相对恒定。同时肌肉、皮肤得到卫气的温煦和熏蒸，可以达到充实肌肉、润滑肌肤的效果。《灵枢•本脏》云："是故血和则经脉流行，营复阴阳，筋骨劲强，关节清利矣。卫气和则分肉解利，皮肤调柔，腠理致密矣。"调节控制肌肤腠理的开合、汗液的排泄是卫气调节功能的主要表现。《景岳全书》曰："汗发于阴而出于阳。此其根本则由阴中之营气，而其启闭则由阳中之卫气。"卫气的这一作用既是气固摄作用的体现，同时又是气推动作用的体现，根据人体生命活动的状态，通过肌腠有规律的开合，来调节人体水液代谢和体温恒定，维持人体内外环境的平衡。此外，卫气与睡眠也有密切的关系，当卫气行于体内时，人便入睡，出于体表时，便醒来，《灵枢•邪客》曰："今厥气客于五脏六腑，则卫气独卫其外，行于阳，得入于阴。"行于阳则阳气盛，阳气盛者阳跷陷；不得入于阴，阴虚，故目不瞑。营卫二气既有区别又有联系，二者相互为用，维持人体的健康稳定。正如《医宗金鉴》所说："荣卫二者，皆胃中后天之谷气所生，其气之清者为荣，浊者为卫，卫即气中剽悍者也，营即血中之精粹者也。以其定位之体而言，则曰气血；以其流行之用而言，则曰营卫。营行脉中，故属于阴也；卫行脉外，故属于阳也。"

营气与卫气都来自水谷精微，由脾胃所化生。营气与卫气虽然都来自脾胃所化生的水谷精微，但是，营气富有营养，性质精纯，而卫气易于流行，性质慓疾滑利。营气属阴，而卫气属阳。营气具有化生血液、营养全身的生理功能，而卫气具有防御、温煦和调节的生理功能。营气行于脉中，卫气行于脉外。

虽然营气与卫气在性质、阴阳属性、生理功能与循行分布方面存在一定的差异，但是二者在人体内必须相互调和，才能维持人体正常的生理活动。

（二）气与脏腑的关系

1. 肺为气之主，肾为气之根

肺主宣发与肃降，肺为气之主；肾主封藏与摄纳，肾为气之根。肺主肃降的功能有赖于肾气及肾阴、肾阳的促进。人体的生命活动由肺所主，但由于肺气根于肾气，肾为五脏气机升降的根本，因此人体的呼吸运动亦需要肾的纳气功能辅助。生理上肺以降为顺，肾气充盛，则肺气不虚，呼吸功能正常，肃降有权，若肾气充足，封藏摄纳有权，一则肺吸入的自然界之清气可以通过肃降作用而纳于肾中，以维持呼吸深度；二则由于肺有呼浊吸清的功能，因肾主纳气，肺所吸入之清气有赖肾的摄纳，防止呼吸浅表或呼气太过，以维持呼吸运动规律有序。清代何梦瑶在《医碥·杂症·气》中云："气根于肾，亦归于肾，故曰肾纳气，其息深深；肺司呼吸，气之出入，于是乎主之。"病理上，肾气不足，摄纳无权，则可出现肺气亏虚，升降失职，肺气逆于上则会出现咳嗽，气短喘促，呼吸表浅，呼多吸少等症状；肺气虚，宣发无力，则致水谷精微及卫气不能布达周身，出现呼吸不畅、胸闷无汗等病理变化。

2. 脾胃为气之源

脾主运化，胃主受纳，二者相互为用，共同维持饮食的消化、吸收及水谷精微的转输。脾胃所化生的精气是人体气的主要来源，《景岳全书》曰："胃司受纳，脾主运化，一运一纳，化生精气。"脾主升清，胃主降浊，脾胃为人体气机升降的枢纽，脾气上升，向上输布水谷精微，通过肺注入心脉，再通过经脉输布全身各处，营养五脏六腑；胃气通降，将受纳的水谷、初步消化的食糜及食物残渣通降下行，二者共同维持人体的生命活动。脾胃是营卫之气化生之源。另外脾胃转输五脏气机、转输营卫气血及转输经脉之气，强调了脾胃在五脏气机升降中的重要作用。

（三）气与血的关系

1. 气与血在生理上相互联系

气血的形成都需要水谷精微和肾中精气，又都依赖于肺脾肾等脏腑的共同作用，二者是维持人体生命活动的重要物质。气为阳，主动，为人体的重要物质基础，又是人体生命活动的动力。血为阴，主静，亦为人体内的重要物质。血滋生于气，根源于气。血液流行于脉道之中，循环散布于全身有赖于气的推动与统摄作用。气推动血液运行，并通过血液循环，和调于五脏，洒陈于六腑，无处不到。即所谓的"气为血之帅""血为气之母"。

2. 气与血在病理上相互影响

气与血不仅仅在生理上相互联系，在病理上也相互影响，"气血不和，百病乃变化而生"。

人体内的气血为病，多由于气血乖逆，气血不和而导致。气血生成不足或者耗散太过，都会导致相应的气血病证，气病主要包括气虚、气逆、气陷、气滞、气闭及气脱。血病包括血虚、血瘀及血热等，在临床上，气血往往不单独为病，往往是表现为气血同病，如气虚不能化生血液的气血亏虚证，气虚不能推动血液循环的气虚血瘀证，气虚无以统摄血液的出血病证。反之，血虚无以化气、载气可以导致气血两虚；失血较多又会导致气虚，更甚者导致气随血脱。

二、临证心悟

马老认为，脾胃是气血生化之源，气血同源，互为根本。脾胃化生的水谷精微是血液化生的最基本物质，血液在血管中运行，依赖气的作用，循环全身，输布营养，为生命活动提供营养物质，发挥营养和滋润作用，如人体面色、肌肉、皮肤、毛发、精神等方面都反映着气血的营养和滋润的状况。血气供给充足，神志活动才能正常，面色才会红润，肌肤毛发才会光亮。

（一）补气血治疗肿瘤化疗后骨髓抑制

马老认为，化疗后的骨髓抑制现象主要是因为脾胃肝肾功能在化疗治疗的过程中受到一些病理变化影响而形成的。在化疗过程中，毒邪内侵，与体内病毒相结合，造成脾胃虚弱。调理脾胃就可恢复骨髓造血功能，而调理脾胃需要升清降浊，养护肝肾。有研究表明，中医补益气血汤剂可以缓解因化疗产生的骨髓抑制现象。马老在临床上应用补中益气汤治疗肿瘤患者化疗后骨髓抑制，也取得了一定的疗效。

（二）补益气血治疗产后缺乳

马老认为，乳汁为血所化生，赖气推动运行，或因素体脾虚，生化之源不足，或因分娩失血过多，致气血虚弱，冲任空虚，不能化生乳汁，常出现乳汁偏少甚至无乳，或虽有乳汁，因气虚不能运达，亦少乳或缺乳，其病因为"即产则血水俱下，津液暴竭，经血不足"，故产后气血亏虚为缺乳病因之一。若由于产后情志抑郁，或素有肝郁，肝气郁结，气机不畅，经脉闭阻，乳汁无以通达而缺乳。唐代《经效产宝》就认为"气血虚弱，经络不调"为缺乳的病因。因此缺乳的主要病因归结起来主要为两大方面：一为气血虚弱，二为肝郁气滞。马老在临证中常用补中益气汤补益脾胃气血，脾胃气血旺盛，则脾胃化生，赖肝之条达，肺之输布，流布全身，促进乳汁的化生。

由于气血同源，互为根本，因此在临床治疗气血疾病时，往往气血并治才能起到良好的疗效。如在治疗因气虚引起的血虚证时，往往加以补气之黄芪，如当归补血汤；治疗气虚引起的血瘀证时，也往往加入补气之药，如补阳还五汤等；治疗大失血的病人，往往要用大剂量的补气药，防止气随血脱。由于脾胃是气血生化之源，马老在治疗气血病时，往往极其注重后天之本脾胃的固护，故常予四君子汤坐镇中州，以充气血之源。

第三节　内伤脾胃，百病由生

一、医理阐述

（一）"内伤脾胃，百病由生"的由来

"内伤脾胃，百病由生"乃补土派大家李东垣沿引《黄帝内经》对脾胃的认知及张元素脏腑气血辨证理论，结合自身的临证实践而提出的。"内伤脾胃，百病由生"是对脾胃的生理功能、

病理特点的高度概括，而早在《黄帝内经》中，就有对脾胃生理功能及其重要性的论述，如《素问·经脉别论》曰："食气入胃，散精于肝，淫气于筋。食气入胃，浊气归心，淫精于脉。脉气流精，经气归于肺，肺朝百脉，输精于皮毛。毛脉合精，行气于府，府精神明，留于四脏，气归于权衡""饮入于胃，游溢精气，上输于脾，脾气散精，上归于肺，通调水道，下输膀胱。水精四布，五经并行"。原文论述了饮食进入胃后化成水谷精微及其传输的过程，是对脾胃功能的概括论述。又如《素问·平人气象论》曰："平人之常气禀于胃，胃者平人之常气也，人无胃气曰逆，逆者死。"此论充分肯定了胃气的重要性，亦是李东垣著名论断的奠基之处。

（二）内伤脾胃病因病机

1. 脾胃与元气是内伤病变之因

脾胃是元气之本，元气是健康之本，脾胃伤则元气衰，元气衰则疾病所由生。这是李杲内伤学说中的基本论点。他在《脾胃论·脾胃虚实传变论》中提到："夫饮食不节则胃病""形体劳役则脾病""因喜怒忧恐，损伤元气，资助心火，火与元气不两立，火盛则乘其土位，此所以病也"。还强调："内伤之病，皆先由喜怒忧悲恐，为五贼所伤，而后胃气不行，劳役饮食不节继之，则元气乃伤。"这说明内伤病形成的原因是饮食不节、劳役过度、精神刺激三方面因素综合作用的结果，且精神因素在发病中也有重要的作用。

2. 气火失调与升降失常是内伤病理之本

精气的升降运动，有赖脾胃居于其中以为枢纽。《脾胃论·天地阴阳生杀之理在升降浮沉之间论》曰："盖脾胃为水谷之海，饮食入胃，而精气先输脾归肺，上行春夏之令，以滋养周身，乃清气为天者也；升已而下输膀胱，行秋冬之令，为传化糟粕，转味而出，乃浊阴为地者也。"气火失调，升降失常是内伤脾胃的主要病机。①关于气火失调，东垣先生认为元气与阴火具有相互制约的关系。气与火的平衡被打乱是内伤病的基本病理。其论述为"火与气，势不两立，故《内经》曰：'壮火食气，气食少火，少火生气，壮火散气。'元气不足则心火独盛，心火者，阴火也。起于下焦，其系于心，心不主令，相火代之。相火，下焦包络之火，元气之贼也。火与元气不两立，一盛则一负。"他认为这种阴火的产生是由"脾胃气虚，则下流于肾，阴火得以乘其土位。或因劳役动作，肾间阴火沸腾，事闲之际，或于阴凉处解脱衣裳；更有新沐浴，于背阴处坐卧，其阴火下行，还归肾间"，或"心生凝滞，七情不安……化而为火"。总而言之，当气火失调，就会内伤脾胃。②关于升降失常，东垣先生认为，脾胃居于中焦，是精气升降运动的枢纽，升则上输于心肺，降则下归于肝肾，因而脾胃健运，才能维持"清阳出上窍，浊阴出下窍；清阳发腠理，浊阴走五脏，清阳实四肢，浊阴归六腑"的正常升降运动。若脾胃气虚，升降失常，则内而五脏六腑，外而四肢九窍，都会发生种种病症。内伤病既然都有脾胃气虚，所以升降失常也就成为关键。脾胃气虚而升降失常，可以发生许多病症，脾胃不足，清气不能上升，则可见头痛耳鸣，九窍不利，耳目口鼻俱病。如中虚气陷，气化不行，则见口渴，小便闭涩等；中气虚弱，不能升举，则见久泄久痢，脱肛不收等；中气下陷，传于肝肾，则发为痿厥等。所以李杲对此颇为重视，从一上一下、一升一降两方面，提出"肺之脾胃病"及"肾之脾胃病"两大问题来加以阐述。

二、临证心悟

马老依据李杲的"内伤脾胃，百病由生"的观点，认为脾胃为元气之本，是人体生命活动的动力来源，突出强调了脾胃在人体生命活动中的重要作用。元气虽然来源于先天，但又依赖于后天水谷之气的不断补充，才能保持元气的不断充盛，生命不竭。从而进一步深入认识到脾胃之气与元气的关系，认为胃气是元气之异名，其实一也。人身之气的来源不外两端，或来源于先天父母，或来源于后天水谷。而人出生之后，气的先天来源已经终止，其唯一来源则在于后天脾胃。可见，脾胃之气充盛，化生有源，则元气随之得到补充亦充盛；若脾胃气衰，则元气得不到充养而随之衰退。基于以上观点，马老主张内伤虚损病证，多从脾胃入手，强调以调治脾土为中心。

马老认为脾胃为人体气机升降的枢纽。精气的输布依赖于脾气之升，湿浊的排出依赖于胃气之降。这样，马老对脾胃升降作用的认识，从单纯对消化的作用扩展为对精气代谢的作用。人身精气的转输升降，依赖于脾胃的升降来完成。脾胃的升降作用对人体的作用十分重要。因此，如果脾胃的升降失常，将会出现多种病证，"或下泄而久不能生，是有秋冬而没春夏，乃生长之用陷于殒杀之气，而百病皆起，或久升而不降，亦病焉"。这里，马老将内伤病归纳为两种情况：一种是升发不及而沉降太过；另一种是久升而不降，究其根本原因均在于脾胃的升降失常。这样，脾胃升降失常则成为内伤病的主要病机之一。对待升降问题，马老又十分重视生长与升发的一面。因为人的健康，生机的活跃，生命的健壮，主要是正气充足的原因。保护正气，必须重视脾胃之气的升发作用。马老认为，只要元气充足，则百病不生，而元气虚损，多因脾胃之气不升而致。

马老重视调理脾胃，探讨脾胃内伤病的病因病机，强调了脾胃气虚，元气不足，阴火内盛，升降失常是产生多种内伤病证的病机。因此，在治疗时，马老将补脾胃，升清阳，泻阴火，调整升降失常作为其治疗大法。四君子汤、四逆散、左金丸、二陈汤都是他常用的代表方。

马老对于苦寒泻火，或解表散火诸法的应用是十分慎重的，认为此类之法不宜久用，因为寒凉太过，可以耗损阳气。且苦寒太过，更易于伤胃，可导致脾胃更虚。而且非阴火炽盛时，不可选用。如其选用黄连泻火，是用其清降阴火，以防止过炽的火热之邪损伤元气，具有顾护元气的作用。选用泻火之品使浊阴下降，又有利于脾胃之气的升发。当然，选用时配合四君子汤、香砂六君子汤顾护脾胃正气。马老在治疗时利用调和致中遣药制方，但具体选用时又根据不同临床证候运用调和肝脾、调和寒热、补虚泻实之法，其目的却是为了调和脾胃之气，使得脾胃之气调畅。

第四节　胃不和则卧不安

一、医理阐述

（一）"胃不和则卧不安"的理论渊源

"胃不和则卧不安"出自《素问·逆调论》："阳明者，胃脉也，胃者，六腑之海，其气亦下行，阳明逆不得从其道，故不得卧也。《下经》曰：'胃不和则卧不安'。""胃不和则卧不安"包含了两个方面的含义：其一，阐述了足阳明胃气上逆致喘逆而不能安卧之病机；其二，阐述了由于痰浊食滞、思虑劳倦而致胃失和降、脾胃升降失调、转枢不利，终致营卫失调则卧不安。胃腑不和，运行失序，卫气不得入于阴，常留于阳，则目不瞑而卧不安也。胃不和可致心肾不交则卧不安，心阳位在上焦，肾阴府居下焦，心肾相交是靠中焦脾胃传递水火的枢机作用来完成的。若痰浊湿热阻隔中焦，使上下之路隔绝，阴不能纳阳，阴阳不交，于是心神受扰而不能入静，则夜难眠而卧不安。本节重点解释由于脾胃病所导致的夜间难眠问题。

（二）脾胃的生理特点与失眠相关

1. 主运化受纳

脾胃共居中焦，二者以膜相连，互为表里。脾与胃，一阴一阳，一脏一腑，在功能特性上，胃为阳土，主受纳，喜润恶燥，以降为顺；脾为阴土，主运化，喜燥恶湿，以升为健。脾胃均属中土，协同担负着"土生万物"的任务，即共同完成水谷的受纳和精微物质的运化，脾胃消化吸收的水谷精津经过气化作用而为血。《灵枢·决气》曰："中焦受气，取汁变化而赤，是谓血。"血液充盈，则心有所主。若虚弱化源不足，子病及母，心血不足而失所养，则会出现心悸、失眠多梦等症状。血载营气，营运血行，脾胃是气血营卫生化之源。

2. 主气机升降

脾主升，胃主降，二者相辅相成，对立统一。脾气升，则水谷精微得以输布；胃气降，则水谷糟粕得以下行。同时脾胃的升降还影响其他脏腑的功能。《医学求是》云："中气为升降之源，脾胃为升降之枢轴""中气旺则脾升胃降，四象得以斡旋"。正因为有脾的升清和胃的降浊作用，通上彻下，斡旋阴阳，人体的生命活动才得以维持。胃主受纳，其气宜降，或因湿浊阻滞中焦，或因食积内停，阻碍气机，气机升降反作，浊气上犯，或因胃阴不足，虚火上灼，或因胃热炽盛，火热上扰心神则卧不安寐。

（三）失眠的定义及相关条文

失眠，又称"不寐"，是指以经常不能获得正常睡眠为特征的一种常见疾病，轻者入睡困难，或入睡后易被惊醒，醒后不能再入睡；严重者可整夜不能入睡，常伴有头痛、头晕、健忘。张景岳提出辨治失眠"唯知邪正二字则尽之矣。盖寐本乎阳，神其主也。神安则寐，神不安则不寐。其所以不安者，一由邪气之扰，一由营气之不足耳。有邪者多实证，无邪者皆虚证"。张氏总结失眠有邪实和正虚两方面原因。《太平圣惠方》云："心有忧患，伏气在胆，所以睡卧不安，心多惊悸，精神怯弱，盖心气忧伤，肝胆虚冷，致不得睡也。"《不居集》总结指出："劳伤心脾，思虑太过，则惊悸怔忡，气虚精陷而不成寐……惊惧恐畏，精亏气弱，神无所依而不寐……忿怒太过，肝气上逆，内邪留滞，烦扰不寐。"可见，思虑过度及惊恐、愤怒等不良情绪刺激是引起失眠的重要病因，《张氏医通·不得卧》云："脉数滑有力不眠者，中有宿食痰火，此为胃不和则卧不安也。"该书阐述了脾胃宿食停滞可以导致脾胃失和，从而影响睡眠；《伤寒论》中记有"伤寒不得眠""少阴不得眠"；《金匮要略》中有"虚劳虚烦不得眠，酸枣仁汤主之"，此条文对后世诊治肝血亏虚导致的失眠影响深远，酸枣仁汤沿用至今。《备急千金要方》提到了"大病后虚烦不得眠""虚劳不得眠"，以及因肝病、心病、脾病等病引起的失眠，说明大病后，脏腑功能的失调可以导致失眠。由此可知古代医家对失眠病因的论述，大致可分为外感六淫、内伤情志、饮食不节、久病体虚等几个方面。

（四）"胃不和则卧不安"的病机及治法

1. 中虚不运

因饮食失调、劳逸失度，或久病体虚导致脾胃虚弱。中焦虚弱则营养物质和输布水液的功能失调，致使痰湿内生，或生化乏源，神失所养，进而心神不宁影响安卧，引起失眠，治疗上可予以半夏秫米汤或归脾汤，健脾养心，安神。半夏秫米汤最早记载于《黄帝内经》。《灵枢·邪客》云："厥气客于五脏六腑，则卫气独卫其外，行于阳，不得入于阴。行于阳则阳气盛，阳气盛则阳跷陷，不得入于阴，……饮以半夏汤一剂，阴阳已通其卧立至。……其汤方以流水千里以外者八升，扬之万遍，取其清五升，煮之，炊以苇薪，火沸置秫米一升，治半夏五合，徐炊，令竭为一升半，去其滓，饮汁一小杯，日三稍益，以知为度。"半夏味辛，性温有毒，归脾、胃、肺经，具有燥湿化痰、降逆止呕、消痞散结之功效。半夏能通阳降逆而通泄卫气。秫米性味甘凉，有健脾和中、益营养心之效，且能够制约半夏的燥烈之性。用于治疗痰饮内阻，脾胃不和所致的失眠。

2. 营卫失常

《景岳全书》云："盖心藏神，为阳气之宅也，卫主气，司阳气之化也，凡卫气入阴则静，静则寐，正以阳有所归，故神安而寐也。"由此可知，营卫的运行是否正常与人能否正常寤寐有密切的关系。"人受气于谷，谷入于胃，以传与肺，五脏六腑，皆以受气，其清者为营，浊者为卫，营在脉中，卫在脉外，营周不休"，可以看出，营卫之气是由脾胃之气所化生，同时营卫的正常运行也要受脾胃功能的影响，脾胃位居中州，是人体气机升降的枢纽，胃气以降为顺，脾以升为健，若脾升胃降功能失调，必使营卫之气不能正常运行，致使营卫失调，进而影响睡眠。同时脾胃位居中州，为人体气机升降之中枢所在，脾升胃降共同维系着气机的升降出入。若脾胃枢机不利，则影响营卫之气的运行，使其运行迟缓，使卫当出于阳而不出，当入于阴而不入，出现寤寐失常的病理表现。方用益胃汤益气养阴、和胃安神。

3. 心肾不交

脾胃乃气机升降的枢纽，肾水上资、心火潜降、水火相济是人得安寐的基础。若脾胃不和，痰湿中阻，枢机不利，气机闭塞，致使肾水不能上承以滋心火，心肾不交、水火失济，导致心火不得潜降，浮越扰神而发为失眠。方用千里流水汤，该方出自孙思邈《备急千金要方》卷十二，治虚烦不得眠，适用于痰湿中阻所致的失眠。方中除半夏秫米汤外，另增酸枣仁、生地、茯苓、炙远志、黄芩、生姜等。孙思邈认为"虚烦不得眠"者，可用千里流水汤治疗，方用麦门冬、半夏各三两，茯苓四两，酸枣仁二升，甘草、桂心、黄芩、远志、萆薢、人参、生姜各二两，秫米一升，以千里流水一斛煮米。其半夏、秫米、千里流水取《黄帝内经》半夏秫米汤之义，能达到"决渎壅塞，经络大通，阴阳和得"的效果，方用人参、甘草以补中益气，以黄芩清虚火，以茯苓、枣仁、人参、远志安神祛痰、化湿和胃，从而交通心肾而治疗失眠。

4. 胃热炽盛

嗜食辛辣厚味，胃肠积热，气壅腑实，清气不升，火热上炎，热气熏胸中，躁扰心神而致失眠；或情志不舒，郁而化热上扰心神而致失眠。方用温胆汤清热化痰、和胃安神。

现代研究证明，神经衰弱之失眠患者因自主神经功能紊乱，引起外周儿茶酚胺和去甲肾上腺素水平增高，导致胃肠黏膜的血管收缩变细，黏膜组织缺血缺氧，抑制胃肠蠕动，同时引起纳呆、腹胀、便秘、腹痛等症状，这也是"胃不和则卧不安"的有力佐证。

二、临证心悟

临证中失眠患者或多或少均有脾胃失健、和降失司的表现，表现为夜寐不安，伴有脘痞腹胀、纳呆便溏、脉滑或细弱、舌质淡红、苔厚腻或苔少等临床表现。马老基于对"胃不和则卧不安"的认识，在治疗失眠时，多从脾胃论治，运用和胃法来治疗失眠常获良效。究其和胃一法，又有多种，诸如疏肝和胃、化痰和胃、消导和胃、益阴和胃等均是临床常用之法。若痰火内扰，表现不寐头重，痰多胸闷，恶食嗳气，心烦口苦，脉滑数，苔黄厚腻者，予清热化痰和胃法，可选用黄连温胆汤、柴芩温胆汤加减；若痰食阻滞，见夜寐不宁，脘胀纳呆，嗳腐吞酸或呕吐宿食，泛呕痰涎，脉滑苔腻者，用保和丸或半夏秫米汤加焦三仙之类以消导和胃。胃肠有热而"卧不安"者，为胃肠积热上扰，或胃热伤津，燥热上扰心神所致。其表现除"卧不安"外，尚有口干渴，喜冷饮，或脘腹有灼热感，小便短，大便干，甚则便秘，或热利，脉数，唇红舌红，苔黄等；可与《伤寒论》中的白虎汤、白虎加人参汤等随证加减。中焦虚寒之失眠也是一种常见的"胃不和则卧不安"。盖胃为阳土，脾为阴土，同居中州，中阳困惫，阴寒内盛，浊阴扰胃，从而导致失眠。症见卧寐不安，心悸虚烦，胃脘疼痛，喜热喜按，脉细弱，舌淡苔白或白腻；可用黄芪建中汤、小建中汤等温中健脾安神。

第五节 有故无殒，亦无殒也

一、医理阐述

（一）"有故无殒，亦无殒也"的理论渊源

"有故无殒，亦无殒也"，语出《素问·六元正纪大论》："黄帝问曰：妇人重身，毒之何如？岐伯曰：有故无殒，亦无殒也。帝曰：愿闻其故何谓也？岐伯曰：大积大聚，其可犯也，衰其大半而止，过者死。帝曰：善。"殒，《辞海》注解如下：①死亡。《史记·汉兴以来诸侯王年表》言："殒身亡国。"②通"陨"，坠落，凋落。陨，损伤的意思。虽然妇女妊娠时期，用药上有许多禁忌，在治法上也有禁汗、禁吐、禁下、禁利等观点，但是如孕妇确有"大积大聚"一类疾病，邪气肆虐，不予荡除，则足以损气血，耗正气，母血不保，何以安胎？治病即所以保气血，亦即安胎。只要审证准确，虽属峻烈之品，亦可投用，即所谓"有故无殒，亦无殒也"。

（二）妊娠及产后的体质

1. 关于妊娠病的病理机制

妇人妊娠后血聚养胎，致使体内阴血有所不足，肝主藏血，体阴而用阳，肝失所养，肝气不舒，横逆犯胃，清气不得升，浊气不得降，谷不受纳，呕恶频频，阴津亏耗，肠燥腑实，腑气不通，呕恶更甚。《金匮要略·妇人妊娠病脉证并治》曰："妇人得平脉，阴脉小弱，其人渴，不能食，无寒热，名妊娠，桂枝汤主之。"妇人受孕后经血停闭，归胞养胎，胎元初凝，以致阴血相对不足，引起体内阴阳气血一时失调。冲为血海，冲脉隶属于阳明，由于阴阳失调，冲脉之气犯胃故"不能食"。因此可知妊娠期间妇人的主要病理表现是阴血不足，从而导致诸症出现。

2. 关于产后病的病理机制

《景岳全书》曰："产后气血俱去，诚多虚证，然有虚者，有不虚者，有全实者。凡此三

者，但当随证随人，辨其虚实，以常法治疗，不得执有诚心，概行大补，以致助邪。"张氏的这番论述对产后一味进补的治疗方法具有极大的挑战性，提醒医者临证之时必须要辨清虚实，才能处方下药，对于产后病，皆以虚证论治，乱用补法，贻害无穷。张仲景在其《金匮要略·妇人产后病脉证治》中说："新产妇人有三病，一者病痉，二者病郁冒，三者大便难，何谓也？师曰：新产血虚、多出汗、喜中风，故令病痉；亡血复汗、寒多、故令郁冒；亡津液，胃燥，故大便难。"概括了产后常见的三种病候，并阐述了发病的原因，皆为产后血虚，这是新产后的基本病机。也说明了产后病确实以虚为主，但是以实为主及虚实夹杂者亦有之，不可忽视。故仲景认为补法人皆共知，攻逐之法，人所畏之，因而在其书中，对于产后实证予以了较多的描述，以示不可忽视。在下面的内容中我们将提到仲景对"有故无殒，亦无殒也"的具体应用。

3. 历代医家对条文看法及应用

历代医家在治疗妊娠期疾病时，并不拘束于妊娠禁忌药，而是遵循"有故无殒，亦无殒也"的理论指导，在临床实践中辨证施治，灵活用药。血虚、津伤为产后病的特点，但若有实证，当治其实。其中最具代表性的莫过于医圣张仲景在《金匮要略》中记载的桂枝茯苓丸，症见经停未到三个月，忽又漏下不止，脐上胎动，为癥病害胞胎，故治疗"当下其癥"。病不去则漏下不止，胎自不安，故以桂枝茯苓丸破血行瘀，瘀去则新血自能养胎。本方用丸药以缓图，且剂量甚小，可达到化瘀而不伤胎的目的。方中虽用桃仁、丹皮之类活血破血之品，然炼蜜和丸如兔屎大，每日食前服一丸，最多用至三丸，下癥之力既轻且缓，故不致下胎；又如附子汤治疗妊娠腹痛，为妊娠六七月时，忽见脉弦发热，腹痛恶寒，并自觉胎愈胀大，少腹阵阵作冷，有如被扇之状，这是阳虚寒甚，阴寒侵犯所致，治以温阳祛寒，暖宫安胎，方用附子汤。方中附子有毒，不利于妊娠，仲景用之以扶阳祛寒，是祛邪安胎之法，辨证精确，方可用之。此有"有故无殒"之意。又如治疗脾胃虚寒、痰饮内停、浊气上逆导致妊娠呕吐不止的干姜半夏人参丸，干姜、半夏二药均不利于妊娠，但胃虚寒饮所致之恶阻，又非此不除，此亦有"有故无殒，亦无殒也"之意。又如治疗脾虚肝郁、疏泄失职、气化受阻、水湿停滞导致的妊娠有水气，孕妇自觉身重，小便不利，洒淅恶寒，起即头眩的葵子茯苓散，治用葵子、茯苓等散剂通窍利水，使水气下泄而小便得利，湿去则周身之阳气通畅，而诸症皆愈。方中葵子滑利，不利于妊娠，今与茯苓同用于水气，而不虑其滑胎，亦取其"有故无殒"之理。又如治产后中风发热的竹叶汤，治妇人乳中虚之竹皮大丸等，均以祛邪为主，不拘泥于产后多虚而纯用滋补。甚者，产后出现发热，日晡烦躁者，用大承气汤荡涤热实。仲景在治疗妊娠病时不避味辛大热有毒之附子，辛热之干姜，辛温有毒之半夏，寒润滑利之葵子，所谓"有是病用是药，有病则病当之""衰其大半而止"。

张景岳注曰："重身，孕妇也，毒之，谓峻利药也，故如下文大积大聚之故，有是故而用是药，所谓有病则病受之，故孕妇可以无殒，而胎气亦无殒也，殒，伤也。"这就使我们在疾病辨证治疗的过程中不再单方面考虑药物的毒性，而忽略机体的辨证致使治疗疾病时无从下手。这说明当机体有邪气时，药物作用于病邪，表现出的是治疗作用；而当药物作用于正常机体时，毒性就会作用于机体本身。当然在辨证治疗过程中也切记死板硬套地利用《黄帝内经》条文，而忽略病人本身的实际情况。

王冰注云："故，谓有大坚庙瘕，痛甚不堪，则治以破积愈瘤之药。是谓不救必乃尽死，救之盖存其大也，虽服毒不死。上无殒，言母必全。亦无殒，言子亦不死也。"王冰也明确说明在治疗妊娠癥瘕积聚时可以灵活辨证用药，而不会伤及母子。

清代名医周学霆在《三指禅·胎前全凭脉论》中说："……其用药也，……，黄芩安胎者也，乌头伤胎者也，而胎当寒结，黄芩转为伤胎之鸩血，乌头又为安胎之灵丹；焦术安胎者也，芒硝伤胎者也，而胎当热结，焦术反为伤胎之砒霜，芒硝又为安胎之妙药。又说无药不可以安胎，无药不可以伤胎，有何一定之方，有何一定之药也乎！"强调辨证论治的重要性，不可拘泥于妊娠而影响处方用药。

4. 妊娠期需要谨慎使用的药

《中华人民共和国药典》（2015 年版一部）收载的妊娠禁用中药：丁公藤、三棱、干漆、土鳖虫、大皂角、千金子、千金子霜、川乌、马钱子、马钱子粉、马兜铃、天山雪莲、天仙子、天仙藤、巴豆、巴豆霜、水蛭、甘遂、朱砂、全蝎、红大戟、红粉、芫花、两头尖、阿魏、附子、京大戟、闹羊花、草乌、牵牛子、轻粉、洋金花、莪术、猪牙皂、商陆、斑蝥、雄黄、黑种草子（维药）、蜈蚣、罂粟壳、麝香。

《中华人民共和国药典》（2015 年版一部）收载的妊娠慎用中药：人工牛黄、三七、大黄、川牛膝、制川乌、小驳骨、飞扬草、王不留行、天花粉、天南星、制天南星、天然冰片（右旋龙脑）、木鳖子、牛黄、牛膝、片姜黄、艾片（左旋龙脑）、白附子、玄明粉、芒硝、西红花、肉桂、华山参、冰片（合成龙脑）、红花、芦荟、苏木、牡丹皮、体外培育牛黄、皂矾、没药、附子、苦楝皮、郁李仁、虎杖、金铁锁、乳香、卷柏、制草乌、草乌叶、枳壳、枳实、禹州漏芦、禹余粮、急性子、穿山甲、桂枝、桃仁、凌霄花、益母草、通草、黄蜀葵花、常山、硫黄、番泻叶、蒲黄、漏芦、赭石、薏苡仁、瞿麦、蟾酥。

二、临证心悟

马老在治疗孕妇癥瘕积聚之证时，着眼于药物与人体之间的相互关系，而非孤立地去研究药物本身。此时机体需要药物迅速祛除体内的邪气、恢复机体的正常气血运行。当机体有邪气时，药物作用于病邪而非人体正气，表现出的是治疗作用，而非下气、伤正等毒副作用；而当药物作用于正常机体时，所谓偏性（毒性）就有可能作用于机体本身而伤及正气。

现代医学证明怀孕 7 周内是胎儿大脑、肝脏、眼、耳、舌鼻等形成的重要阶段，如果此时用药不当，致使有毒药物进入胎儿体内，伤害正在分化的细胞，极易造成畸形；孕 10 周后，胎儿形成，但各器官功能不完善，药物对胎儿仍能产生影响，造成某些功能异常，甚至发生死胎。因此在妊娠早期应慎用中药，在妊娠 6 个月以后方可考虑适当应用。妊娠慎用药一般包括活血祛瘀、破气行滞、攻下通便、辛热及滑利类的中药，慎用的中药虽可根据孕妇患病的情况酌情使用，但必须有相应的措施，在没有特殊需要时应尽量避免使用，以免发生意外。马老主张不要应用妊娠禁用药，并且在妊娠慎用药应用过程中尽量合理伍减轻毒副作用的药物，并对中药进行正确的炮制以减毒。

总之，在治疗妊娠有"故"疾时，不能因有孕而轻易讳疾忌药，须知有病则病当之的道理，如辨证精确，实因病情需要，方可选用，但要灵活掌握，审慎用药。在治疗妊娠病时理应遵循母子俱无损伤的原则，既强调辨证论治的重要性，又要注意禁忌类药物的危害性，只有这样才能真正充分体现出"有故无殒，亦无殒也"的旨意。

第六节　春夏养阳，秋冬养阴

一、医理阐述

"春夏养阳，秋冬养阴"出自《素问·四气调神大论》，其云："夫四时阴阳者，万物之根本也，所以圣人春夏养阳，秋冬养阴，以从其根，故与万物沉浮于生长之门。"这揭示了人与天地四时相应，唯有顺应外界四时气机变动，采取适宜的养生方法，才能保持人体健康的道理。对此历代医家有不同见解，如王冰认为"养即制也"，主张"春夏制其亢阳，秋冬制其盛阴"，但大多数医家认同"春夏季养生当以温养人体阳气为主，秋冬季养生则以培补人体阴分为要"的观点。清代张志聪言"春夏之时，阳盛于外虚于内，秋冬之时，阴盛于外而虚于内，故圣人春夏养阳，秋冬养阴，以从其根而培养也"，张介宾认为"阳为阴之根"，养春夏之阳是为了养秋冬之阴。

二、临证心悟

马老对"春夏养阳，秋冬养阴"有自己独到理解，他认为"春夏养阳，秋冬养阴"，是"天人相应"理论的完美体现，是中医的认知基础，是中医时间医学思想的核心所在，是要借助包括自然在内的外界最为有利的特定时机、特定属性，以实现自身治疗、调养目的和收益的最大化。

马老认为养非"补"也，当为"调"义。《素问·四气调神大论》中的"四气调神"，即是说人应顺应四时之变而调养，也即春夏应调养阳气，秋冬应调养阴气，保证人体气机与四时季节的和谐统一，并非春夏应温补阳气，秋冬应滋补阴气，故不究其本意，易望文生义而发生滥用误用温阳滋阴药的现象，故平人无事不可服药，否则变证多端，坏病蜂拥而至，滥用误用补药，杀人不露痕迹。

春夏生发宣泄阳气即养阳，秋冬不散不泄阴精即养阴，那么如何做到"春夏养阳，秋冬养阴"呢？春夏二季是自然界阳气生长的季节，人之阳气也应与之相应，故春夏使阳气得以生发宣泄即是养阳，现代社会的"空调病"即是由于夏季贪凉而致寒气袭表，汗出不畅，阳气不得宣泄造成的，由此可见"春夏养阳"的必要性；"春夏养阳"，重在养心，夏季烈日酷暑，容易出现心烦气躁，同时腠理开泄，汗液外泄，汗为心之液，心气最易耗伤，所以夏季调养神气至关重要，要做到神清气和，保持心情舒畅，即心静自然凉，使心神得养。反之，如果忧思恼怒，心肝火旺，最易耗气动血生风，而出现心脑血管疾病。

马老认为"春夏养阳"必须兼顾脾胃，大自然天地万物都有"春生、夏长、秋收、冬藏"的运动变化规律。长夏，即从夏天生长出来。夏为火，火生土，故长夏属土，主脾胃。长夏属土，与中医五脏之脾脏相应，而脾恶湿胃恶燥，湿又有黏滞之性，故长夏多患脾胃病，脾脏升清降浊功能减低，出现食欲不振、乏力、腹泻等症状。脾胃虚弱的人，应及时调理好膳食，营养清淡充足又不增加脾胃负担，建议少食多餐。当进入盛夏时节，气温高且湿气大，闷热难耐又大汗淋漓，使人口渴，应温水缓饮之，切不可在饭前大量饮水，更不能饮大量冷饮，反之，极易损伤脾胃，导致慢性脾胃疾病。长夏属湿热多雨的季节，从中医学角度来讲，湿和热都是导致人体发病的六邪之一，"湿气通于脾"，所以长夏更应注重保护好脾胃，脾胃受损，则不能运化水湿，湿为阴邪，易伤人体阳气。因其性重浊黏滞，故易阻遏气机，病多缠绵难愈，这是湿邪的病理特征。不仅如此，湿邪亦好伤脾阳，因为脾性喜燥而恶湿，一旦脾阳为湿邪所遏，则可能导致脾气不能正常运化而出现气机不畅，临床可见脘腹胀满、食欲不振、大便稀溏、四肢不温等症。尤其是脾气升降失和后，水液随之滞留，常可出现水肿。脾胃为后天之本，饮食养生是最为直接有效的调养之法，顺应春夏养阳，采用健脾和胃、清热祛湿之法，故夏季饮食宜清淡可口、品种多样。可以食用一些健脾养胃食品，如薏仁米、山药、茯苓等健脾化湿之品。

马老认为"秋冬养阴"就是要求人们在秋冬之季顺从自然界秋主收、冬主藏的规律，秋冬养收养藏以从其阴，以供养人体所需要的阴精或阳气，使机体保持"阴平阳秘"的最佳生理状态。秋冬养阴重在"养肾"，秋冬季由于人体阳气闭藏后，人体新陈代谢相对较低，因而要依靠生命的原动力——"肾"来发挥作用，以保证生命活动适应自然界变化。冬令时节，肾脏机能正常，则可调节机体适应严冬的变化，否则，即会使新陈代谢失调而产生疾病。因此，冬季养生很重要的一点就是"养肾防寒"。秋冬养阴应"房事有节"，秘藏精气，性生活应审慎安排，适中为度；秋冬养阴还应"起居有时，饮食有节"。秋冬之时，阴气渐盛，万物渐至收敛闭藏。秋季秋风劲急，物色清明，肃杀将至，要志意安定，神气收敛，勿受外界干扰；冬季阴气盛极，万物潜伏闭藏，水冰地裂，要早睡晚起，使志意伏匿，好像有私意于胸中，又好像所求已得而不外露，避寒就暖，饮食不宜过食辛辣刺激食物，要多食一些阴润之品，锻炼不宜过度，以微微汗出为宜，勿泄阳气，勿扰阴精，使阴精闭藏于内。

马老认为"秋冬养阴"当以食补药补以养阴，冬至是冬三月气候转变的分界线，冬至之后阴气开始消退，阳气逐渐回升，在闭藏中含有活泼的生机。乘此进补，药力易于蕴蓄而发挥效能，是虚弱病症最好的调养时机。冬季进补，一是食补，二是药补。采用相应的食疗措施，每每能收到填补真阴，强身健体的效果。素体阴亏之人尤宜乘此季节进食养阴滋填之品，如对阴血亏虚之人，可于冬令采用进食红糖、黄酒炖阿胶以滋阴补血的方法，这已被民间广泛采用。也可进食其他具有养阴功用的食物，如鳖肉、龟肉、栗子、大枣、糯米、羊肉、牛肉、狗肉、鸡肉、鸽肉、鹌鹑蛋、虾米、鳗鱼等。还可进食一些具有养阴功效的药粥、药饼。冬季药补，必须根据自己的体质和病情辨证进补，最好能在中医师的指导下进行。否则，不但对身体无益，可能还会适得其反。冬季常用的补药有人参和阿胶。在一般情况下，春夏之季多用寒凉药物，秋冬之时多用温热方剂。然而阴虚之病，虽时值隆冬严寒，大剂麦门冬、生地、元参等凉润滋阴之品反能使病情好转，精神爽健。对素体虚弱，久病不愈，每日自选方药服食的患者尤须明察，若觉得没有十足的把握，最好去医院请医生根据病情辨证论治，开一张养阴补虚的膏方，于秋冬之令常服久服，可缓缓收功。

马老还强调节制房事以养阴十分重要，人体的精气宜藏不宜浮，宜秘不宜泄，精气秘藏则气足神旺，健康无病。秋冬之令，应注意顺应自然界主收主藏的规律，节制房事，蓄养阴精。性生活应审慎安排，适中为度。若一味恣情纵欲，则能折年损寿。

第七节　阴虚瘀存

一、医理阐述

阴液不足与瘀血形成的关系：阴液损伤是产生瘀血的重要因素，血脉中的血液由营气与津液组成，即《灵枢·决气》所云："中焦受气取汁，变化而赤是谓血。"造成津液不足的原因很多，如在热性病中，邪热极易灼伤津液，造成血脉中津液不足，而致血行不畅，从而形成热瘀之证。在许多内科杂病或外科、妇科疾病中，由于脏腑功能的异常，化生津液和血液的能力下降，或虚热内生而过度耗伤阴液，或因其他原因而引起阴液消耗，均可导致脉络中血液不足，致使血行不畅而导致瘀血的形成。如"干血痨"的形成就与气血津液亏损、血行瘀滞有关。

在邪热亢盛时，血液会受到煎熬而浓缩，进而凝聚成瘀，故有"伏火郁蒸血液，血被煎熬成瘀"之说。特别是在温病血分证中，热瘀交结是其主要病理机制之一，另外，邪热炽盛最易造成络脉损伤而出血，在发生出血的同时，阴液也有相应的耗伤。络损血溢，留而成瘀，即所谓"离经之血为血瘀"。此时，瘀血内阻，新血不循常道，络伤难复，又可使出血加重，出血与瘀血互为因果，密切相关。这类瘀血多发生于热性病的营、血分病，内科的血证和妇科的血热崩漏等病证中。

（一）阴液不足对其他形成瘀血的病理因素的影响

瘀血的形成有多种因素，阴液不足除可作为一个重要因素而导致瘀血外，还可作为一个病理环节对不同类型瘀血的形成发展产生影响。各种形成瘀血证的因素是相互联系、不可分割的。如阴伤可致瘀血，而瘀血形成后"旧血不去，新血难生"，又会加重阴血亏损；血液的运行依赖于气的推动作用，故气机畅达则血脉流通，气机阻塞则血行迟缓，血脉瘀滞，易形成瘀血，而瘀血形成后，必然更影响气之运行。在疾病过程中，气虚无力行血或阳虚无力推动血行，亦易致血瘀。瘀热易造成阴血亏损，而阴血亏损会因"水不制火"而加重邪热，热盛阴伤可致络损，而络损导致出血、瘀血，同时瘀血形成后也易造成络损难复，出血难愈，亦会进一步加重阴伤。瘀血形成后又可致气机升降失常，气失宣畅，津液不能正常敷布，而致津伤阴亏更甚。阴伤还可致脏腑化生阴液及"行气血"功能失调，从而导致脏腑功能失调，也必然会影响到阴液的化生和气血的运行，以致血行不利而进一步加重血瘀。津能化气，津液不足也是导致气虚的重要原因，故《灵枢·本神》云"阴虚则无气"。可见气血津液密切相关，阴液是气血盛衰和气血正常运行的物质基础。此外，还有一些致瘀机制也常与阴虚有关，如寒凝血瘀也可存在阴血亏损，张仲景当归四逆汤证之类便是。湿热病因湿、痰致瘀者，因痰饮系津液所化，生痰致瘀或化热后也往往伴有阴液不足。

（二）阴液不足导致瘀血的病机特点

在疾病的发展过程中，阴液不足而导致瘀血的形成是一个由虚致实的病理变化过程。阴液不足属虚，瘀血内阻属实，前者为因，后者为果。瘀血虽属实证，但其形成却缘于阴虚，故其证属实中有虚，即在病变过程中同时具有阴虚和邪实两个方面的病理变化，瘀血形成后则可进一步加重阴虚。前已述及，瘀血是一种病理产物，其形成往往与阴液不足有关，而其形成后又会对其他病理环节产生影响，如一旦瘀血形成又可加重阴虚，同时也会加重脏腑的损伤、气血的虚衰，所以表现为虚实互为因果，进一步导致了虚实错杂的病变态势。

（三）血瘀亦可导致阴虚

瘀血凝结，阴血耗伤，而致阴虚，瘀血由阴血凝结而成，其形成过程本身也就是阴血耗损的过程，瘀血久积，阴血日渐耗伤，可形成阴虚血瘀证；瘀血阻滞，津血失布，而致阴虚瘀血阻滞经隧血脉，必然影响正常气血的循行，使阴血失于周行荣运，瘀血内阻，还可使阴津失于敷布。如《灵枢·百病始生》所言："其著于输之脉者，闭塞不通，津液不下，孔窍干壅。"如此阴血津液失布，机体失于濡润溉养，日久即成阴虚之证；瘀血阻滞，阴血不生，而致阴虚，瘀血阻滞于内，日久则影响新血化生。《血证论》云："凡系离经之血，与荣养周身之血已暌绝而不合""此血在身，不能加于好血，而反阻新血之化机"。瘀血不去，新血不生，日久渐致阴血亏虚，而成阴虚之证；瘀血久积化热，耗伤阴津，而致阴虚瘀血，瘀血乃有形之物，不论何种原因而致，一旦形成，常常阻滞气机。《血证论》又云："凡有所瘀，莫不壅塞气道""有瘀血，则气为血阻"。瘀血久积，局部气机郁滞，日久则化热化火，灼伤阴津。随着局部阴津的耗伤，逐渐导致全身阴津亏耗，形成阴虚之证。

（四）病及营血，脏器受损是血瘀证重要的病理基础

热病及内科杂病中邪热传营入血，津液营血耗伤是形成血瘀证的重要病理基础。叶天士言：

"营分受热，则血液受劫。"因为邪热陷入营分可直接灼伤阴液，致血脉涩滞，而形成瘀血。热陷营分一方面热灼血液而致血行不畅，另一方面热耗阴津，血易凝滞，故此际极易形成瘀热之证。如属邪热入血，热毒炽盛损伤血脉，血液耗伤亦更为严重，故最易形成阴虚瘀热之证。

二、临证心悟

马老认为，由于阴虚是导致血瘀的重要因素，因此，养阴亦是治疗血瘀证的重要治法，通过养阴可以促使血行通畅、瘀血消散。其作用主要有以下几方面。

1. 养阴行血，增水行舟

阴液是血液的组成部分，水津充沛，血始能行。津亏不足以载血，血行涩滞则易形成血瘀。传统上，在中医学中对肠道津液不足而引起大便不通者，有"无水舟停"之说，而血脉中津液不足所引起的血行不畅也可称之为"无水舟停"，因实质是一样的。热性疾病过程当中，由于阴液耗伤，必致血液黏稠，运行不畅，而养阴有增水行血之效。

2. 消散瘀结，促进血行

马老认为养阴药物具有消散瘀结、促进血行的作用。性味甘寒的养阴药，如玄参能"通小便血滞""直走血分而通血脉"；生地黄有"逐血痹"之功；麦冬"主心腹结气"；芍药"除血痹"。另外，性味咸寒而质地重浊的介类之品如鳖甲、龟板、牡蛎，咸以入肾，质重故善治下焦，具有较强的滋养下焦肝肾真阴之功效，龟板"专补阴衰，善滋肾损"；牡蛎，入足少阴，为咸味软坚之剂。故养阴药可从祛邪与扶正两方面达到调整阴阳、改善血行的目的，从而有助于血瘀证的治疗。

马老在临证治疗时常常养阴药与活血药同用，来达到养阴祛瘀的目的。例如，马老在治疗中风病时，常使用自拟养阴活血方，以何首乌、牛膝、玄参、当归、红花、丹参、远志、郁金、石菖蒲、茯苓、鸡血藤、胆南星为主药，再根据中风的证型辨证加减，在临床上取得了较好的疗效。马老认为中风病多因肝肾阴虚，气血素虚，恼怒忧思，饱食饮酒，复加内伤劳倦，用力过度而致内蕴痰热、瘀血阻滞；或血随气逆，阳化风动，导致脑脉痹阻，引发本病。津液缺乏，血液黏滞性增加，运行不畅，瘀血产生，于是津病及血，表面血燥津枯，加上停留于组织间隙水液过多，经脉的正常流通受阻，津血之间的正常代谢也受影响，于是出现血瘀。滋阴活血法用于治疗血瘀证，滋阴可滋润脉道，促进血行，滋补阴液，行血增水，以达到瘀结消除的作用。肾阴为一身之阴的根本，且肝肾同源，故以滋阴活血法从补肝肾论治，并注重益气活血行气，益气养阴。故方中选用何首乌、牛膝、玄参、当归、红花等药物。方中何首乌滋补肝肾之阴，其性微温，味甘而涩，既能益精血，补肝肾，又可收敛精气，且性质温和，不燥不寒，为平补阴血之良药；牛膝善走性滑，祛瘀活血，补肝肾，导血下行；玄参质润降泄，甘苦微寒，主生滋阴降火生津之功效；当归温而甘辛，辛则通脉活血，甘则补血缓急，故能守能走，乃血中之气药，既能活血化瘀，又能补血养血，与红花等合用，其活血祛瘀之力可增加。

又如马老在诊治慢性胃炎时，对于辨证属于胃阴亏虚者，常养阴药与活血药同用，予麦门冬汤加味，药用人参、麦冬、丹参、半夏、蒲公英、红藤、生甘草、粳米、大枣。并随证加减，胃阴虚甚者加沙参、玉竹、石斛；夹湿浊者加茯苓、苍术、菖蒲；腹胀者加枳壳、槟榔、厚朴；食积者加谷芽、麦芽、鸡内金；食积化热者加黄连、黄芩、大黄；胃痛久者加丹参、五灵脂、元胡。方中重用麦门冬，甘寒清热，入肺胃二经，养阴生津，滋阴润燥，以清虚热而为君药。马老认为胃阴亏虚者久必夹瘀，故养阴、祛瘀并用，加用丹参，增强养阴活血之力，《重庆堂随笔》云"丹参降而行血，血热而有瘀滞宜之"，丹参祛瘀为要，具有祛瘀生新、散结化积、开胃消食、增进食欲之功。

第八节　邪之所凑，其气必虚

一、医理阐述

《黄帝内经》早就提出"正气存内，邪不可干"，其中《素问·评热病论》云："邪之所凑，其气必虚。"邪，即邪气，包括了六淫病邪，以及食积、虫积、水饮、痰浊、瘀血和情志内伤等引起脏腑、经络、气血功能失调的有害因素。正气，指的是机体抗病、祛邪、调节、修复等能力，它强调机体各部分的协调，以期合而发挥功能系统的整体优势和作用，正气在发病过程中承担着重要作用和主导地位，正气不足是内在因素，是发病的根本，而邪气的侵入是外部因素，是发病的条件。《灵枢·百病始生》云："风雨寒热，不得虚，邪不能独伤人。"邪之所在，正气必虚，正虚不胜邪，以致邪气步步深入，正气虽然不足，但随邪内入，与之相争，这说明气的防御功能不仅限于体表，而是纵深、整体防御。"其气必虚"之"虚"，包含着整体之虚、局部之虚和暂时之虚诸种意义。整体之虚，即指人体阴阳气血某一方面或几个方面表现为全身性虚弱，如阴虚、阳虚、气虚、血虚、阴阳两虚、气血两虚等。当然"邪之所凑，其气必虚"还有另外一层含义，若其气不虚，而"邪之所凑"致病者，此多邪盛，"邪气盛为实"，多为实证，"邪之所凑"日久，正邪交争，则导致正气虚。其中后世医家亦在此理论上进行发挥，其中马老比较认同具有代表性的是金元四大家之一的李杲的"内伤脾胃，百病始生"论。李杲认为脾胃乃气血生化之源，脾胃受损，气血生化不足，会导致脏腑功能减退，抵抗力下降，易受邪扰而发病，又脾胃与元气有着密切的关系，脾胃为后天之本，肾为先天之本，先天之本需要后天之本的不断充盈才能保持充盛，而元气乃先天之精气，藏于肾中，脾胃功能不足，元气也将不足，元气是健康之本，元气不足，必将引起疾病的产生，故而提出了"内伤脾胃，百病始生"的观点，发展了《黄帝内经》"邪之所凑，其气必虚"的理论，强调了脾胃受损在发病学上的重要作用。

"邪之所凑，其气必虚"除了阐明发病学说以外，尚有更深的意义。①解说病机：一般说来，伤寒首犯太阳而见太阳证，但临床上许多患者病起即见阳明证，或少阳证，或三阴之一证，是因为这些经络脏腑的正气虚弱，风寒侵犯，即有该部位的见证，所谓"直中"就是此意。②阐明传变：六经传变，一般认为从太阳而阳明，而少阳，而太阴，而少阴，而厥阴，但亦有表里传、越经传等多种传变方式，故有人提出伤寒传变无一定规律，这是因为"邪之所凑，其气必虚"，此处虚则受邪，病传于此。如太阳病起，具有向多方传变的倾向，若太阴脾胃本虚，太阳之邪乘虚侵犯即见太阴证，其传变方式就是太阳—太阴；若太阴气旺，不受邪，则不传太阴，或向他处传变；若其余各经不虚，则病限于太阳，适当治疗即易愈，无所谓传变。又如五脏病变，肝病可传脾，在脾气旺盛时，邪不传脾，相反若此时肾气不足，则肝邪可传肾，出现肝肾同病的症候。③指导防变：由上述可知疾病的传变多方性，故在一个具体病证中，必须注意观察其余脏腑经络的正气强弱，虚弱者即是受邪传变可能性大的部位，须"先安未受邪之地"，杜绝传变，在疾病治疗中，颇有意义。④指导辨治：邪气（包括外邪与体内的病理之邪）侵犯之处，就是正气虚弱之处，辨证中须详别正之虚实、邪之轻重，论治时有扶正邪即解，有祛邪病即愈，亦有扶正为主兼以祛邪，或祛邪为主兼以扶正等不同法则，关键在于权衡邪正虚实关系。

二、临证心悟

马老在治疗脾胃病方面，凡与脾胃虚弱证相关者，必先以扶正药为君。例如，临床治疗慢性萎缩性胃炎伴有肠上皮化生（简称肠化）及不典型增生者，症见胃脘疼痛，腹胀嗳气，胃中嘈杂，反酸烧心，食欲减退，遇冷加重，便溏或便秘，脉弦数或脉沉无力，舌苔白厚或舌光无苔，舌边有瘀点等，辨证多属于脾胃虚弱、气滞血瘀证，马老以扶正祛邪、清热解毒、补气温中、活血化瘀为基本治疗原则，根据病情酌情加减药物，基本方组成：黄芪、太子参、炒白术、茯苓、当归、薏苡仁、白花蛇舌草、半枝莲、莪术、枸杞子、檀香、白芍、陈皮、厚朴、佛手、白豆蔻、香附、肉桂、建曲、麦芽、大枣、甘草。此主方以扶正祛邪、清热解毒为大法，在临床上取得了非常好的疗效。慢性萎缩性胃炎尤其是伴有中-重度以上肠上皮化生及不典型增生是胃癌前病变，目前国内外尚无特殊治疗方法，马老治疗此病之上述方法系运用"邪之所凑，其气必虚"理论的良好体现。

马老常应用参苏饮作为治疗老年人外感咳嗽之基础方剂，对于体虚体弱患者可益气解表、宣肺化痰。该方由人参、苏叶、葛根、前胡、半夏、桔梗、陈皮、枳壳、茯苓、木香、甘草组成。方中用紫苏、葛根解表散寒，但因"邪之所凑，其气必虚"，故又以人参、茯苓、甘草健脾益气。参苏饮取效后，可更用补中益气汤专补中焦，不但可改善患者的体质，同时通过补脾生金，固实腠理，亦体现了"虚则补其母"的治则。对脾肺气虚，外感风寒证，症见咳嗽，鼻塞，流涕，恶心，手足厥冷者，虽以外感发病，但"邪之所凑，其气必虚"，宜以扶正解表、补土生金为治疗原则，遂以六君合升麻治之。马老从脾胃论治外感咳嗽，是基于患者"本虚"这一条件的，脾胃为后天之本，气血生化之源，与"本虚"有着密切关系。脾气不足，运化功能不能健全，则人体气血不能充足，正气不旺，易受邪气侵袭，因此"本虚"情况下患者外感咳嗽的病机有其特殊性，正如李东垣在《脾胃论·脾胃胜衰论》中所云："肺金受邪，由脾胃虚弱，不能生肺，乃所生受病也。"故可根据脾肺之间的生化关系，从脾胃进行论治，通过补益脾胃，资其化源，以生肺金，使得肺气充足，驱邪外出，同时腠理密实，不易被外邪侵袭。此外，补益脾胃还可改善患者"本虚"的身体情况，使得正气充足，同样不易被外邪侵袭。

基于"邪之所凑，其气必虚"理论，马老在应用中药治疗癌症方面也有自己独到的理解，多数治疗癌症的中药以清热解毒、以毒攻毒、化痰散结类为主，这类中药已被证明具有一定的抗肿瘤作用。但在临床上应用这些攻伐药物组成的中药方剂却很难获得满意的抗肿瘤疗效，马老认为问题的关键在于中医治病强调整体观念、辨证论治，注重辨证基础上因人而异制订治疗法则，其目的是运用中医药调整、改善内环境，使之朝着不利于肿瘤生长、复发、转移的方向转化，由于癌肿对机体的损害轻重不一，机体反应也各不相同。肿瘤在某一发展时期的中医证型中有一定的特点，这些证型反映了机体内部的阴阳气血失调的状态及程度。准确的辨证和药物的合理选择是治疗的关键。马老临证应用以扶正为主的中药方剂常常有令人满意的抗肿瘤疗效，马老认为正确处理扶正与祛邪、局部与整体、治本与治标之间的相互关系，是治疗成功的关键。这是一个平衡的问题，只有在治疗过程中真正掌握了平衡原则，对患者失调的阴阳进行有效的平衡调节，才有可能取得良好的疗效。

第九节　因滞致虚，因虚夹邪

一、医理阐述

中医所述的滞包括气滞、血滞、积滞。气为血之帅，气行则血行，气血津液均有赖于元气的推动、温化与摄纳，元气亏虚，气血津液运行无力，因此气机运行不畅。首先是气滞，进而气滞痰阻，或气滞血瘀。瘀血又名恶血、败血、虾血等，是指体内血液停滞，不能正常循行，积于某一部位的血，其既指积于体内的离经之血，又包括阻于血脉及脏腑内的运行不畅之血。脏腑气血虚弱，气血运行无力，则气血运行不畅，故瘀滞产生，形成气虚血瘀；或先有气滞，由气滞而导致血瘀，脏腑经络失于濡养，久而致虚；另外气机郁滞、瘀血痰浊留滞，进而耗伤气血，使虚者更虚。食积可使脾胃受损，运化无力，后天之本乏源，久致气血亏虚；食积化热亦可耗伤气血，致气血再虚。王清任的《医林改错》曰："元气既虚，必不能达于血管，血管无气必停留而为瘀。"体现虚亦可夹邪留瘀，无论气、血、阴、阳哪一方面出现亏损，都会导致相应的六淫之邪趁机侵袭，继而发病。

二、临证心悟

马老从医 50 余载，在内科疾病的临床与科研方面有着丰富经验和独到建树，特别在脾胃病证治中构建了极具中医特色的脾胃病证诊疗体系，尤其对慢性萎缩性胃炎、胃癌前期病变的治疗有独到见解，并创立了一系列中药制剂运用于临床，疗效显著。现将马老临床治疗萎缩性胃炎、胃癌前期病变的经验介绍如下。

1. 提出慢性萎缩性胃炎"因滞致虚，因虚夹邪"的病机演变规律

马老认为，本病病位在胃，与肝、脾相关，多种原因可导致本病，常与脾胃虚弱、饮食不节、情志所伤、感受外邪等有关。马老根据多年临床经验提出，慢性萎缩性胃炎病机为因滞致虚，因虚夹邪。因滞致虚指饮食不节，或情志失调，或感受外邪，均可使胃腑损伤，日久成为导致脾胃虚损的主要原因。因虚夹邪指脾胃虚损的病证一般不会表现为单纯的虚证，因正虚则邪乘，邪聚日久必化热伤阴，久病入络，络瘀则血阻。慢性萎缩性胃炎是在浅表性胃炎的基础上经过数年或数十年的病理演变形成的。初起多为饮食不节，或情志不畅，或外感邪气等，导致胃腑损伤，胃气不行，胃失和降，脾虚不运，脾胃气机壅滞，如《景岳全书》曰："胃脘痛证，多有因食、因寒、因气不顺者……因虫、因火、因痰、因血者……唯食滞、寒滞、气滞者最多。"脾胃功能失调，水反为湿，谷反为滞，日久则致气滞、血瘀、湿阻、浊聚、食积、痰结、郁火，气滞血阻，胃络瘀滞，气不布津，血不养经，胃失滋润荣养，胃腑受损，胃液减少，腺体萎缩，黏膜变薄，日久成萎。马老经过多年临床研究发现，本病的虚证以气虚为多见，阴虚次之，亦有阳虚或血虚；实证多以气滞血瘀为主。轻度异型增生者的虚证以气虚为主，随着病情发展，阴虚和气阴两虚逐渐增加；实证以气滞为主，随病情发展，则气滞血瘀并见。胃癌前期病变多属本虚标实证，早期以气虚夹气滞、血瘀为主；后期则出现气阴两虚，同时夹杂气滞血瘀、湿热等，呈现出复杂多变的证型。

2. 确立益气养阴、化瘀行消的治疗原则

马老根据该病的病机演变，确立了益气养阴、化瘀行消的治疗原则，并研制出马氏和中丸治疗萎缩性胃炎胃癌前病变。马老认为，本病初期多为气滞，如《沈氏尊生书·胃痛》所云："胃痛，邪干胃脘病也……唯肝气相乘为尤甚，以木性暴，且正克也。"对病程较短、病情较轻的患者，应以行气疏化为主要治法；病久多血瘀，对病程较长、病情较重的患者，则主用活血化瘀之剂。根据马老的经验，该病多见气血交结，治须二者兼顾。气滞血瘀者，首选丹参饮合百合乌药汤；气虚血瘀者，益气化瘀行消，黄芪、莪术并用；阴虚夹瘀者，养阴化瘀行消，玄参、赤芍并用；病后调补，需兼散气破血，八月札、刘寄奴并用。此法对于治疗慢性萎缩性胃

炎这种久病难愈、正气被伤的疾病，具有重要指导意义。马老指出，一味甘温辛燥或一派滋腻呆补，反而倍伤中气，总宜化滞行血，参用其间。

马氏和中丸由柴胡 10g、太子参 15g、枳壳 10g、炒白芍 15g、陈皮 10g、姜半夏 10g、黄芩 6g、黄连 8g、炒吴茱萸 5g、川楝子 8g、延胡索 10g、茯苓 15g、砂仁 6g、炙甘草 6g 组成，方药采用丸剂型，患者服用方便，依从性好，多年来运用于临床，疗效显著。

3. 辨病与辨证相结合，宏观与微观相结合

马老认为，证包括中医四诊和现代医学检验所获取的资料，只有在证的基础上认识疾病的本质，包括西医学诊断，才能病证结合，进而辨证论治慢性萎缩性胃炎；根据胃镜下所见和病理征象，以辨证与辨病、宏观与微观相结合指导临床遣方用药，诊治效果既要消除症状，又要改善病理，方能取得良好的临床疗效；从辨证的角度论治，当辨胀痛、燥湿、脏腑、虚实、气血、寒热；从辨病、病理变化角度论治，一般可健脾疏肝、活血化瘀、清热化湿、养阴和络等。马老临证时，对于中、重度腺体萎缩，或伴不典型增生、肠上皮化生、息肉者，常在上法基础上酌加活血化瘀药，根据病情轻重情况，合理施用丹参、赤芍、红花等活血药，三棱、莪术等化瘀药，土鳖虫、水蛭等破血药；对于幽门螺杆菌检测结果阳性者，采用黄连、黄芩、蒲公英、石榴皮、地榆等具有抑杀该菌的药物；由于该病有癌变倾向，伴有大肠肠化、不典型增生属癌前期病变者，可在符合中医学辨证用药原则指导下，选用白花蛇舌草、龙葵、半枝莲、女贞子、薏米等具有抗癌作用的药物。

4. 病案举例

患者，女，42 岁，2011 年 4 月 11 日初诊。主诉：间断发作上腹痛 3 年，加重 10 个月。刻下症：胃脘胀满，纳呆食少，嗳气，胃脘隐痛时作，时有反酸烧心，神疲乏力，寐欠安，大便溏稀，每日 1~2 次，脉弦缓，舌淡暗，苔薄腻。患者 3 年前生气后出现胃脘部隐隐作痛，伴纳差，无反酸烧心，无恶心呕吐，虽于某医院住院治疗好转，但此后每因情志不畅或劳累即诱发胃脘疼痛，症状时轻时重；10 个月前胃脘疼痛加重，伴有胃脘部胀满，食后堵塞感，周身乏力，消瘦，就诊于外院，胃镜检查提示慢性胃炎，病理检查提示胃窦萎缩性胃炎、部分腺体肠化伴轻度非典型增生，给予中药汤剂口服治疗（具体不详），胃脘疼痛有所改善，但仍觉胃脘部胀满，嗳气频，时有反酸烧心，持续消瘦。半个月前再次胃镜检查示：胃窦黏膜病变性质待定；慢性胃炎。病理检查示：重度萎缩性胃炎（胃窦），腺体中度肠化伴轻-中度非典型增生。西医诊断：重度萎缩性胃炎。中医诊断：胃痛。辨证：气虚夹瘀证。治则：益气健脾，活血化瘀。处方：白花蛇舌草 40g，半枝莲 20g，莪术 10g，白豆蔻 10g，白术 10g，生黄芪 30g，炒薏苡仁 30g，丹参 20g，木香 10g，砂仁 5g，泽泻 30g，党参 30g，炒麦芽 20g，夜交藤 20g，茜草 20g，沉香 5g。7 剂，每日 1 剂，水煎服，分 2 次服用。

2011 年 4 月 18 日二诊：患者诸症均减轻，食欲略增，食后仍觉胀满，大便成形，脉沉细，舌红苔薄。上方加陈皮 15g，鸡内金 20g，理气行消。7 剂，每日 1 剂，水煎服，分 2 次服用。

2011 年 4 月 25 日三诊：患者诸症好转，进食增加，无明显不适。继服原方 7 剂后，改为马氏和中丸，每次 5g，每日 3 次，连服 3 个月。复查胃镜示：慢性胃炎。病理检查示：（胃窦）中度慢性浅表性胃炎，轻度萎缩，黏膜充血，HP（-），HID（-），AB（-），未见肠化。

按 《素问·六元正纪大论》云："木郁之发，民病胃脘当心而痛。"患者长期情志不畅，气郁伤肝，肝气横逆，克脾犯胃，气机阻滞，胃气失和，不通则痛。病程日久脾胃损伤，纳运失常，故见纳呆食少，大便稀溏；脾胃居中焦，为升降之枢，脾胃升降失常，故见胃脘胀满；

肝郁化热，胃失和降，气逆于上，故见嗳气、烧心反酸；脾胃气虚，故见神疲乏力；胃气不和，则不得安寐；久病入络，瘀血内结，则舌质瘀暗。《医学正传·胃脘痛》曰："胃脘当心而痛……未有不由清痰食积郁于中，七情九气触于内之所致焉。"本案患者初起因情志不畅，导致肝郁横逆犯脾胃，日久脾胃受损，脾胃气虚，失于运化，产生食滞、湿浊、气滞、血瘀，符合马老提出的本病"因滞致虚，因虚夹邪"的病机演变过程，属气虚夹瘀之证，治宜益气化瘀行消。方中党参、黄芪、白术等补益脾胃、扶助正气；丹参、茜草、莪术化瘀行滞；砂仁、白豆蔻、炒薏苡仁、泽泻健脾化湿；半枝莲、白花蛇舌草等清热解毒、抗肿瘤；木香、沉香行气止痛。全方补而不滞，达到了治病求本、标本兼治的目的。

第十节　止血、消瘀、宁血、补血

一、医理阐述

《血证论》成书于 1885 年，为论述血证的一部专著，作者唐容川对血证病机及治疗的论述尤为精辟，对血瘀证亦见解独到。他在《血证论·阴阳水火气血论》中强调水、火、气、血相互的关系与影响，重视脏腑特性；在血证的治疗方面更是提出了"止血、消瘀、宁血、补血"之治血大法，使血证的诊治更为系统和具体，亦成为现今中医临床治疗各种血证的准绳。马老在临床治疗血证时多以《血证论》治血四法为参考大法，同时又有其独到的见解和诊治特色。

1. 血证的病因病机

唐容川所论血证，是指由于多种原因导致血液运行不循其常道、血溢脉外的一组病证。通览《血证论》全书，血证的分类主要是根据气机运动与脏腑虚实特点为区分要点，从而将血证划分为四大类为主，即"血上干""血下泄""血外渗"及"血中瘀"。另外，还有"失血兼见诸证"，以上均属于广义的血证范畴。而以具体部位的出血为主要症状的各种出血病证则为狭义的血证，如咳血、吐血、便血、衄血、崩漏、外伤出血等。而对于出血诸证病机的概括，《血证论》中将其归纳为火热炽盛、气机冲逆、瘀血阻滞经络、脾统血失司，并指出血证的发生与脏腑功能失常有着密不可分的关系，如肝失疏泄，郁而化火，则气血不和，火盛炎上伤血，则血横决，即所谓"吐血错经，血痛诸证作焉"。因脾主统血，同时是后天之本，气血生化之源，若脾阳虚则统血失司，脾阴虚则无以化生血液。肺五行属金，若肺气虚弱，则肺金无法制约肝木，肝火旺，火盛刑金，则症见"蒸热喘咳，吐血痨瘵并作"。另外，唐容川在《血证论》中还指出吐血主要病位在胃，呕血病位在肝，咯血在肾，唾血在脾，咳血在肺。而同为一个血证，也可以同时与多个脏腑有关，如咳血虽然其主病在肺，但若是胃热炽盛，火邪上冲乘金，则亦可导致咳血的发生；肝火上炎冲逆犯肺，乘侮肺金也可导致咳血；若肾阴亏虚，肾阳无所依附，虚阳上浮犯肺也可导致咳血症状的出现。因此，马老指出，对于血证病因病机的分析，应当从多方面多角度进行分析，不可偏废。

2. 血证的治疗

血证是中医学对人体一切出血性疾病及并发症的总称。凡外伤、饮食、情志、内伤虚损等均是血证的重要致病因素，辨病当分虚实两纲。肾阴亏耗、虚火妄动、脾气亏虚致脾不统摄血液等均为血虚之证；而实证多见火旺、气逆、血热妄行。唐容川在《血证论》中将血证论治总结归纳为"止血、消瘀、宁血、补虚"四法。止血以"血之为物，热则行，冷则凝，见黑即止，遇寒亦止"为总则。十灰散（《十药神书》）即是根据《血证论》之"止血"原则所拟定之方，此方对血证出血之轻症甚效，但对于急性大出血则疗效甚微。故而针对急症大出血当选用釜底抽薪法降气止血，方如泻心汤、凉膈散等。止血其后为消瘀法，鉴于"出血之后，瘀血不去，则新血断无生"，因此活血消瘀当是继止血法之后治疗血证的重要方法。结合血证病因病机特点，导致出血的根本原因是冲气逆乱，治当理气宁血从而使冲气安和，所以治血四法之其三为宁血法，以保证出血后不再复发。止血、消瘀、宁血，则出血停止，血证不复，但血证多虚，若对失血之虚不及时治疗，会导致一系列变证的发生，这些变证反过来又会致使再次出血，所以血证治疗最后为补虚，只有针对性四法并重才能达到根治血证的目的。

3.血证的用药宜忌

众所周知，汗、吐、下、和是治疗杂病的常用治法。然而，在血证中有所忌宜，当谨慎对待。唐容川认为，血证由于有其独特的病因病机，所以在治疗血证时，当区别对待上述杂病治疗四法。

（1）忌汗：吐血既伤阴血，又伤水津，则水血两伤，如用发汗，则气即外泄，发泄不已，血随气溢而不可遏抑。所以，即使血证兼有表象，一般只采用和散，不得妄用麻黄、桂枝、羌活、独活等品。但若发汗方法用之得当，亦有可取之处。例如，患者是因外感而导致的失血，则可尝试疏散外邪为治，但必须在用药时敛、散并施，时时敛护汗液防丢失太过，严格遵守"血家忌汗"的治疗原则。

（2）禁吐：失血的患者，往往是由于气机上逆而造成的，临床可见有痰涎，但此时若因见有痰涎而采用吐法，则势必会加重气机上逆的病势，造成气上不止，血随气脱的严重后果。所以临证治疗时当降其肺气，顺其胃气，纳其肾，通过降逆下气，气顺则血止，血止而气亦得平复。马老指出，血证者最忌动气，不但病时忌吐，在失血诸症得愈后，若兼夹杂症，治疗时亦不得轻易妄用吐药。如若不然，则往往会因为使用吐法的时机不当，而造成新的血证的发生，或旧病复发。

（3）主下：唐容川在《血证论》中十分推崇下法，因其可降逆上冲之气。因气盛火旺、血随气逆是多数血证发生的病机，所以针对这种情况，对证治疗时应当及早使用下法，以折其上炎之势。与此相仿，张仲景所著《伤寒论》在阳明证、少阴证篇记载有急下以存阴之法。因血证火气太盛，最易伤阴，而采用下法正是釜底抽薪，劫阳救阴，若在此时使用峻下之法，堪比虚者补益。正所谓"上者抑之，必使气不上奔，斯血不上溢"。降其胃气，纳其肾气，气下则血下，血止而气平复。马老还特别强调要注意下法的应用时机，如果实邪久留，正气难支或大便溏泄，则缘因脾气先虚，当首治其本扶正健脾，而断不可妄用峻下的方法。

（4）宜和：唐容川治疗血证时尤擅用和法，在表则和其肺气，在里则和其肝气，而尤其重视调和脾肾之气。或补阴以和阳，或损阳以和阴，或祛瘀以和血，或泄水以和气，或补泻兼施，或寒热并用。所谓"谨察阴阳所在而调之，以平为期""调之以平"是人们防病、治病的根本目的。阴阳调和，则人体保持对立统一的平衡状态；反之，若阴阳失调，则机体动态平衡遭到破坏导致疾病的发生。治当调其气血，和其阴阳，损其有余，补其不足，"调之以平"。

二、临证心悟

1.止血

所谓止血，意即将未曾溢出仍可复原之血速止，使之复还脉中不再溢出。马老强调，血证论治，止血为第一要法，"存得一分血，便保得一分命"。血中载气，故出血时往往气随血脱，大出血时往往同时导致气脱，故出血量大时更是危急异常。失血之初，邪气最盛，亦有邪实正虚者。人身之血性善潜藏，实邪与血抗争，气血逆乱失其和顺，则气血更为损益。邪存则愈伤其正，致虚者愈虚，实者愈实，故当首祛其邪。在选方用药上马老惯用仲景泻心汤，重视脾胃功能，治当夺实祛邪，临证加减补肾水以平气，补心血以配火，降气止逆而祛邪止血。马老指出，因"血遇热则行，遇冷则凝"，若遇寒凝失血，自当行以温热之法，应选用生姜、艾叶、附子等温热之品以行血止血；当邪热迫血妄行，则当冷凝止血，选用性冷之黄芩、黄连等药物。又有"血见黑则止"，治当取百草炭灰以止血，十灰散为此法的代表方剂。另外，马老擅用大黄，认同《血证论》中主张大黄可推陈出新，能损阴阳降气机，无闭门留寇后患，可降气止血。亦有因虚所致虚不摄血而出血者，自当补虚以止血，治疗时可取归脾汤，其人参、黄芪之品可补气养血以止血。同时，马老认为在临床中止血治疗时应时刻不忘《黄帝内经》"谨守病机""治病求本"及伤寒金匮之"辨证论治"的治疗原则，审出血之因，而分别以止其血。

总而言之，马老主张止血有六法，即祛邪止血、冷凝止血、行血止血、见黑止血、降气止血、补虚止血，同时止血须当辨证。

2. 消瘀

止血之后，定然会有离经之血不能回复脉中，留着不去即形成瘀血，正如《血证论》中所言："血止之后，其离经而未吐出者，是为瘀血。既与好血不相合，反与好血不相能，或壅而成热，或变而为痨，或结痕，或刺痛，日久变证，未可预料，必亟为消除，以免后来诸患，故以消瘀为第二法。"在治疗时，马老主张祛瘀生新、生血祛瘀，同时重视协调二者之间的关系。而在祛瘀的同时必当有伤正之嫌，故祛瘀应与扶正同用，重视健脾护胃益肾，气血双补，活血祛瘀，以求"祛瘀而不伤正"。在具体的消瘀治疗当中，马老多按部位分治，以三焦辨证为纲法，当上焦瘀血时，马老多选用血府逐瘀汤或人参泻肺汤加三七、郁金、荆芥炭；中焦瘀血则使用甲己化土汤加桃仁、当归、姜黄等；下焦瘀血多选用归芎失笑散加减以活血祛瘀。

3. 宁血

经过止血和消瘀后，大多能达到止血而不留瘀，乃至气血调和的目的，但经过数日往往容易复发，这与引起出血原因——冲气逆乱有着重要关系。故而此时当以宁血为法，使血得安从而避免复发。正如《血证论》所云："止血消瘀之后，又恐血再潮动，则须用药安之，故以宁血为第三法。"马老认为，宁血无定法，但必须重视种种出血复发的原因，针对不同情况分别予以施治，辨证使用祛邪、调气、凉血、泻火、润燥、清肝等治疗方法对症下药。在具体选用宁血药物时亦具备一定特色，因为宁血药与止血消瘀药不同，止血消瘀之药多为峻猛之品，而宁血药则为抚绥之品。马老主张在用药时应酌情辨证选方用药，如外感风寒所致吐血者，止血后出现营卫不和，方用香苏饮加柴胡、黄芩、当归、阿胶之品；若为胃经遗热，则可选用犀角地黄汤加减，同时注意顾护脾胃，加用沙参、麦冬、大枣、生姜等；若因肺经燥气，失其津润之制节者，可使用清燥救肺汤加减清燥润肺、养阴益气。在宁血之时，马老尤其重视调气，即"血之所以不安者，皆由气之不安故也，宁气即是宁血"，临证多加用黄芪、党参、白术、陈皮等。

4. 补血

以上三法虽可制止出血同时能够避免出血的复发，但如果对因失血所造成的身体损耗所致的虚证不及时进行补益，则会引起一系列的变证，故而对于血证后期进行补益治疗亦不可或缺。

即所谓"邪之所凑，其正必虚，去血既多，阴无有不虚者矣。阴者阳之守，阴虚则阳无所附，久且阳随而亡，故又以补虚为收功之法"。故治血还需补血。因肝为藏血之脏，所以在具体用药选法时，总以补肝为要。肝经血脉大损，肝虚心悸脉象代，治当大补其血，选方宜取仲景炙甘草汤，此法可大补中焦，化赤为血，使血归于肝脏，肝血充盈，生血有望。血气充足则百脉充盈，故而炙甘草汤为补血第一方。

　　马老在补血时强调审证论治，因肺为脏腑之华盖，外合皮毛，内主治节，肺虚则津液枯竭，所以补血之法中，补肺也极为重要，补肺时以润肺为主，肺得津润，则其叶下垂，肺气润泽使肺气宣发肃降有司，诸窍通调。

　　脾胃为后天之本，气血生化之源，脾主统血，五脏皆受气于脾，故凡补剂，无不以脾为主，故马老指出，补血应注重补脾。马老在调治脾胃时，不仅重视补脾阳，同时滋养脾阴。脾有统摄血液之功，使血气充足，血行其道而不溢于脉外。脾阳虚则不能统血，脾阴虚又不能滋生血脉，所以脾阴脾阳当同时补益，不可偏颇。至于治疗具体的方药，马老提出，如果患者为脾阳不足，不能熏化水谷，则可选用砂仁、肉果、半夏、生姜等品，这些是扶脾进食之要药；而如果患者表现为脾阴虚之象，则用补脾、滋养脾阴药物，具体选取如人参、花粉等药以滋养脾阴。另外，马老反复强调补血之法必须注重运用时机，切忌运用过早。在瘀与邪未清之时若妄用补血之法，就犹如关门逐贼，反而为祸，故不可骤用补法，瘀血与邪气清理完毕后，须当确认有伤正之时，方可辨证选用适当的补益之法助血证痊愈。

　　综观以上四法，都是围绕"止血、扶正"这一总则。马老指出，治必当注重二者之间的关系，止血兼顾消瘀，宁血寓于消瘀，同时补益有时，止血、消瘀、宁血、补血相得益彰。

第十一节　凡十一脏皆取决于胆

一、医理阐述

　　"凡十一脏取决于胆"首见于《素问·六节藏象论》，历代医家对此句见解众说纷纭，亦有学者对此持否定观点，认为其无临床意义。胆作为六腑之一，又属奇恒之腑，为中正之官。马老认为其在十一脏器中地位显著，同时亦具有一定的临床意义。"取决于胆"并不意味着胆为十一脏之主宰而凌驾于君主之官之上，而应理解为十一脏腑多要依赖胆的生理功能来维持。

　　马老指出，《素问·六节藏象论》中"凡十一脏取决于胆"中的"胆"是相对于中医经典理论中的阴阳五行学说、藏象学说、经络学说中的情志、功能、位置而言，而并非单单是解剖生理学意义上的胆腑。传统中医理论强调整体观念并以此为纲，马老认为，"十一脏取决于胆"一言，既强调了胆腑的重要生理特点及功能作用，又注重整体观念，辨证论治。现代医学将阴阳平衡雅称为"稳态中医学"，注重机体、脏腑的平衡协调及相互间的对立统一。所谓"阴平阳秘，精神乃治"即是"守衡"，故而结合中医辨证论治及整体观念，马老认为《黄帝内经》所言"凡十一脏取决于胆"应当理解为十一脏腑多要依赖胆腑的生理功能来维持而达到一个"守衡状态"。

1. 春生之气，万化之源

　　结合天人相应观，人体脏腑之气与四时相通应，所以人体五脏六腑也具有与四时相通应的生长化收藏的生理过程，《景岳全书》云："胆附于肝主少阳春生之气，有生则生，无生则死，故经曰凡十一脏皆取决于胆者，正以胆中生气为万化之源也。"依照取象比类法，将这种四时通应的特性和人体的脏腑功能特性类比，可将胆比类于春，而与四时之生长化收藏相应而言，肝胆与春季相通应，故而从气机之升降出入而言，胆气主生、主升。由于四时之运气"求其至也，皆归始"，并且四时之运气皆以序承袭，所谓"苍天之气，不得无常也，气之不袭，是谓非常，非常则变矣"，因此可以说"四时之气取决于春"。所谓"善言天者，必有验于人"，应于人身之脏腑，少阳胆通于春生之气，因此在讲述"藏象"后，岐伯以一句"凡十一脏取决于胆"结尾，与"求其至也，皆始于春"相互呼应。

2. 内藏相火，温煦诸脏

因相火根于肾，藏于肝胆，游于三焦，元代滑寿在《读素问钞》中云："胆为中正之官，而其经为少阳，少阳相火也，风寒在下，燥热在上，湿气居中，火独游于其间，故曰取决于胆。"亦有"目火唯有裨补造化，以为生生不息之运用耳"。文中尚且强调"人非此火，不能由生"的重要性，故"取决于胆"有十一脏皆要依赖少阳相火温煦的含义。《景岳全书》云："而胆以中正之官，实少阳生气所居，故十一脏阳刚之气，皆取决于胆，若或损之，则诸脏生气皆消索致败，其危立见。"由此可以理解为当胆腑虚寒时，则会导致相火不升，从而影响其他脏腑，诱发疾病的发生。常见症状如胆怯惊恐，心悸失眠，眩晕善太息，畏寒肢冷等。

3. 精神活动，决断于胆

肝藏魂主谋虑而非胆不决，说明精神活动与胆腑有着极密切的联系，即所谓"胆主决断"。《素问·奇病论》云："夫肝者，中之将也，取决于胆……数谋虑不决，故胆虚……"所以"取决于胆"还有十一脏腑所主精神活动，皆要取决断于胆的含义。正如临床所见，因胆火亢盛可致癫、狂、痛、失寐、心悸等精神活动失常；因胆气虚，谋虑不能决断而影响五神，致神不舍、魂不定、魄不宁、意不刚、志不坚；如若胆气虚而惊恐，表现为不能独处、失眠、多梦等精神情志症状。可见，胆主决断与勇怯，对于防御和消除某些不良精神因素影响、维持气血的正常运行、确保脏器功能正常及互相协调有着重要意义。故古有"气以胆壮，邪不能干，故曰十一脏皆取决于胆"之谓。

4. 少阳为枢，通达阴阳

张介宾有云："足少阳为半表半里之经，亦曰中正之官，又曰奇恒之腑，所以能通达阴阳，而十一脏皆取乎于此也。"结合以上，十一脏取决于胆，主要是因为胆腑的位置为"半表半里"，可"通达阴阳"。所谓"通达阴阳"，即胆腑的位置处于半表半里之间，能奉达心阳而下行，引领肾经之气而上行，其经脉于内可通调阴经，于外可调达阳经，又于外可泛溢肌表，于内可联络脏腑，从而处于阴阳表里之间，故而具有调畅升降上下之机，统管内外出入之途，出则为阳，入则为阴的枢机转运之能。《素问·阴阳离合论》所说的"少阳为枢"，意即如此。但此说亦有其不合理之处，首先是"半表半里"这个概念属于针对病理性质而言，也并不是由《黄帝内经》提出的，半表半里仅仅是指外感病过程中的一个阶段，根本不能说明胆腑的生理功能。其次，"通达阴阳"之功，也并不是胆腑所独有，其他脏腑中不乏有此功能的脏腑。

5. 贮藏胆汁，助肝疏泄

首先，胆属六腑；其次，因胆的形态中空，内藏"胆汁"，具有藏精气的五脏之生理特性，功能类似于五脏，位置在脏与腑之间，故又属奇恒之腑。五脏六腑中既属腑，又属奇恒之腑的脏器，只有胆。因胆汁对人体具有重要的功能意义，所以其在中医学中享有"精汁"的盛誉。

胆最为主要的功能就是调节食物的消化、吸收和排泄，保证机体物质新陈代谢的协调平衡。胆汁功能的正常发挥依赖于胆汁的正常疏泄，而胆汁之疏泄秉承于肝之疏泄但又有所不同。胆汁具备以泄为本、以通为顺、以升为用的疏泄功能，其降泄而下从而排泄于胃肠，帮助食物顺利地消化、吸收和排泄，维持生命活动的正常运行。

二、临证心悟

1. 和解少阳，调整少阳枢机

马老主张胆通于少阳春生之气，春季阳升阴退，在"春三月……天地俱生，万物以荣"的基点上，胆气升发，则诸脏之气生，犹如万物复苏生长；而胆气不升，则影响诸脏而致病，犹如冬不去而春不来，万物不生。春为四时之首，万物复苏始生，虽然生而不盛，但其生机勃勃，应于人身之胆，胆为少阳，阳气虽少但生发力很强，能够推动一身气机之生发调畅，促进五脏六腑新陈代谢。

马老临证善用小柴胡汤加减，和解少阳，调整少阳枢机，使五脏六腑得春生之气，复营卫之固护，顺胆之生发，抵御外邪，调整脏腑阴阳。对于伤寒感冒的患者，"正气存内，邪不可干"，感受风寒多因体虚，腠理疏松，外邪侵袭，卫外不固，邪正相搏，临证多表现为畏寒、肌肉酸痛，发热，头重，脉浮紧数，舌红，苔黄等太阳表证之象。马老认为，此类患者虽似太阳表证，实为因虚而腠理空虚，邪正相搏致病，治当使用小柴胡汤壮胆之生发之气，来复营卫固护功能，从少阳枢机通达太阳之气，药用柴胡、黄芩、半夏、党参、大枣、生姜、甘草等，同时加用石膏、知母清气分热邪，药后热退身凉，诸症皆愈。

2. 以胆论治胃病

《灵枢·四时气》中有"邪在胆，逆在胃"之说。胆汁以泄为本、以通为顺、以升为用，能够帮助食物顺利地消化、吸收和排泄。胆腑气机不利，则肝脾不调、胆虚气溢、胃气不降。治当调和肝脾，利胆和胃。以慢性胃炎伴胆汁反流为例，其以胃炎的症状为主，而胆囊症状不明显，如不经胃镜检查，常被忽略。针对此病，马老临床多以蒿芩清胆汤为主方，常获良效。若泛酸嘈杂者加乌贝散或左金丸；胃脘隐痛者加吴茱萸、高良姜；呕恶呃逆明显者加旋覆花、代赭石。马老临证治疗本病，方以"疏肝、利胆、和胃"为法，应用青蒿清胆汤治本为主，疏肝利胆，兼和胃化痰、降逆止呕、调畅气机治标，标本兼治，抑制了胆汁逆流对胃黏膜的破坏。马老强调，胆之为病在此类病症的辨证论治中至关重要，当为辨证施治之根本。

3. 从胆辨治治疗失眠

胆主决断，亦包括主勇怯决断，即决定判断。主要表现为在精神意识方面具有不偏不倚地判断事物，做出决断的能力。胆气足，功能正常，则人之决断力强。正如在医学临床中所见，胆气豪强之人，对不良精神因素刺激的防御力较强，因精神刺激致病经治疗恢复也快；而胆气怯懦者，因不良精神刺激更易致病，且治疗恢复较慢或不易恢复。马老临证尤为重视胆主决断而对神志有重要的影响，治疗上强调心胆并治。肝胆相表里对应，心主神，肝藏神，胆决断，肝心母子相生，肝血充盛则心神安宁。马老认为失眠多由火热之邪上逆扰心而致，临床多以龙胆泻肝汤为主方加减治疗失眠的患者。治以泻肝火扶助心神为主，强调胆与肝互为表里，清泻肝胆实火以安神定志，使肝胆俱安、气血调和充盈，从而阴阳和合心神得安，失眠得解。

胆汁的顺畅排泄依赖于胆道通利、胆气条达等基本要素，同时胆汁的疏泄功能正常又能够帮助肝脏疏泄功能的正常运行。人体气机之疏泄条达主要由肝胆共同完成，只有胆气正常、内贮精汁，才能协助肝之疏泄条达，以维持人体正常的水谷精微物质的消化吸收排泄、人体正常的气血运行及三焦的通利有司，从而使十一脏腑功能调和，运行有常。正如《医轨》所云："故称胆汁为人身五脏精血津液所结晶……六腑无此胆汁，则六腑失其传化之能，五脏无此胆汁，则五脏失去接济之力。"

另外马老指出，胆腑作为一个内藏精汁的奇恒之腑，其具有主决断之功、主升发之功、通达阴阳之功，但绝不可理解为利用疏利少阳之法可治疗五脏六腑的一切疾患，因为如此无疑是将中医理论过分简单化。所以，胆腑绝不能算作是诸脏腑的决定者，中医辨证讲究有是证而用是法，若本无少阳证，滥用疏利少阳法，法不对证，就背离了中医辨证论治"方从法出，法随证立"的原则，则治疗必定无效。

第十二节　燥湿两纲

一、医理阐述

燥与湿作为辨别疾病性质的两个重要纲领，其形成与外感之邪和精气血津液、脏腑等生理功能异常密切相关，或者可以说燥证和湿证是对因多种原因引起的特定的病理状态的一种综合概括，是对疾病特定阶段的诠释，体现了中医辨证论治体系和整体观念的诊疗特点，为中医临床治疗外感和内伤杂病提供了理论依据。

1. 辨外感与内伤之燥证

外感燥证即外感六淫之燥邪致病。凡致病具有干燥、收敛等特性的外感之邪称为燥邪，燥邪虽为秋季主气，但四季皆可见。秋季天气收敛，其气清肃，气候干燥，失于水分滋润，自然界呈现一派肃杀之景象。燥气太过，伤人致病，则为燥邪。马老强调，燥为阳邪，"阳胜则阴病"，伤津耗液，且燥邪伤人多从口鼻而入，首犯肺卫，发为外燥病证而出现"干象"。症状表现为口鼻干燥，咽干口渴，皮肤干涩，甚则皲裂，毛发不荣，小便短少，大便干结等，正如《素问·阴阳应象大论》所云"燥胜则干"。其中初秋多发为温燥，深秋近冬之寒气与燥气相合侵犯人体则发为凉燥，均属外感燥证的范畴。

而内伤燥证即津伤化燥，是指由于机体津液不足、血少或精伤，人体各组织器官和孔窍失去濡润而出现干燥枯燥的病理状态。内伤燥变可发生于各脏腑组织，以肺、胃、大肠为多见。因久病伤津耗液，或大汗、吐、下，或亡血失精导致津液亏少，以及由外感之邪久病或热盛伤津化燥等所致。由于津液亏少，不足以濡润脏腑、腠理、孔窍，燥从内生，临床症状表现以干燥不润为主，同时因津液亏虚，阴气化生乏源，阴虚阳亢化生内热，故多伴有虚热证的表现，如口燥咽干唇焦，舌上无津，鼻干目涩少泪，大便燥结，小便短赤，以及伤及具体脏腑时脏腑内伤、津液枯涩等的症状表现。

2. 辨外感与内伤之湿证

马老指出，感受湿邪有外感与内伤两种方式，外感湿证与外感燥证相似，虽湿为长夏主气，但外感湿证的产生并不囿于长夏，四季均可发生，其以重浊、黏滞、趋下为致病特点。长期处于潮湿雨水等环境，甚或汗出沾衣等均可致病。湿为阴邪，易伤阳气，"湿胜则阳微"；湿邪外袭肌表，困遏清阳，清阳不升，则出现沉重感及分泌物和排泄物秽浊不清；外感湿邪致病，症状黏滞，病程反复缠绵难愈；且易袭阴位，即"伤于湿者，下先受之"。具体症状表现如水肿，尿少，脘痞腹胀，纳差，大便溏泻，排泄不爽等。

内伤湿证即"湿浊内伤"，是指由于脏腑运化水液功能障碍导致的湿浊蓄积停滞的病理状态。而其中内伤之湿多因脾虚，常有"脾虚生湿"之称谓。湿性重浊黏滞，多阻遏气机，故其临床表现可随湿邪阻滞部位的不同而各异。如湿邪阻滞经脉之间，则见头闷重如裹，肢体重着屈伸不利，即"诸痉项强，皆属于湿"。湿犯上焦，胸闷咳嗽；湿阻中焦，则表现为脘腹胀满，食欲不振，口中甜腻，舌苔厚腻；湿阻下焦，则腹胀便溏，小便不利；水湿泛溢于皮肤腠理，则凹陷水肿。虽湿浊之邪可侵袭三焦任何部位甚及肌肤，但仍以湿阻中焦脾胃最为常见。

此外，马老每每强调，外感湿邪与内伤湿证虽在病理、病机及症状表现上多有不同，但常相互影响。外感湿邪常侵袭伤及脾胃，脾失健运往往又滋生内伤湿证；而平素湿盛体质，又常易外感湿邪致病。

3. 燥邪脏腑辨证

马老认为，燥湿辨证不仅当辨外感、内伤，燥伤脏腑致病表现多样，故应当按照不同受累脏腑来进行辨证。燥为秋季主气，秋季天气收敛，气候干燥，缺乏水分的滋润，自然界表现为一派肃杀之象。而肺主气司呼吸，直接与大自然之气相通应，肺开窍于鼻，喜润恶燥，外合皮毛，燥邪太过伤人，多从口鼻而入，首犯肺卫，此为外燥，以肺失宣肃损伤肺脏之津液为主要表现，如口鼻干燥，干咳少痰，痰黏不易咳出，或痰中带血等。而内燥病变则可发生于各个脏腑组织，因肺与大肠相表里，胃喜润恶燥，故内燥病变又以肺、胃及大肠最为多见。至于内燥证的临床表现，明代医家有记述云："上燥则渴，下燥则结，筋燥则强，皮燥则揭，肉燥则裂，骨燥则枯，肺燥则痿，肾燥则消，可谓得其要旨。"

但无论内燥病变或外感燥证，均为燥邪致病，故其症状表现均可见"燥"之"干象"，如口干鼻燥、尿黄短赤、大便干结、肌肤干燥等。辨别时，外燥证以肺卫失宣的表证为辨别要点；而内燥证则以肺燥为主要表现，如干咳、无痰或咯血等，另又当将脏腑辨证之胃燥、肠燥纳入以助辨别，而燥邪伤及脏腑的程度可依据汗液与小便的变化及舌苔脉象综合判定。

4. 湿邪脏腑辨证

湿为阴邪，湿性重浊、黏滞，湿邪外感，最伤皮肤、肌肉、筋骨，其病变常常缠绵难愈，起病隐匿，病程长，反复发作，常与"风""寒"之邪相协为病。马老指出外感湿证症状表现具有特征性，常见有午后热重，汗出热不解，恶风，关节酸痛重着不移，肌肤麻木不仁，头身困重等症状，均与湿性重浊，困遏阳气，蒙蔽清窍，侵犯肌表经络的病机相关。

而内伤湿证常犯及肺、脾、肾，其中尤以脾胃中焦湿阻为病机重点。马老教学中指导我们使用三焦辨证分析内伤湿证。湿滞上焦者，主要系指"湿痰"阻滞，其本在脾，其标在肺，以胸膈满闷、咳唾痰多易出为辨证要点；湿困中焦者，病机中心在脾阳不化，运化失健，以纳呆、便溏、腹胀、呕恶为辨证要点；湿注下焦者，与脾、肾气化功能失司密切相关，以癃闭、水肿、泄泻、带下等为辨证要点。

二、临证心悟

1. 治燥与化湿必须使邪有出路

马老认为，邪从汗解或从二便而去，均称外解。外燥证，温燥宜辛凉甘润（如桑杏汤、桑菊饮），凉燥宜辛开温润（如杏苏散）。燥热之邪传里，每及肠胃，治当攻下，如大承气汤急下存阴便是治燥之法的代表方剂。同样对于湿证的治疗，一样是祛湿化湿时要使湿邪有出路而去，以外感湿证为例，"风湿相搏，一身尽痛，法当汗出而解"，提示汗法是祛湿化湿的重要方法，但治疗湿病可汗又不宜大汗。正所谓"治湿不利小便，非其治也"。所以在临床上治疗水湿内盛之水肿、癃闭、泄泻等病症，马老常以"淡渗"之法而利湿祛湿，令湿从小便而去，药用茯苓、猪苓、泽泻、薏苡仁等。

2. 燥者润之，湿者燥之

马老认同燥湿两纲理论，将"燥者润之，湿者燥之"作为燥湿证的治疗大法。润燥之法，以药物质地而言，有汁、有油者为润物；无汁、无油者为燥品。而从药物的功效来看，麻仁、阿胶乃清润之品；养血的当归、地黄，生津的麦冬、瓜蒌根等皆属润剂。以外燥证言，温燥宜凉，凉燥宜温，燥者宜润。而在治疗内燥证时，因其兼寒者少，燥热居多，故而多属虚证。马老主张选用甘寒、咸寒之品生津、滋肾。而燥湿之法，有苦温燥湿、芳香化湿、辛散行气化湿等治法，故藿香、苍术、佩兰、豆蔻、砂仁等辛温香燥之品皆有"健脾燥湿"之功，由于燥湿与寒热常相协为病，所以临床治疗时常在润燥的基础上辨明寒热结合祛寒清热之法。对于湿证，尤其是内伤湿证，若寒湿郁阻中焦，可以芳香化湿药与温运脾阳药合用，或芳香与苦辛燥药同用。若湿重于热者，马老擅用三仁汤类宣化为主，而湿热并重者马老则惯用半夏泻心汤加减辛开苦降，调和肝脾，补泻兼施以顾其虚实。

3. 燥宜养阴，湿宜治气

内燥证伴肺胃虚弱，故宜养阴润肺，同时健脾治胃。内湿证先宜治气，调理肺、脾、肾的气化功能更为重要。湿滞上焦，要注意宣肺利湿，如杏仁、瓜蒌仁之类。湿痰阻肺，而病本在脾，又当"燥湿培土"，方如二陈汤、陈夏六君子汤类；湿阻中焦者，除辛温芬香燥湿之品外，马老强调健脾益气顾护脾胃为主，方选平胃散、参苓白术散等；湿注下焦，除"淡渗"以分利湿邪外，同时应温肾化湿，标本同治，临床可选用五皮饮加减以行气化湿、利水消肿。

4. 燥湿防伤阴，润澡勿助湿

因燥与湿常兼夹、转化，同时辛温或苦温之品在燥湿的同时易于伤及机体阴气，所以在治疗湿证兼阴虚体质者时须尤其谨慎。故而马老在临床实践当中尤其注重燥湿防其伤阴，治燥防其生湿。临证治疗湿证兼阴虚体质者，首重补益肾气以固本防伤阴，多选用肾气丸或六味地黄丸为主方加减润燥化湿之品，扶正祛邪，标本同治。

总之，马老认为，燥湿辨证在临床诊断时，须结合望闻问切四诊综合辨证分型，以其特有的疾病的病变类型和规律，临证治疗时无论治燥或是化湿均须让邪有出路；燥者润之，湿者燥之；燥宜养阴，湿宜治气；燥湿防伤阴，润澡勿助湿。以此为纲，才能达到润燥化湿又不伤阴耗气的目的。故而燥湿两纲对临床疾病的诊断具有重要的临床意义，亦是临床治疗方法确立的根本。

第十三节　甘温除大热

一、医理阐述

"甘温除大热"即是用甘味药益气升阳以退气虚发热证。气虚发热以低热为多见，但有时也会出现高热，故称"大热"，本症常见于慢性虚损性疾病，如慢性心肌炎、胃下垂、慢性肝炎等，即"胃病则气短精神少而生大热"。其病机是脾胃气虚下陷，元气亏损，营卫失和，热盛于外。症见长期低热或高热，语声低微，气短乏力，神倦食少，腹胀，便溏，脉沉细数，舌淡苔薄。方用补中益气汤类加减。

"甘温除大热"是李东垣利用甘温之剂治疗虚热的方法，而这种治疗方法体现了"热因热用"的理念，其中热是标，虚是本。临床治疗辨证时应当分清标本，而甘温除大热之法，将补中益气汤用于气虚发热、血虚发热时确能治其本除其标，符合中医治病求本的原则。补中益气汤方中重用黄芪为君，取其补中益气、升阳固表；方中配伍使用人参、炙甘草、白术为臣，益气健脾用以增强君药黄芪补中益气的作用；当归养血补血调和营卫，协助君臣发挥补气养血的作用，陈皮理气和胃，使诸药补而不滞，共为佐药；同时加用少量柴胡、升麻升阳举陷，助君药黄芪升阳固表，而甘草调和诸药，共为佐使。全方相合，共奏调脾胃、升清气、充阳气、调营卫之效，其热自退。同时，补中益气汤通过益气升阳，可以调动机体各个脏腑功能的积极因素，从而提高人体免疫功能和抗病能力，其治疗的实质就是扶正祛邪，这也充分体现了中医的整体观念。

1. 气虚发热

马老认为，其实气虚发热的机制并不复杂，它是因为气虚不能内守，浮越于外所致，也可以说是阴阳失调的表现。《黄帝内经》中"劳者温之，损者益之"之说，明确指出了但凡治疗劳损气虚之证时，均应当使用温补之品方可收效。传统中医认为，脾胃位居中焦，为"水谷之海""气血生化之源""后天之本"。脾喜香燥而恶秽湿，胃喜润湿而恶燥烈。故治脾胃须刚柔相济，过燥则伤胃，过润则碍脾。"脾宜升则健，胃宜降则和"，脾升胃降为全身气机之枢纽，故治法须升降并调，否则有升无降，则如有春夏而无秋冬，有降无升，则如有秋冬而无春夏。"劳倦伤脾，饮食伤胃，脾伤宜补，胃伤宜攻"。

气虚发热，其原因在于脾胃元气亏虚、下陷，导致阴火上炎而发热。"阴火"为东垣首创，《脾胃论·饮食劳倦所伤始为热中论》云："元气不足而心火独盛，心火者，阴火也，起于下焦，其系于心。心不主令，相火代之。相火，下焦包络之火，元气之贼也。火与元气不两立，一胜则一负。脾胃气虚，则下流于肾，阴火得以乘其土位。"脾气宜升，脾元损耗，则气不复升转而下流于下焦肝肾，而原本居于下焦之生理性相火随即上炎，乘其土位，资助心火，即变为阴火。"少火生气，壮火食气"。元气虚损导致了阴火产生，而阴火产生后又会进一步损伤元气。脾胃虚，则火邪乘之而生大热。《脾胃论·饮食劳倦所伤始为热中论》云："阴火当降反升，阴火上冲，则气高喘息，为烦热，为头痛，而脉洪。"同时出现口干渴、面部时如火燎等一系列热证。此热证因脾胃元气不足引起，故称气虚发热。故马老强调，调理脾胃须攻补兼施，寒热并行，温补为上。脾胃在生理病理上看似相互矛盾，其实互根互用，所以治疗因虚致热须温补脾胃为主。

2. 甘温除热

马老指出，甘温除大热者多以饮食不节、寒温不适、劳倦过度为因，以脾胃中气不足症状为主要表现。对于其病机的认识，当从以下两个方面理解：①脾胃气虚，导致清气不升，郁而生热；②由于脾胃气虚，元气不足导致阴火上冲煎熬，导致了血虚，血虚则气无所附，虚阳外浮从而发热。前面已例举补中益气汤治疗气虚发热，体现了甘温除大热对气虚发热的治疗作用，而临床已经证实甘温除大热不仅可以治疗气虚所致发热，而且对血虚所致发热效果明显。血虚发热是由脾气虚致血虚亏，气无所附，虚阳亢奋而致发热。脾胃乃后天之本，气血生化之源。而"气为血之帅，血为气之母""有形之血不可速生，无形之气所当急固"，可见气血相宜，相互为用，补气能够生血，所以当遇之因血虚而致发热者则可以使用补气生血的治疗理念用以退热，即甘温除大热，具体如产后因失血过多而致的发热，可选用当归补血汤加减以补气生血，调和营卫以使热退。

二、临证心悟

1. 强调健脾益胃，以后天滋先天

马老治病立足中焦，以脾胃为本。马老认为元气不足是脾虚下陷、阴火上升的根本原因，而真气又名元气，乃先身生之精气也，非胃气不能滋之。故治疗时应用大量甘温之品，益脾胃，培元气，以后天滋先天。马老常用升阳益胃汤补脾胃、泻阴火，药用人参、黄芪、白术、苍术、茯苓、炙甘草等补脾胃、助元气以抑阴火，辅以黄连、黄芩、黄柏、知母、石膏等泻阴火以减少对元气之损耗。马老治病注重胃气的存亡、盛衰，主张有胃气则生、无胃气则死，遣方用药时顾护胃气，胃气旺则化谷有力，气血生化有源，正气存内，祛除病邪，使病体得健。健脾补气药黄芪、人参、炙甘草与滋阴清热药黄柏、知母、石膏等同用，辛开苦降，寒温并用，共同协调脾喜温胃恶热的矛盾，使脾升胃降，协同增强健脾益胃作用，以后天滋养先天，健脾升清，和胃降浊，治病求本。

2. 补气生血除热

因"气为血之帅，血为气之母""有形之血不可速生，无形之气所当急固"，马老临证时强调气血互根互用的相互关系，补气能够生血，对于血虚发热效果显著。因此针对某些血虚发热者马老多使用补气生血的方法，如产后失血过多、月经过多、胃病失血、肾病贫血及血液病贫血等，症见午后发热，肌肤热，掌心热，面色萎黄，头晕头昏，目昏花，口干，脉沉细，口唇舌质淡白等。马老治疗选方多用当归补血汤、归脾汤、黄芪建中汤类加减，健脾益气、补气生血，使气血充足，营卫调和则其热自退。

3. 治当辨外感内伤

马老指出，甘温除热法治疗的病证属内伤发热，故在使用前首先应注意与外感发热相鉴别。外感发热是因感受风、寒、暑、湿、燥、火六淫之邪所发，且各有不同的发病特点，并随六经、卫气营血、三焦而传变，自成规律。外感热病起病急、传变快、病程短，这与气血虚损发热病势缓、病程长、热势渐增是不同的。外感发热初起常有恶寒发热、头身痛、咽痛、咳嗽及手背发热等表证症状，这与气血虚发热初起手心热、伴气短、乏力、语声低微、食少便溏、面色萎黄或白、脉沉细等里虚症候显然不同。内伤发热除了气血虚损发热外，还有阴虚、阳虚发热证，因此使用甘温除热法时还必须辨别阴虚、阳虚发热的特点。阴虚发热是水亏火旺，虚热张于外，症见入暮发热，五心烦热，骨蒸盗汗，腰膝酸软，脉细数，舌红苔少，治宜滋阴清热退蒸；阳虚发热是肾阳虚衰，内生寒邪，逼阳离宅，虚阳化热，浮于上，张于外，症见发热畏寒或上热下寒，四肢厥冷，神疲嗜睡，脉微数，舌淡而润，治宜回阳救逆。

综上所述，马老认为甘温除大热理论有以下两点：甘温所除之热为虚热；甘温除热为补法。脾胃气虚，气血生化乏源，营卫俱虚，阳气不能卫护其外，其人常见脾虚气陷诸症，体温常常不稳定，伴而出现倦怠乏力、形寒肢冷畏寒、阳虚自汗等症状。热象多以"蒸蒸燥热""手心

热而手背不热""烦热之感"或医者触诊所得"灼热感"为临床表现，这种发热因病机主要是气虚，所以称为"虚热"，与外感发热截然不同。另外，中医学的治疗"八法"中，热证用清法，虚证用补法，本证之发热，其本为气虚，"形不足者，补之以气""劳者温之，损者益之"，而气虚、阳虚、血虚是形不足，故用甘温、辛温之剂。总之，"甘温除大热"有扶正祛邪之意，能增强机体的免疫力和抗病能力。但若遇火热炽盛、高热伤津者，则该法绝不可用。

甘温除热理论为内伤发热的治疗提供了更为开阔的分析思路，以甘温除热理论为启迪，临床应用此论组成方剂以治疗体虚发热常获奇效。临床实践表明，补中益气汤不仅能除热，而且能除大热，不仅可治疗自觉发热或低热，还可治疗高热。甘温除热法不仅能补脾气、退虚热，尚能益气生血，扶正祛邪，增加机体免疫力和抗病能力，体现了中医治病求本，扶正祛邪的思想。

第十四节 治痿独取阳明

一、医理阐述

《黄帝内经》最早设专篇对"痿证"加以论述，详陈其病因病机，并确立了"治痿独取阳明"的治疗法则，被推崇沿用至今。"治痿独取阳明"作为中医药治疗痿证最常用的治疗法则，历代医家对其理解不一，马老逐一释义"阳明""独取"，并例证"取阳明"并非"补阳明"，详细阐释"治痿独取阳明"的内涵。马老认为"阳明"不仅指十二经脉中的"多气多血"的足阳明胃经，还包括中焦脾胃乃至大小肠，"独取"非"仅取""只取"，应当作"重视"解，"取阳明"不能单用补法，必须辨证施治。"治痿独取阳明"包含的内容较广，临床应随证应用，不可偏颇妄用。

1. 何谓"阳明"

"阳明"概念本身具有多元含义，马老强调不可将其拘泥于当代所惯认的"足阳明胃"，从阳明与各脏腑的关系讲，各脏腑所需之气血津液均化生于足阳明胃，若阳明得养，则五脏六腑化源充足，肺得津则四布，则余之四脏得养，痿躄亦自除。肝主筋，肾主骨，肝肾得阴阳之气血濡润，则筋骨自能荣润；阴经阳经会于宗筋，足阳明胃通过宗筋，有直接濡养宗筋的作用。阳明得养，宗筋亦得养，关节亦自能滑利。阳明为五脏六腑之海。足阳明胃经在全身经脉中起主导作用，若阳明得养，不但宗筋得润，其他经脉也得其养。阳明不仅为五脏六腑能量来源，同时具有主润宗筋的生化功能，脾与胃同居中焦，互为表里，密不可分；小肠、大肠有受盛、腐熟、传化水谷之职，共同完成化生气血、营养周身的功能，是故"阳明"不仅指十二经脉中的"多气多血"的足阳明胃经，还应当包括中焦脾胃乃至大肠、小肠，阳明健则化源充足，气血津液旺盛，全身的脏腑经络、四肢百骸、皮毛筋骨皆得以充养，如此则肢体强健，关节滑利，运动自如。

2. 何谓"独取"

"治痿独取阳明"，历代医家对于此处"独取"二字的理解各有不同，如金元时期张子和、清代陈士铎均认为"独取"为"仅取"之意，甚至明代李中梓在《医宗必读》中亦提出"不独取阳明而何取哉"。马老认为"独取"二字应当包含两层含义，一是需取，二是须取，同时应当结合患者脏腑、经络及具体情况辨证论治。马老从以下方面进行分析阐释。

"治痿取之阳明"先见于《灵枢·根结》中所云:"太阳为开,阳明为阖,少阳为枢,故痿疾者取之阳明,视有余不足,无所止息者,真气稽留,邪气居之也,当穷其本也。"而此篇之意为治疗痿疾可取足阳明经脉,指出痿疾是真气留滞,邪气盘踞于内而发生,不应一概而论,"当穷其本也",太阳、阳明、少阳各有所司,根据三阳经开、阖、枢的作用,结合痿证的具体特点,追因求本,才能正确地治疗此病,并非只有"阳明"能治痿证。

3. "取阳明"非"补阳明"

虽然"治痿独取阳明"已由《灵枢·根结》明言于世,但如何"取"法,后世医家却是众说纷纭。《素问·痿论》提出了中焦脾胃气虚,气血生化无源,肢体失养,而形成足痿不用的痿证观点,容易使人产生痿证多虚宜补的错觉,实则这种理解稍显片面。马老认为,"取阳明"非仅"补阳明",还蕴含泻阳明之意。痿证与津液阴血不足、精髓不和、湿热浸淫经脉肌肉失养有关,故治法当审因求证。不能拘泥于"热病致痿",还应重视"阴寒致痿"。"独取阳明"不仅适用于痿证,还可用于中风后遗症,从临床实际看,痿证发生的原因是多方面的,就"阳明"而言,不仅有虚,而且有实,故"取阳明"不能单用补法,还要辨证用泻法,如触冒暑湿,中焦脾胃为湿所困,湿邪浸淫,故可致痿,中焦腑实,热邪困阻,气血津液运行之道路为之壅遏,亦可致痿等。在这种情况下,治疗中可大胆使用泻阳明的思路,或通腑泻热,或燥湿祛邪。由此可见"取阳明"是治疗痿证的基本思路,但究竟该补该泻,仍须视具体病情而定,辨证用药。如由"肺热叶焦"所致者,当养肺益胃、清热润燥;由肝肾亏虚所致者,应补益肝肾,兼补后天;由湿热内蕴,扰动络脉,气血凝滞而成者,多属虚实夹杂,当以清热化湿,使湿热去,气血复,脉络得养,功能自复;若兼有阴虚内热者,还须酌加滋阴之品;病久阳虚者,则应温补阳气,如兼瘀血者,应加活血通络之品,如因气血亏耗所致者,应大补气血、益气健脾。故治痿无论是处方用药还是针灸治疗,均须在辨证论治的基础上重视顾护胃气,调理脾胃,分证施治,方为万全之策。

二、临证心悟

1. 辨证施治

马老认为治疗痿证首当辨证论治,根据具体情况针对有关脏腑经络从而辨证施治。首先,痿证的成因病机不单单是阳明虚弱,如《素问·痿论》"肺热叶焦,则皮毛虚弱急薄,著则生痿躄也。……肝气热,则胆泄口苦筋膜干,筋膜干则筋急而挛,发为筋痿"等著述,说明痿证的具体成因病机有五脏热、湿热、劳倦内伤、阳明虚、气血亏、七情内伤、郁而化热等众多方面,阳明虚弱致病仅仅是众多因素中的一个。其次,在痿证论治时,《素问·痿论》曰:"论言治痿者,独取阳明何也?岐伯曰:阳明者,五脏六腑之海,主润宗筋,宗筋主束骨而利关节也。冲脉者,经脉之海也……帝曰:治之奈何?岐伯曰:各补其荥而通其俞,调其虚实,和其逆顺……"从以上原文可以看出对于"独取阳明何也"的发问辞,岐伯回答得相当巧妙,从文字上看虽找不出正面否定的回答,但意思却很明显,岐伯首先指出阳明的作用,阳明与五脏六腑、皮肉筋骨的关系,然后指出阳明不足可以致痿证,这是"治痿独取阳明"的理论基础,其次在论痿证治法时说"各补其荥而通其俞,调其虚实,和其逆顺……",言语中仍在突出辨证施治。所以,在临床上应当依据致痿的病因病机不同而采用不同的治疗方法,因阳明不足仅仅是痿证形成的原因之一。故而"治痿独取阳明"非治痿的唯一治则,但阳明与脏腑、皮肉、筋骨等关系极为密切,对于因其他原因致痿者,马老认为应当在辨证施治的基础上,注重调阴阳、补后天。

重视阳明的脾胃、大小肠功能，恰似《素问·经脉别论》所云："食气入胃，散精于肝，淫气于筋……饮入于胃，游溢精气，上输于脾，脾气散精，上归于肺""四支皆禀气于胃，而不得至经，必因于脾，乃得禀也。今脾病不能为胃行其津液，四支不得禀水谷气，气日以衰，脉道不利，筋骨肌肉，皆无气以生，故不用焉"。由此可见后天脾胃与五体关系密切，脾胃为水谷气血之海，后天气血生化之源，五脏六腑都赖其濡养，若脾胃健运失常，阳明经气血虚少，难以营运精微物质至经脉之中，可致五脏五体失养，肌肉失充，表现为"五体痿"，故治疗痿证应该重视补益后天。此外，《素问·痿论》尚云"五脏因肺热叶焦发为痿躄"，可见肺热叶焦也是痿证发生的重要病机，按经脉表里关系，手太阴经与手阳明经互为表里经，因此"治痿独取阳明"，可培土生金、补母养子，滋养后天之本、充卫气。取阳明经的同时补脾胃，可起到达理其表里之经、补益肺卫、调其本源的作用。正如孙一奎所云："脾胃一虚，肺气先绝，肺虚则不能宣通脏腑，节制经络，必胃厚则脾充，脾充则能布散津液，使脏腑各有所察受，四肢健运，如是则何有于叶焦，何有于疾躄也。"从经络方面来看，《灵枢·本脏》云："经脉者，所以行血气而营阴阳，濡筋骨而利关节者也。"可知痿证与经络关系亦很密切，而足阳明胃经内连胃腑，为十二经之"长"，更应引起重视。

2. 针灸临床应用

马老认为"治痿独取阳明"也是针灸治疗痿证的总则。具体治法应当以理气活血、补益脾胃、疏经通络为主，并辅助以调摄饮食起居。马老临证针灸治疗痿证时，取穴以阳明经穴为主穴：取肩髃、曲池、合谷疏经通络，调和气血；取内关、中冲以疏通厥阴经气血，调和阴阳；取后溪、小海疏通太阳经气血；足三里、血海补益后天之气血，使津血化生有源，筋脉得养。诸穴相伍，共奏治痿之功。

马老指出，对于痿证初期病位浅、病情轻的患者，针灸取穴可单独选择阳明经穴平补平泻进行治疗，并擅用透刺法，多选用合谷透后溪、肩髃透臂臑、伏兔透梁丘、足三里透下巨虚、上巨虚透下巨虚、阳陵泉透丰隆、条口透丰隆，以及曲池、手三里、髀关、解溪、上巨虚等穴。若痿证日久，病位已深，马老认为，此时病位势必已伤及肝肾，病程缠绵难愈。此刻若选用针灸治疗，取穴应当在阳明经穴为主的基础上，同时选用足厥阴肝经及足少阴肾经之辨证补泻五输穴，配伍肝肾的背俞穴。针刺操作时宜以补法为主，可针灸并用，灸用穴位以背俞穴为主，补益肝脾肾。如若痿证病变范围更为广泛，涉及多条经脉，马老强调当采用多经取穴法针灸施治。临证时宜在局部取阳明经穴的基础上，适当加用一些远端腧穴配合治疗，重点选取肺、肝、脾、肾四经的原穴、背俞穴及督脉穴如命门、腰阳关、大椎、华佗夹脊等。

3. 体会

综上所述，马老指出，痿证的成因繁多，阳明虚衰仅仅是众多成因中的一种，但是其最主要的原因，"阳明"不仅指十二经脉中的"多气多血"的足阳明胃经，此"独取"不能理解为"只取"阳明，而是指应当重视阳明在治痿中的重要地位。治疗时经络以足阳明胃经为主，脏腑以脾胃为纲，在实际临床上还应配合其他脏腑，如治肺、治肝、治肾等。由于所侵犯的脏腑不同，痿证的症状也不尽相同，故在具体治疗要观其脉证，知犯何逆，在顾护阳明基础上，不管是内服外治或是针灸推拿，仍须辨证论治，灵活加减运用。

第十五节　诸湿肿满，皆属于脾

一、医理阐述

（一）何为"诸湿肿满，皆属于脾"

本条出自于《素问·至真要大论》："诸湿肿满，皆属于脾。"言正局之脾虚则可见水湿不运内停，发为全身各部之水肿证。意在阐明脾为一切内湿邪病所发之根，其所主之证包括两个方面：一是"肿"，指的是全身之水肿；二是"满"，指腹内满胀不舒。肿有阴水阳水之别；满有虚实之分。马老提出，医者可见其外在之肿，难明其内在之满，唯患者自知，其病因为"湿"，而病在的脏腑为"脾"。

首先言脾与"湿邪"之关联，从五行上来说脾属阴土而胃属阳土，故二者特性有异，脾性喜燥恶湿，而胃则喜润恶燥。当外湿侵袭，与脾太阴之性相合则脾阳益虚，脾运化水湿之职失常，湿邪不运内遏，彼时脾阳更衰，后天正气耗伤，则外湿之邪又易侵袭，故形成反复迁延难愈之势，如《临证指南医案》云："湿喜归脾者，与其同气相感故也。"马老认为基于此临床辨脾虚湿滞之证，当以燥湿化湿加健脾为根本大法。

再言脾与其他脏腑之关联，脾为气机升降之枢纽，左肝右肺，一升一降。一身气机畅达循环无间，皆赖于脾升清浊降。故脾之正局为病可及肝，及肺，及肾。如若脾阳虚衰，脾胃失于阳气温煦，则运化失职，脾气不能散布水谷精微而上输于肺，此外脾土不生肺金，母病及子，肺虚则无力行其通调水道，下输膀胱之职，于是水津失布，脏腑不得养，且清浊气机升降失调，清者不升，浊者不降，水湿郁而不化，与体内之气搏结。阴滞气之疾动则为胀满，水湿外溢肌肤发为水肿，此言脾病府正局所生之证。

此外，马老认为，脾病之变局，肺虚则卫外失固，肌腠纹理不密，外感风邪乘虚而袭，玄府闭塞，肺气失宣，不能宣五谷味、熏肤、充身、泽毛。水液输布失常，浊液亦不能下输至肾或膀胱，发为浮肿，其肿首发于眼睑头面，且上半身肿甚，此为《金匮要略》之风水证，其虽根在肾，标在肺，然与脾之运化又密切相关。故仲景立方用越婢加术汤，方中使以甘草，调和药性，与大枣相伍，则和脾胃而运化水湿之邪。

而肾阳虚所致水肿又可责之于脾，肾为先天之本，五行属水，内寓元阴元阳，脾为后天之本，二者相互资生，相互促进。脾之运化依赖肾阳温煦，而肾之关合及调节水液代谢亦有赖于脾气之制约，即为"土能制水"，故若肾阳虚衰，则脾阳亦虚水湿不运，且土不制水，则水湿四溢，发为水肿。

简括以上所言，本条所明有三点：①脾主运化水湿，为后天之本，所司与五脏六腑密切相关；②诸湿所致水肿胀满皆可责究于脾；③肿胀满之证无论是正局还是变局皆须考虑从脾论治。

（二）脾胃之要论

以上所括皆强调脾胃之要，正如东垣《脾胃论》所示，脾胃为生命根本，而人以水谷为本，"脾胃内伤，百病由生""百病皆由脾胃衰而生也"，脾主运化，胃主受纳，为"气血生化之源"，生化水谷精微充养脏腑、经络、皮毛、筋骨肉等。正如《素问·经脉别论》云："饮入于胃，游溢精气，上输于脾，脾气散精，上归于肺，通调水道，下输膀胱，水精四布，五经并行。"唯脾胃健运才能共奏气血生化之功，脾失健运或胃失和降不纳皆为病态。

李东垣认为"太阴湿土，得阳始运；阳明燥土，得阴自安"，即脾喜温燥，胃喜阴润，脾胃之为病，当辨性立法，脾病多为湿邪所困，故当温之，化之，燥之；胃病多为燥邪所困，多热易生火，故当润之，凉之，和之。

此外东垣注重且反复强调脾胃外感和内伤之别，外感多伤形，有余泻之；而内伤脾胃为虚衰之不足当补之；若辨证有误，以脾胃虚者为有余泻之，则后天正气大耗，医之者死。

东垣在其《脾胃论》一书中对内伤外感之证做了翔实的辨析，从病因到发病机理再到治疗之法都备录仔细，故有后人言"外感遵仲景，内伤法东垣"。然仲景之脾胃论及外感内伤辨证皆在东垣之前，只是后者进一步发微。如《伤寒论》言痞满，有外感和内伤之别，外感之痞满多为误治内传为阳明之实，常见湿邪内传，郁而化热，湿热中阻，如《金匮要略·腹满寒疝宿食病脉证治》云"病者腹满，按之不痛为虚，痛者为实，可下之""按之心下满痛者，此为实也，当下之，宜大柴胡汤"。内伤之痞满多虚，或脾胃本虚或外感湿邪伤脾阳，水湿内停发为太阴寒湿之证，满而不痛得温则缓，若平素常有胃寒痛则易成阳明中寒证，即"实则阳明，虚则太阴"。

二、临证心悟

（一）湿邪所致脾胃病辨证论治

1. 脾虚

脾虚通常指脾气虚，甚则致脾阳不足。外感湿邪，病邪入里困脾，脾气必虚，若其人为素体阳虚体质则从湿化寒发为太阴寒湿之证，即脾胃虚寒，病变及肾又可发为脾肾阳虚，此处脾气脾阳之虚与湿邪又互为因果关系，临床上多温化健脾，常用参苓白术散（薏苡仁、砂仁、桔梗、白扁豆、茯苓、人参、甘草、白术、山药），中焦虚寒则用理中丸或附子理中汤（人参、白术、干姜、甘草、附子）。马老治疗脾气虚时白术用量常为 25~30g，补而不燥，补脾效果甚佳。脾肾阳虚水泛则用真武汤温阳利水。

2. 脾胃湿热

胃为阳明燥土，喜阴润而恶干燥，若饮食不洁，嗜食烟酒及膏粱厚味之物，则会导致食积、气滞、痰湿满实之证，外感湿邪内停，困遏脾胃，湿热阻胃，二者皆为脾胃湿热实证，辨证可见纳呆食少，嗳腐吞酸，便秘或腹泻，脉滑数，舌苔厚腻，一派实热之象，治疗时应灵活处之，食积者要消食，湿重者要利湿，总则为利湿、消食、和胃、降浊，常用焦三仙（焦麦芽、焦山楂、焦神曲）及藿香、佩兰、陈皮、茯苓、鸡内金、半夏、莱菔子等药物。若其人为阳热体质，则湿邪内郁化热成湿热中阻证，脘腹满痛拒按，口渴喜饮，口苦纳少欲呕，头痛如裹，小便发黄，大便困难，脉滑数，舌红苔黄腻。法当清利湿热，和胃化中，方用清中汤，黄连、栀子清热化湿，半夏、茯苓、白豆蔻健脾祛湿，陈皮、甘草理气和胃。

3. 中气下陷

湿邪困脾，气机被阻，脾气虚衰清气不升反下陷，如《脾胃论》云："今日客邪寒湿之淫，从外而入里，以暴加之，若从以上法度用淡渗之剂以除之，病虽即已，是降之又降，复益其阴而重竭其阳气矣……故必用升阳风药即瘥。"这句话对临床上脾胃气虚所发之中气下陷的治疗有两方面的指导意义：一是寒湿入里困脾已有中气下陷之症时不能渗湿太过否则会使中气愈降，下陷更重；二是升阳之品应用的必要性，若临床上有肢体倦怠、面色萎黄、头晕耳鸣、腹部坠胀、大便溏泻、脏器下垂等症候即为中气下陷，应重用黄芪、升麻、柴胡等升阳之品，阳气得升则阴翳可除，寒湿自去。

以上三种常见湿邪所致脾胃之证的治法上虽有虚实寒热之分，然其相通之处亦是脾胃病治疗之大法，即调气与补气并重，脾胃病多气虚，气不运，所以一定要调畅脾胃气机，如何调？就是要使脾升胃降，行气与降逆相辅相成，往往能事半功倍。以调理脾胃之气为中心，又能解肝之郁，宣肺气，正如马老就常用《温病条辨》香附旋覆花汤加减，药用香附、旋覆花、陈皮、半夏、紫苏子、薏苡仁、砂仁。全方以脾胃为中心，兼及肺肝。但需要注意的是，行气必须适中，因为行气药物大都辛香温燥，若不注意则会耗伤气阴，若有气虚则要适当补气。

（二）湿致肿满之辨证论治

1. 水肿

马老认为水肿发病的原因，主要有三方面：感受外邪（以湿邪最为常见）、饮食失调、素体阳虚或劳倦过度。最终导致肺失宣降，脾失健运，肾失开合，膀胱气化失司，水液潴留，泛溢肌肤，可见眼睑头面，以及上下肢乃至全身水肿，病位涉及肺、脾、肾三脏，《金匮要略》称本病为"水气"，根据五脏证候分为心水、肺水、肝水、脾水、肾水。临床上沿用丹溪心法的分类方法分为阳水和阴水，二者根本之别即实虚之分，故治疗上亦有不同。

阳水病位在肺，阴水病位多在肾，前者祛邪，后者扶正补虚，若虚实夹杂则要攻补兼施。而无论是阴水还是阳水在治疗时都必须要健脾，对于阴水而言，如肾阳虚所致水肿，其除了要补肾益脾外还要健运脾气以化水湿，即采用温化之法，临床上常用真武汤化裁。针灸法则可毫针刺还可温针灸，针刺取穴要结合阴水证候特点及水肿部位具体施行，从脾肾入手，即取足太阴脾经与足少阴肾经穴为主，组穴：针灸肺俞、肾俞、复溜温脾肾元阳，针刺采用双重补法，重插轻提合顺时针捻转，以利三焦气化。灸水分以利水消肿，灸关元温下焦、培元气，再灸三阴交健脾利湿，通利小便。艾灸关元和三阴交临床上也多用于妇科病，最常见的痛经、月经不调等，以及湿邪所致带下病皆从脾论治。原因与脾主统血、脾主运化水湿功能密切相关。而对于阳水，则要从肺、脾而治，针刺手太阴肺经和足太阴脾经之穴，采用平补平泻之法，表邪除去后往往会有阴水之虚证，则治法又当灵活变换。组穴：其发病急，肿势发展快，首先腰部以上水肿取列缺、合谷发汗解表，宣发肺气；腰部以下水肿取偏历、阴陵泉利小便消肿，同时取足太阳膀胱经上的委阳穴，其为三焦的下合穴，故能调三焦气化功能以利小便。

2. 腹满

湿邪困脾，水湿壅滞，气机升降不利故成腹满，如水臌病，此相当于现代医学所说的肝硬化腹水，是临床上难治疾病之一。钱英教授认为其与三焦气化失常密切相关，正如《圣济总录》云："三焦病者，腹胀气满，不得小便窘急，溢则为水，水则为胀，夫三焦者，决渎之官，水道出焉。今三焦俱病，故腹胀气满，不得小便，溢为水胀也。"以及《景岳全书》云："水为至阴，故其本在肾；水化于气，故其标在肺；水最畏土，故其制在脾。"

马老亦认为三焦气化不利是其主因，非责之于肝、脾、肾某一脏。若三焦通利和顺则气化正常，反之则不利，水液代谢失常则生水臌，其病理因素为气滞、血瘀、水停，故相对应的治疗方法为健运中焦助湿化，温阳下焦强气化，调气和血利三焦。总体强调气化三焦。马老的这一观点在临床上有所效验，但马老又提出，水湿所致腹满其根本是脾虚运化不利，至于三焦气化失常也是由脾虚所引起的，脾为后天之本气血生化之源，脾若虚，气血生化无源，则肺之宣发肃降、三焦和肾之气化都会失常，所以脾胃当为根本。

故治疗水臌病时不管持何种观点，医者都会用到健脾化湿法，不仅仅是为了针对水臌病气滞水停来行气、运化水湿，更重要的是脾胃化生气血健旺，其他脏腑功能方能运转正常。如马老临证时常重用黄芪 60~80g，合四君子汤以健脾益气。亦常重用茯苓、猪苓；如其益气活血化瘀消积汤中黄芪、茯苓用到 30g，白术 20g，猪苓 15g。

（三）验案举隅

李某，女，49 岁，2015 年 5 月 18 日初诊。主诉：四肢、面部水肿 2 个月余。刻下症：近 2 个月余来面部及四肢浮肿，按之凹陷，同时伴有脘腹胀满，胸中嘈杂不适，纳呆少食，口干不欲饮水，大便溏。脉沉缓，舌胖大齿痕重，苔白腻。尿常规正常，心脏听诊和心电图检查均未见异常。中医诊断：水肿。辨证：脾失健运，脾阳不振，水湿内停证。治则：温阳健脾，行气利水。处方：实脾饮加减。姜厚朴 15g，炒白术 30g，生黄芪 30g，云茯苓 20g，宣木瓜 12g，制附片 10g，干姜 6g，桂枝 12g，炙甘草 6g，砂仁 6g，木香 6g，泽泻 10g。每日 1 剂，水煎温服，连服 10 剂。

2015 年 5 月 28 日二诊：症状均明显好转，原方继服 10 剂痊愈。

按　《景岳全书》曰："凡水肿等证，乃肺脾肾三脏相干之病。"《素问·至真要大论》云："诸湿肿满，皆属于脾。"该患者脾阳虚不能运化水湿，水湿停留而浮肿，津液不布，故口干不欲饮水，大便溏；舌苔脉象均符合脾阳虚的证候；脉沉缓，可知其素体脾阳不足，肾气亏虚。所谓肾为胃之关，故而当以温阳健脾，行气利水，补脾阳，温肾阳为主要思路。

（四）体会

"诸湿肿满，皆属于脾"首明湿邪所致肿满之证责之于脾，拓展开来，凡有湿之因素者皆要从脾论治，此言脾胃之要。马老认为，临证之时我们应当以调脾胃固营卫为根本，灵活发挥，辨证而不笼统抓症，故而，只有脾运化有常，气血生化有源，脏腑功能才能正常，全身气机方能畅达。

第十六节　三焦辨证与脾胃

一、医理阐述

（一）从三焦辨治源流探

作为外感温热病辨证纲领之一，三焦辨证为清代医家吴鞠通所倡导。其是根据《黄帝内经》关于三焦所属部位的概念，将人体躯干所隶属的脏器，大体划分为上、中、下三个部分，从咽喉至胸膈属上焦，脘腹属中焦，下腹及二阴属下焦，并在《伤寒论》六经辨证和叶天士卫气营血辨证的基础上，结合温病的传变规律特点而总结出来的。虽然三焦辨证历来属于外感病的辨证纲领，但脾胃同属中焦，尽管脾胃病证临床表现错综复杂，但其治疗仍不出上、中、下三焦证治。

如泄泻一证，《难经》中根据其症状及部位的不同，分胃泄、脾泄、大肠泄、小肠泄等。这种泄泻的分类原则正是由三焦而来。又如《伤寒论》中对下利一证的治疗有"理中者，理中焦，此利在下焦，赤石脂禹余粮汤主之"，可见，下焦病之下利，则当用后者。叶天士对三焦辨证论治用药提出了"上焦用药辛凉""中焦用药苦辛寒""下焦用药咸寒"的理论，对脾胃病的治疗有指导意义。《温疫明辨歌诀》中云："温疫恒多夹食成，在肠、胃、膈辨须明，胃宜消导肠宜下，在膈须将吐法行。"并言食填胸膈之症为"肢寒，脉反沉"，故治疗宜急吐之为捷。将温热病的三焦辨证与夹食之脾胃病治疗有机地结合在一起。

因脾胃主中焦，中焦作为营气所出之地，其气血生化影响上、下二焦，《难经》载："三焦者，水谷之道路，气之所终始也。"因此，三焦为水谷通行之道路，中焦之营气通过三焦贯穿全身。在临床上，马老运用三焦辨证诊治脾胃病，将三焦作为一个整体进行系统性辨证论治。

（二）从三焦辨治分型探

上焦病治疗大法宗《黄帝内经》之旨"其在上者，因而越之"。如因膈上有痰饮、宿食、郁热等所致咳喘、呕吐、呃逆、厥证等，以及表现为心中懊侬、抑郁不乐、失眠等精神神经症，均可采用宣通上焦的方法，或探吐，或发汗，或清热。脾胃位居中焦，故脾胃病证之中焦治法，有醒脾、运脾、补脾、实脾的不同。脾胃病证之下焦治法适用于脾胃之下焦病证，多见于肠道病变，临床表现为泄泻、下利、腹痛、便秘等，治多因势利导，然其病位虽同属于下焦，但辨证却有虚实之别，治疗也有先后层次的不同，总之以通下为要。

马老认为，外感六淫之邪所致之证，多以祛风散寒法治之，即所谓治上焦如羽。然亦有病在上，取之于下者，如"釜底抽薪"法即是治疗由于腑气不通所致的上焦火盛诸证。又如噎嗝之由于命门火衰、脾阳衰微者，治疗当以补下元为主。马老认为，《小儿药证直诀》所言"脾主困"，形容脾胃病之于中焦，十分形象，因困脾之邪气，首为湿邪，故以化湿醒脾为要。而由于痰浊内阻、内伤饮食之脾失健运证，治当以运脾为主；先天禀赋不足或后天调养失宜所致脾胃亏虚证，治当以补脾为要，《金匮要略·脏腑经络先后病脉证》言"见肝之病，知肝传脾，当先实脾"，即他脏传脾者，当以实脾为主。

马老认为，上焦疾病的表现多为痰饮、呕吐、失眠等，马老临证多以吐法或汗法治之，如选用盐汤探吐方、半夏厚朴汤、越鞠丸等药。在中焦，根据脾胃病的病因病机，多以平胃散、清中汤、升阳益胃汤等清热化湿和胃；以理中丸、小建中汤调理中焦，驱散寒邪；以苍白二陈汤、保和丸、枳术丸化食消积，健脾行气；用四君子汤、异功散填补脾气；以四物汤、归脾汤养脾生血；以白术芍药散、逍遥丸治肝木侮脾。脾胃病在下焦多为胃肠不适，如泄泻的治疗有渗湿健脾、升阳止泻、消积导滞、温阳止泻、收敛止泻诸法，分别以七味白术散、补中益气丸、枳实导滞丸、人参汤、桃花汤等方药治之。对便秘的治疗，最能体现脾胃之下焦证治的特点，如用麻仁丸、增液汤以润下，承气辈以攻下，用药多偏甘、寒、凉，对气虚、阳虚所致便秘，可辨证应用补中益气丸、济川煎、半硫丸、大黄附子汤等。

二、临证心悟

（一）三焦分治论治脾胃病

脾胃病虽属中焦，但三焦为水谷气血运行之通道，论治脾胃病时，往往离不开三焦的共同作用，《素问·经脉别论》云："饮入于胃，游溢精气，上输于脾，脾气散精，上归于肺，通调水道，下输膀胱，水精四布，五经并行，合于四时五脏阴阳，揆度以为常也。"但马老认为，临证针对脾胃病在上焦之呕吐、痰饮，中焦之腹痛、痞满，下焦之泄泻、便秘等症，三焦理应分治。

1. 治上焦如羽，非轻莫举，清轻宣散

马老认为，上焦之病，多由于肺气不足，脾气输布之精微不能传达四肢所致。而肺气不足，体现在两个方面：一是外邪来侵犯；二是先天禀赋不足。因风为百病之长，善行而数变，故临床症状变幻多样，多表现为清嗓子、胸前后不适、咽感异常、咳嗽等，并且其症状游走不定，非常符合风善行而数变的特点。同时，临床相当一部分患者的症状因出现呼吸道感染而加重或复发，且感染控制后症状也可以减轻。因此，马老倡导肺气不足为主者当从肺论治。风邪犯肺，风气留恋，内外相招，还可引动肝风，此时虽以肝风内动证为主，若治肝而不治肺则不愈，故宣肺开表、引邪达表尤为重要，即佐金以平木。治上焦者，非轻莫举。在用药上宗"微苦微辛"的原则，辛开苦降，发越清阳，升清降浊。在临床中选用银翘散加减，药用金银花、连翘、牛蒡子、薄荷、桔梗、紫苏子、荆芥穗、黄芩、芦根、天麻、钩藤。咽喉不利者，加山豆根、胖大海、西青果、桑叶、玄参以疏风清喉利咽。风气留恋，重在清轻宣散，以发散郁热和劲滞之邪，不宜应用苦寒重坠之药。

2. 治中焦如衡，非平不安，和解疏调

中焦为气机升降之枢，清升浊降，非平不安，调理中焦重在调理肝、脾、胃之间的关系。从中焦论治，重在治疗四肢、腹部、精神等的症状群。肝气不舒，郁而化火，肝木乘土，土虚生痰，痰火风动，痰蒙心窍，则精神怪异，或伴有攻击行为，土虚木亢风动，则腹部及四肢抽动，可见甩手或跺脚等，如王肯堂《证治准绳》载："木为风化，木克脾土，……两肩微耸，两手下垂，时腹动摇不已。"在治疗此类抽动症时往往重在调肝与理脾，分为土虚和木亢两端。土虚为主者，往往纳差厌食、倦怠乏力、面色萎黄、大便失调、易于外感等脾虚症状较为突出，此时若单纯平肝息风则脾土更虚，单纯健脾则不能顾及横逆之肝气。因此，需注意在健脾化痰的同时辅以平肝息风，方用二陈汤加减，药用陈皮、半夏、茯苓、胆南星、石菖蒲、天麻、枳壳、桔梗、竹茹、全蝎等以涤痰开窍息风。木亢为主者，除可见腹部抽动症状群和四肢抽动症状群之外，还可伴有烦躁、易激惹等肝旺表现的精神症状群，此时应抑木扶土，方用柴胡疏肝散合逍遥散加减，药用川芎、薄荷、佛手、郁金、黄芩、白术、柴胡、当归、白芍、香附等以疏肝理气。腹部抽动频繁者，加白芍、甘草、浮小麦以缓肝理脾；四肢抽动为著者，加葛根、木瓜、伸筋草、全蝎以舒筋柔肝通络。在用药选择上，马老倡导应用辛开苦降药物，斡旋脾胃气机，调达肝气，尽量不用过于寒凉或重镇的药物，以免阻碍脾胃运化，影响中焦气机。

3. 治下焦如权，非重不沉，涵养濡润

肾为先天之本，内藏元阴元阳，而脾胃功能失调则会影响到肾，《黄帝内经》有肾为胃之关之说。《素问·水热穴论》曰："肾者，胃之关也，关门不利，故聚水而从其类也。"因后天之精不足，则无以补充先天，故脾胃病患者肾精常虚，肾精未充，肾阴不足，而肝肾同源，故不能滋养肝木，筋失濡养，同时肝阴不能敛阳则肝阳易亢，肝风内动。脑为髓海，肾生髓，肾阴不足，无以生髓养脑。因此临床可伴见神不守舍、注意力不集中等症状，或表现多种药物控制不明显或某类症状群容易反复发作。鉴于其根本为脾胃失养，肾精不充，水不涵木，因此，滋水涵木是治疗的关键，治宜滋肾养肝、健脾和胃，方用六味地黄丸合二陈汤加减，药用熟地黄、山药、山萸肉、茯苓、牡丹皮、泽泻、当归、陈皮、白术、白芍、炙甘草、大枣、生姜等药。若是抽动频繁者，加全蝎、僵蚕之类以增息风止痉之力，或选用介石类药物以重镇息风，如风引汤加减，药用生石膏、滑石、寒水石、紫石英、赤石脂、赭石等。可见马老在此处药物的选择上倡导甘温滋润补益药或咸寒重镇之品，咸寒入肾，甘温益脾，益肝阴，补精血，滋水涵木。

（二）运用三焦药对，效如桴鼓

中药的配伍应用中，最基本的形式是两味药的合用，即所谓"药对"。两种药物经过合理的配合，可以达到相须、相使、相畏、相杀、相恶、相反等不同效应，即古人所称的"七情和合"。在辨证论治的同时，合理应用同类相须药对，可增强功效；灵活应用异类相使药对，能提高疗效；而巧妙应用反类相制药对，则可去弊留效。临证时马老擅长根据病位的不同，合理选用药对，收效良好。上焦常用黄芩和苏子；中焦多为川楝子和延胡索、白术与苍术；下焦多用合欢皮与远志。

1. 上焦清热燥湿，宣肺下气

黄芩可清热，泻火解毒，用于湿热痞满、泻痢、肺热咳嗽。《名医别录》云："疗痰热，胃中热，小腹绞痛，消谷，利小肠，女子血闭，淋露下血，小儿腹痛。"苏子可下气，清痰，润肺，宽肠。《药品化义》载："苏子主降，味辛气香主散，降而且散，故专利郁痰。咳逆则气升，喘急则肺胀，以此下气定喘。膈热则痰壅，痰结则闷痛，以此豁痰散结。"二者合用可清热燥湿，降气清痰，对于肺热咳痰效果较好。

2. 中焦疏肝解郁，健脾扶土

川楝子和延胡索，《素问病机气宜保命集》名其曰金铃子散。金铃子又名川楝子，性味苦寒，善入肝经，疏肝泻热，解郁止痛，并有清导湿热、杀虫疗癣之效。李时珍言其为治"心腹痛及病气之要药"。延胡索，辛苦性温，归肝、心、胃经，辛散苦泄温通，活血行气，长于止痛。《本草便读》曰："延胡索……肝家血分药也……故一切气血阻滞作痛者，皆可用之。"二药配伍，一温一寒，寒温并用，一疏气分之郁，一行血中之滞，气血并行，脉络畅通，通则不痛，为行气活血止痛的常用药对，常用于肝经郁热、胃气不和而胃脘胀痛者。

白术甘缓苦燥，气味芳香，功善补气健脾。苍术辛香燥烈，走而不守，健脾胃以燥湿，除秽浊以悦脾。白术偏补，苍术偏燥，两者相伍可达补脾益气以泻湿浊之有余，燥湿运脾以补脾气之不足，多用于纳差，食后腹胀，脘闷呕恶，四肢乏力，舌苔厚腻者。

3. 下焦养肾为要，交通心肾

合欢皮，性味甘平，善解肝郁，能使五脏安和，心志欢悦，以达安神解郁之效。远志，苦辛性温，善宣泄通达，既开心气而宁心安神，又通肾气而强志不忘。二药参合，安神定志，舒缓情志之郁结，正合"惊则平之"之旨，适用于心神不宁、失眠等症。

药对使用得当，可使药物之间相互制约或相互协同，又各司其职，并可产生与原药不同的新功效，从而适应复杂病情。正如《本草纲目》云："药有七情，独行者，单方不用辅也；相须者，同类不可离也……相使者，我之佐使也；相恶者，夺我之能也；相畏者，受彼之制也；相反者，两不相和也；相杀者，制彼之毒也。"马老临证处方用药时，依据病情，抓住病机，擅用简洁的药对配伍，可兼顾表里同病、寒热虚实夹杂等病情复杂的病证，每获良效。以上皆为马老多年经验的总结，其中之精义奥妙，当细心揣摩，方能真正领悟临证用药之心法。

（三）验案举隅

王某，女，40 岁，2009 年 3 月 20 日初诊。主诉：咽喉部不适 4 个月余。刻下症：患者于 4 个月余前起病，咽中不适，如有物梗阻有痰不易咳出。曾至耳鼻喉科诊查，诊其为慢性咽炎，经服药及含片等治疗，效果不显，每遇情志不畅时症状加重。近 1 个月来胸骨后隐隐作痛，吞咽并无困难，饮食尚可，口干而饮水不多，大便正常，夜寐欠佳，面色淡。脉细弦，舌质淡红，舌苔薄腻。曾做胃镜示：浅表性胃炎伴少量胆汁反流。今慕名来马老处就诊。西医诊断：浅表性胃炎。中医诊断：梅核气。辨证：痰气郁结证。治则：行气开郁，化痰散结。方药：半夏厚朴汤加减。法半夏 10g，厚朴 10g，苏梗 10g，苏子 10g，炒枳壳 10g，茯苓 15g，苍术、白术各 15g，黄芩 10g，赤芍、白芍各 15g，木蝴蝶 6g，刀豆壳 20g，柿蒂 10g，威灵仙 10g，通草 3g，生姜 3g，生甘草 3g。水煎服，每日 1 剂，连服 7 日，少量频服。

2009 年 3 月 27 日二诊：服药后症状显著好转。去厚朴改为厚朴花 10g，法半夏改为 6g，去威灵仙、生姜，加麦冬 15g。再服 10 剂，诸症消失。以后方用厚朴花 6g，麦门冬 15g，生甘草 2g，木蝴蝶 3g，每日 1 剂，布包开水泡闷代茶引用，2 个月后随访未见复发。

按 本案病属梅核气，该病名出自《圣济总录》："咽喉噎闷，状如梅核。"《金匮要略》早有"妇人咽中如有炙脔，半夏厚朴汤主之"的记载。患者主症以咽中不适，如有物梗阻有痰不易咳出，病因以饮食不当，特别与情志不畅及体质有关，痰气交阻，血行不畅，上焦不通，病久入络，然以痰气郁结为主。痰气得以消散，气行血行，其疾自疗，加"降逆"之法降胃气，胃宜降则和。以半夏厚朴汤行气开郁，降逆化痰，其中苏梗行气而宽胸利膈，疏调肝气和胃气，对食管及胃疾病疗效优于紫苏叶；用黄芩、苏子药对清热降气和胃；苍术、白术健脾培土清生痰之源，二诊药既取效，减厚朴、半夏之辛燥，加麦冬以"润燥相合"。

（四）体会

马老借用温病三焦概念，将脏腑辨证和病因辨证相结合，确立了三焦分治的诊疗思路，结合临床实际详细论述了上、中、下三焦治法和方药，阐明在脾胃病治疗过程中，必须三焦辨证，开拓了脾胃病证治的思路，加强了临证脾胃与其他脏腑之间的联系。马老临证根据三焦辨证理论创造性地提出三焦药对，针对上、中、下三焦，分而论治，具有较好的临床指导意义。

第十七节　六 经 辨 证

一、医理阐述

汉代张仲景著《伤寒论》，将外感疾病演变过程中的各种症候群进行综合分析，归纳其病变部位，寒热趋向，邪正盛衰，而区分为太阳、阳明、少阳、太阴、厥阴、少阴六经。几千年以来，它有效地指导着中医学的辨证施治。六经病证，是经络、脏腑病理变化的反映。其中三阳病证以六腑的病变为基础；三阴病证以五脏的病变为基础。所以说六经病证基本上概括了脏腑和十二经的病变。运用六经辨证，不仅仅局限于外感病的诊治，对肿瘤和内伤杂病的论治亦均有明确的指导意义。如脾胃病可从痞证、呕吐、下利、大便秘结、腹胀满等角度辨治，仲景以六经辨证辨治脾胃病的学术思想，是后世脾胃学派的发展基石。马老在仲景六经辨证的基础之上，提出脾胃病应分清所在何经，如用和解少阳法，以扶正祛邪治疗腹泻后发热；以破阴回阳法，宣通上下治疗阴寒下利。

《伤寒论》为东汉张仲景所著汉医经典著作，是一部阐述外感病治疗规律的专著，全书10卷，22篇，列方113首，应用药物82种。六经辨证，是《伤寒论》全书的纲领，它是把证候归类而定出来的，后世认为这是不废的法则，张仲景观察到热性病虽然错综复杂，但归纳起来，可分为六个类型，同时又运用《黄帝内经》的内涵分析了阳热、表实和阴寒、里虚，即"三阳证"与"三阴证"。《伤寒论》突出成就之一是确立了六经辨证体系，运用四诊八纲，对伤寒各阶段的辨脉、审证、论治、立方、用药规律等，以条文的形式作了较全面的阐述。对伤寒六经病各创立主证治法，如"太阳伤寒"用麻黄汤，"太阳中风"用桂枝汤，阳明经证用白虎汤，阳明腑证用承气汤，少阳病用小柴胡汤……归纳总结了不同的病程阶段和症候类型的证治经验，论析主次分明，条理清晰，能有机地将理、法、方、药加以融会，示人以证治要领。伤寒论中的六经辨证，虽然用于外感病症，但仲景立论，乃开后世之法，故临床不可拘泥于外感病的证治。马老认为，学者当以恒动之思维统审六经，更应以变化之眼光观察疾病发展。研读者更要知常达变，从小入手，大处着眼。

马老对于六经的理解，比较推崇清代医家柯韵伯之说。《伤寒来苏集》曰："伤寒不过是六经中一症，叔和不知仲景之六经，是经界之经，而非经络之经，妄引《内经·热病论》作序例，以冠仲景之书，而混其六经之证治。"故临床上马老治疗疾病多数方证为六经辨证思路，参合三焦辨证的理论，效如桴鼓。

整部《伤寒论》都谈及鼓舞脾胃正气来祛除病邪。马老博采众家之长，认为《通俗伤寒论》中"伤寒证治，全借阳明。邪在太阳，须借胃汁以汗之；邪结阳明，须借胃汁以下之；邪郁少阳，须借胃汁以和之。太阴以温为主，救胃阳也；厥阴以清为主，救胃阴也。由太阴湿胜而伤及肾阳者，救胃阳以护肾阳；由厥阴风胜而伤及肾阴者，救胃阴以滋肾阴，皆不离阳明治也"。此言足以概括从六经辨证思路探讨脾胃病诊疗的方法，足见马老学术思想一直贯穿着六经与脾胃关系密切的理论。

马老提出，以《伤寒论》六经之法诊治脾胃病，不仅要有形，还要有神，如仲景方中，以治疗心下痞为例，有半夏泻心汤、甘草泻心汤、生姜泻心汤、大黄黄连泻心汤、附子泻心汤、旋覆花代赭石汤、五苓散、桂枝人参汤、大柴胡汤、瓜蒂散、小柴胡汤11首方剂，应将这11首方剂的组方配伍掌握好。同时更应将心下痞的基本病机把握好，其属伤寒表邪未解，误用下法，或内伤元气不足，痰湿郁热蕴结所致，表现即胃脘满闷，按之柔软不痛，见于《伤寒论·辨太阳病脉证并治》。如能将心下痞，即正邪交织这一病机核心把握住，辨证论治，临床效果较好。

二、临证心悟

在伤寒论中，仲景提到呕吐、下利、便秘、腹胀等多种脾胃病，马老运用六经辨证论治脾胃病，以四种病为例，探讨六经辨证脾胃病的思路。

（一）呕吐在太阴，虚寒为多

从诸治呕的方药来看，有如下几种病理情况所致的呕吐：①表证，津液趋表，胃中津亏而少的呕吐；②水饮不化，饮邪上逆出现的呕吐；③太阴虚寒，水饮不化，饮邪上逆出现呕吐；④太阴虚寒，又有阳明胃中津液不足出现呕吐；⑤胃中宿食积热的呕吐。

从《伤寒论》中对呕吐的治疗思路可知，除饮邪、食积为治标之法，养胃气、存津液才是根本之法；若太阴虚寒，津液无以化生而为饮邪，则以温阳化饮、化生津液为法。

在脾胃病中，呕吐的主要病机是胃热宿食，多是实证，其大致分为以下几种：表邪犯于胃引起的呕吐；上焦阳明烦热引起的呕吐；太阴虚寒水饮上逆引起的呕吐；少阴病阳气外脱，在外阴阳不相接，在里亦不相接，多发干呕、烦躁。《伤寒论》中提到治呕的方剂有 8 首：桂枝汤、葛根加半夏汤、栀子生姜豉汤、小柴胡汤、黄芩加半夏生姜汤、甘草干姜汤、白通加猪胆汁方、吴茱萸汤。《金匮要略》中提到治呕的方剂有 13 首：吴茱萸汤、半夏泻心汤、黄芩加半夏生姜汤、小半夏汤、猪苓散、四逆汤、小柴胡汤、大半夏汤、大黄甘草汤、茯苓泽泻汤、文蛤汤、半夏干姜散、橘皮汤。其中病机为表邪干胃，出现呕证的是桂枝汤证、葛根加半夏汤证，桂枝汤之干呕是因胃中津液趋表抗邪而不足，故有干呕之证；葛根加半夏汤证是太阳表证兼有湿阻胃气，胃气不和而呕。栀子生姜豉汤证是阳明水热上逆于上焦，又有胃中津液不足，胃中干加上饮逆，就出现呕吐证。黄芩加半夏生姜汤、小柴胡汤、生姜半夏汤、橘皮汤、半夏泻心汤、小半夏汤、猪苓散、茯苓泽泻汤，其所治都是因有饮邪上逆引起的呕吐证。甘草干姜汤证、半夏干姜散证、吴茱萸汤证是太阴虚寒，饮邪不化，饮逆之呕。大黄甘草汤证是胃内宿食积热呕吐。太阴虚寒，又有阳明胃中津液不足出现的呕吐，用大建中汤。

马老认为，呕吐的病位多在太阴，虚寒为多，《伤寒论》中的 8 首方剂中，温药为多，故而，呕吐的治疗以温补脾阳为主。

（二）下利

在脾胃病中，下利是常见证。《伤寒论》中有 13 首方剂治下利：葛根芩连汤、桂枝人参汤、大承气汤、黄芩汤、大柴胡汤、理中汤、四逆汤、生姜泻心汤、甘草泻心汤、乌梅丸、桃花汤、赤石脂禹余粮汤、白通汤。

在下利病证治中，有如下几种情况：①阳明湿热利；②太阴虚寒利；③少阴虚寒利；④下焦虚寒不固利；⑤阳明热结旁流下利；⑥表未解而里虚下利；⑦厥阴寒热错杂之下利。

在《伤寒论》治下利方药中，实证以治阳明湿热为主；虚证则以治少阴、太阴虚寒为主；亦有寒热错杂的阳明太阴病，抑或下焦不固的下利，治以寒热平调为主。马老认为阳明湿热下利须厚肠止痢；虚寒下利则须温阳止泻。

葛根芩连汤、大柴胡汤、黄芩汤、白头翁汤都治疗阳明湿热利；桂枝人参汤治疗里虚而表未解的太阳太阴病的下利；大承气汤治疗阳明实热结滞，热结旁流的下利；太阴虚寒下利，用四逆汤或理中汤；少阴虚寒下利，用桃花汤；阴盛格阳的下利，用白通汤；下焦虚寒不固的下利，用赤石脂禹余粮汤；厥阴寒热错杂下利，用乌梅丸、生姜泻心汤、甘草泻心汤。

（三）便秘

便秘是临床常见疾病，病情多与生活习惯有关，《伤寒论》中有 6 首治疗便秘的方剂：大承气汤、小承气汤、调胃承气汤、麻子仁丸、蜜煎导、大陷胸汤。

大承气汤、小承气汤、调胃承气汤、大陷胸汤用于阳明实热内结，津液内伤出现的大便秘结，根据实热部位和实热程度不同选用这 4 首方剂；麻子仁丸用于脾约，不能为胃行津液的便秘；蜜煎导是外用润肠燥、除便秘的方剂。在便秘证治中，有如下几种情况：①阳明实热便秘；②脾约，阳明津亏便秘；③肠燥，津液不足，无明显阳明实热之便秘。临床在选用经方时，要辨证，辨清寒热虚实以选用治疗便秘的方药。

（四）腹胀满

腹胀满以病人腹痛出现胀满不适为主要临床表现。在《伤寒论》中有 9 首方剂治疗腹胀满：厚朴生姜半夏甘草人参汤、理中汤、四逆汤、白虎汤、栀子厚朴汤、承气汤类、茵陈蒿汤、桂枝加芍药汤、桂枝加大黄汤。

在腹胀满证治中，有如下几种情况：①太阴虚寒腹胀满；②阳明中风腹胀满；③阳明实热便秘、腹胀满。

太阴里虚气滞而腹胀满，用厚朴生姜半夏甘草人参汤；太阴虚寒下利腹胀满，用四逆汤或理中汤；阳明中风腹满，用白虎汤；阳明实热便秘腹胀满，轻者用栀子厚朴汤，重者用大承气汤，湿热黄疸且腹胀满用茵陈蒿汤；太阴腹满时痛，用桂枝加芍药汤，重者用桂枝加大黄汤。

马老认为，脾胃病多发生在太阴、阳明二经，因脾胃主气血生化，因此临证辨证立法组方多从太阴阳明着手，而太阴虚寒多，阳明湿热多，但临证应四诊合参，阳明病，由热转寒，由实转虚，发展为脾虚寒盛。因此，临证不可不察，尤其是疾病的病程在不断变化，辨证更应精准。

（五）验案举隅

杜某，男，16岁，2009年2月12日初诊。主诉：低热2周余。刻下症：2周余前出现腹泻，水样便，使用抗生素治疗后腹泻消失，但出现反复发热，体温最高为38.8℃，服用抗生素无效。无咳嗽咽痛，偶有头晕头痛，口干不喜饮水，纳眠，二便正常。脉弦细，舌淡，苔薄黄。2009年2月10日肠镜示：慢性结肠炎伴黏膜糜烂。西医诊断：慢性结肠炎。中医诊断：泄泻。辨证：邪犯少阳，湿热内蕴证。治则：和解少阳，扶正祛湿清热。方药：小柴胡汤加味。柴胡8g，炒黄芩10g，姜半夏9g，陈皮10g，茯苓、茯神各15g，防风6g，炒川连6g，生黄芪20g，太子参15g，白术10g，厚朴9g，砂仁、蔻仁各6g，生薏仁20g，赤芍、白芍各10g，茵陈10g，甘草6g。4剂，水煎服，每日1剂，分2次温服。

2009年2月16日二诊：服药后体温缓慢下降，昨日最高体温为37.5℃；偶有肢体乏力，余症基本消失。上方加谷芽、麦芽各20g。4剂，水煎服，每日1剂，分2次温服。

2009年2月20日三诊：体温基本正常。予以柴胡8g，炒黄芩10g，姜半夏9g，陈皮10g，茯苓、苓神各15g，防风6g，炒川连6g，生黄芪15g，白干参10g，白术10g，厚朴9g，砂仁、蔻仁各6g，生薏仁20g，赤芍、白芍各10g，茵陈10g，甘草6g，蒲公英20g。再服7剂巩固疗效。

按 此案马老以和解少阳法扶正祛邪治疗腹泻后发热。此案患者为腹泻急症，多为外感湿邪或寒湿所致，现在常用西药抗生素治疗，但有时也能遇到把抗生素作为祛邪药物对待而无法彻底治愈者。本案中遇到的问题是，正虚而邪气未尽，邪在半表半里之间，正邪交争，故症见反复发热，即寒热往来。治以小柴胡汤扶正气、祛邪气，寒热并用，攻补兼施。小柴胡汤为和解少阳、扶正祛邪之剂，本案邪气以湿热之邪为主，故加用较多的健脾和胃、清热利湿药物，也是马老治病注重脾胃为本的学术思想的体现。由于发热为腹泻所致，湿盛则濡泻，故马老加用健脾祛湿药薏苡仁、砂仁、蔻仁等利湿健脾。

（六）体会

马老辨证思路历来强调全方位、多层次，认为不可拘泥于脏腑辨证。马老以伤寒方证为主，参考六经理论及其各种辨证思路，总结出一套行之有效的内科杂病证治框架，对中医理论认识深刻。马老认为，《伤寒论》六经辨证为感受风寒之邪外感病的辨证提纲。六经辨证提纲在特定外感疾病辨证论治过程中体现，具有普遍的指导意义，既可指导外感疾病的辨证论治，又可指导多种内伤杂病的辨证论治。中医历代名家从不同角度认识人体与自然环境的变化，由此产生众多流派，《伤寒论》的六经体系历经了时代的变迁及反复验证。因此，《伤寒论》六经辨证是最接近中医学本质的辨证方法，具有整体观、常变观、恒动观及涵盖性、联系性、系统性等特点。六经辨证的主要价值不仅在于开创了中医辨证论治的先河，还在于其现实意义。六经辨证科学、形象、真实地揭示了中医辨证论治过程中最为精髓、最为宝贵的思维特征和"动""活""变"的辨证论治思维。故六经辨证可用于治疗各种疾病，正如清代医家陆九芝所言："学医从《伤寒论》入手，始则难，既而易；若从后世分类书入手，初若易，继则大难矣!"马老采用六经辨证治疗脾胃病，不局限在经方的原方上，将后世的时方融于六经辨证体系之中，化繁为简，却又变幻无穷。

《黄帝内经》提出，人体水谷为本，而脾胃为水谷之海。"既脾胃有伤，则中气不足；中气不足，则六腑之气皆绝于外。故经言五脏之气已绝于外者，是六腑之元气病也。气伤脏乃病，脏病则形乃应。是五脏六腑真气皆不足也"，东垣更是提出"内伤脾胃，百病由生"的发病学理论。历代医家大都认为土生万物，故病有胃气则生，无胃气则死，胃气强则正胜邪却，胃气弱则正虚邪恋。脾胃为本的理论，自古以来为历代医家所重视，根据脾胃升降的特点，广泛应用于临床来治疗各科疾病。马老临证将六经辨证与脾胃理论学说灵活结合，大大提高了临床疗效。

第十八节　诊治妇科疾病学术特色探析

一、医理阐述

（一）重视脾胃，以养后天生化之源

脾胃为后天之本，乃气血生化之源，内养五脏，外濡肌肤，是维护人体后天生命的根本。同时脾司中气，其气主升，对血液有统摄的作用，而足太阴脾经通过冲、任二脉与胞宫相联系，脾所生、所统之血，直接为胞宫的行经、胎孕提供物质基础。

胃主受纳，腐熟水谷，为多气多血之腑，所化生的气血为胞宫之经孕所必需，因此，胃中的谷气盛，则冲脉、任脉气血充盛，为胞宫的功能提供物质基础。足阳明胃经与任脉交会于承浆，与冲脉交会于气冲，可见胃脉通过冲、任二脉与胞宫相联系。故而冲任又隶属于阳明。因而，若妇女脾胃健运，气血充盛，则血海满盈，经候如期，胎孕正常。若脾胃失调，生化之源不足，影响冲任，就容易发生经、带、胎、产、乳各种疾病。

（二）调理肝肾，以充先天血气之本

女子以血为本，以肝为先天，《素问·上古天真论》云："女子七岁，肾气盛，齿更发长，二七而天癸至，任脉通，太冲脉盛，月事以时下，故有子。"冲任隶属肝肾，天癸与肾的关系最为密切，而肝肾同源，天癸与肝之间的关系不言而喻。故而，马老认为基于女子的生理情况，妇科病亦可从肝肾辨证论治。

二、临证心悟

（一）从脾胃论治妇科疾病

马老非常重视脾胃思想在妇科疾病中的辨证运用，认为妇科疾病的病因病机必以脾胃失调为先，辨证论治尤重调养脾胃，马老认为应以健脾和胃之法，资其生化之源。而临证须根据不同的病情，采用虚者补之、实者泻之、寒者温之、热者清之的法则辨证论治。因而临证根据患者的病情多采用健脾和胃、健脾利湿、调和肝脾、温中和胃等法治疗，马老用药平和中正，多

用养护脾胃之品，以复中焦受纳之权，马老临证立四法从脾胃诊治妇科疾病。

1. 健脾和胃

女子或有素体脾胃虚弱，或为饮食、劳倦所伤，以致脾胃虚弱，冲任不调，如月经后期量少，经色淡，质稀；产后乳汁缺少，色淡质稀，或孕期冲气上逆，导致胎产诸病，多见面色萎黄，神疲肢倦，或心悸头晕，脉细弱，舌质淡，苔薄白。马老认为脾主升清，升则健；胃主降浊，降则和。《吴医汇讲》云："治脾胃之法，莫精于升降。"马老非常重视调理脾胃气机升降，特设升清、降浊两组方药，理顺中焦气机，以达到健脾和胃之目的。方中用党参、白术、茯苓、炙甘草、生麦芽健脾益气，升举清阳；用枳实、厚朴、半夏、陈皮、生姜理气化滞，降胃泄浊；以丹参和血化瘀止痛，砂仁壳芳香醒脾，行气宽中而不伤胃中津液。

2. 健脾利湿

脾主运化，喜燥恶湿，若为湿所困，则运化失常，而妇科脾湿多分为寒湿和湿热两大证型。其中寒湿困脾是指寒湿内盛，困阻脾阳而脾失温运，脾阳不振，水湿内停，甚至水湿下注冲任，可表现为白带量多，经行浮肿，脉濡缓或沉细，舌体淡胖，舌苔白滑或白腻。而湿热蕴脾多为湿热内蕴，湿热可致多种妇科疾病，而病变过程中又每多脾失健运，多有白带增多，色白或淡黄，外阴瘙痒等症状。《傅青主女科》载："夫带下俱是湿症，而以'带'名者，因带脉不能约束而有此病，故以名之。"马老认为脾虚湿盛乃基本病因，宜健脾利湿、清热燥湿为主，而脾虚多导致肝郁气滞，因此临证多用补脾疏肝、化湿止带的完带汤加减变化，效若桴鼓。

3. 调和肝脾

女子以血为本，脾为气血生化之源，肝为藏血之脏，主疏泄。马老根据肝、脾在妇女生理、病理上的特点，提出妇科重在"调肝脾"的观点，尤其突出脾在妇科疾病中的地位。《金匮要略》言："夫治未病者，见肝之病，知肝传脾，当先实脾，四季脾旺不受邪。"马老临证组方精审、用药轻灵，建立以肝脾为核心的妇科病诊疗体系。强调肝脾在月经周期中的作用，经前肝气偏旺则偏重于疏肝理气调经，而经后脾气耗损则着重补源以善其本。因此，针对经前期肝气旺所致的痛经，素性抑郁，或情志内伤，肝气郁结，多以丹栀逍遥散治之，奏清肝解郁、凉血调经之功。而针对脾气虚弱，统血无权，冲任不固的脾虚之证，马老多以李东垣补中益气汤治之，可补脾益气，固冲调经。

4. 温中和胃

马老认为，女子属阴，因而妇科疾病多发虚寒证，《素问·评热病论》曰："邪之所凑，其气必虚。"胃为太仓，水谷之海，主受纳腐熟水谷，胃寒则腐熟无力，胃失通降，故而气血下注冲任，胞脉气血壅滞，胃寒则胃阳已伤，阳气不能敷布，故畏寒肢冷，面色青白，脉沉紧，舌暗，苔白，为寒凝血瘀之证。胃中积寒，受纳失权，又可导致经行泄泻，妊娠呕吐，小腹冷痛拒按，得热则痛减，经血量少，色暗有块，畏寒肢冷，面色青白，脉沉紧，舌暗，苔白。宜温中和胃，马老多以理中汤、天台乌药散加减变换，多以砂仁、高良姜、公丁香、炮姜、乌药、白芍、吴茱萸、小茴香之类以恢复胃的受纳之权。

（二）从肝肾论治妇科疾病

"女子以肝为先天"与"肾为先天之本"看似存在矛盾，实则并不相冲，二者认识的出发点不同。马老认为"肾为先天之本"是从生命存在产生的根源出发，"女子以肝为先天"是从妇女不同于男子的体质、气质及其特殊生理病理来认识肝之于女子的特殊作用，这种作用不同于"肾为先天之本"，"肾为先天之本"对人出生前、出生后的作用贯彻始终。因此，马老多从调肝、补肾立法，肝肾同治。

1. 调肝

肝主疏泄调理气血。《血证论·脏腑病机论》曰："故肝主藏血焉，至其所以能藏之故，则以肝属木，木气冲和条达不致遏郁，则血脉得畅。"肝能藏血得益于肝主疏泄、调节气机功能正常。而肝藏血不仅贮藏血液，亦可以调节血量，同时能够防止出血。

妇女之经、孕、产、乳无不以血为本，月经为血所化，妊娠需精血养胎，分娩依靠血濡气推，产后血化为乳汁方可营养婴儿。血的生成及功用虽涉及心、脾诸脏，而总以肝之藏血最为重要。肝血充盈，则冲任二脉及胞宫得其濡养，妇女之经、孕、产、乳活动方可正常。故《医学入门》曰："人知百病生于气，而不知血为百病之始也。"若肝失所藏，肝血不足，则可致血海空虚，胞宫失养，临证可见女子月经后期、经量少、闭经、痛经、妊娠腹痛、缺乳、胎萎不长、胎动不安等。而马老认为，肝藏血功能正常，有助于脾统摄血液之功能的正常发挥，二脏相因为用。肝的藏血功能正常，血循常道，则经、孕、产、乳方可正常，若肝不藏血，则可导致月经过多、崩漏等的发生。

马老临证多从疏肝解郁、养血柔肝、暖肝温宫法辨治。疏肝解郁法适用于肝气郁结患者，表现为经前乳房胀痛，或有硬块，或经行、经前小腹胀痛，月经不调，缺乳，癥瘕，不孕等。方用柴胡疏肝散加减。马老认为，肝为将军之官，性喜条达而恶抑郁，患者情志不遂是主因，因此急须解肝郁，肝气调达，病情才能好转。马老临证常嘱咐患者要保持良好的心态，方可事半功倍。而肝阴不足，则肝血不足，则须养血柔肝，症见头晕，头痛，目涩羞光，肢麻虚烦，夜寐不宁，面部烘热，悲伤欲哭，月经量或多或少或闭，口干舌红。多见于绝经前后诸证、脏躁等。马老多用张仲景甘麦大枣汤加味，或加焦三仙，或加当归、白芍。

肝体不足致肝阴或肝血不足，或肝脏血燥者，须柔肝补血，因肝为刚脏，体阴而用阳。寒邪伤肝致血滞、经脉受阻者，症见经行小腹冷痛，或恶心呕吐，大便溏泄，畏寒怕冷，腰酸，小便清长，痛经，产后腹痛等。马老临证多用温经汤加减。虽肝病多热证，但若肝气不足，肝用失司，寒湿之邪也可凝滞肝经，治以温散为原则，且在症状缓解后也只宜养血温通，佐以活络为治。

2. 补肾

《素问·六节藏象论》云："肾者主蛰，封藏之本，精之处也。"肾藏精而主生殖，为阴阳气血之根源，肾气的强弱直接与月经的通行藏泻有关。肾藏精为先天之本，主生长发育，而精血均由肾气化生，肾气充实、天癸按时而至是女性生长发育、月经来潮、孕育子女的先决条件。肾与女性生理功能密切相关。马老认为，若先天肾精亏虚，后天肾气不足，则会导致不孕，此时应从肾辨治妇科疾病，如若肾中真阴真阳亏损，则须调补肾精，温补肾阳。

妇女肾气亏虚，则冲任不固，导致月经先期、月经先后无定期、崩漏、胎动不安、子宫脱垂、不孕等疾病，治疗宜平补肾气为主，马老常用《景岳全书》之大补元煎、固阴煎化裁以大补肾气。若妇女肾阴虚，则冲任血少，易导致月经先期、崩漏、闭经、不孕等疾病，治疗宜滋肾益阴为主，马老多用左归丸、六味地黄丸加减变化。而妇女肾阳不足，冲任失于温煦，导致经、带、胎、产、杂诸病，治疗宜温肾助阳为主，马老常用金匮肾气丸、右归丸等加减化裁。

如果肾阳不足者，则多加肉桂、附子；肾精不足者，则加菟丝子、巴戟天、茺蔚子，临证收效甚佳。

3. 乙癸同源，肝肾同治

肝肾之间阴液互养、精血互生、藏泄互用，因肝主疏泄，肾主闭藏，二者之间存在着相互为用、相互制约、相互调节的关系。肝气疏泄可使肾气闭藏而开合有度，肾气闭藏又可制约肝之疏泄太过，也可助其疏泄不及。《医宗必读·乙癸同源论》曰："东方之木，无虚不可补，补肾即所以补肝；北方之水，无实不可泻，泻肝即所以泻肾。"

肝与肾之间的病理影响，主要体现于阴阳失调、精血失调和藏泄失司等方面。临床上，肝或肾不足，或相火过旺，常常肝肾同治，或用滋水涵木，或用补肝养肾，或用泻肝肾之火的方法，就是以肝肾同源理论为依据的。

肝肾同在下焦，肝藏血，肾藏精，精血相生，肝肾同源。肝肾又为冲任之本，所以肝肾不足产生的病变可影响冲任，冲任损伤，也可涉及肝肾。崩漏、经闭、胎动不安、滑胎、不孕等大都由肝肾不足所致。因此，马老认为肝肾不足，冲任损伤所引起的妇科疾病，应以滋肾养肝为主。马老常用《傅青主女科》之调肝汤以补益肾水、平调肝气，并应根据具体病情佐以血肉有情之品填精益血。滋肾养肝即是益冲任之源，源盛则流自畅，其病自愈。

（三）验案举隅

李某，女，19岁，2014年4月6日初诊。主诉：小腹疼痛3月余。刻下症：近三四个月来少腹疼痛，遇寒加剧，得温则舒，上窜中脘引及左肩，大便溏泻，畏寒怯冷。脉细数，苔薄白。14岁月经初潮，月经提前5～7日，量多色暗，夹有血块。西医诊断：功能失调性子宫出血。中医诊断：痛经。辨证：肾阳不足，脾阳不振。治则：温阳散寒，理气止痛。方药：天台乌药散加减。肉桂3g，乌药6g，茴香2g，制香附9g，煨木香9g，赤芍、白芍各9g，延胡索6g，苏子9g，川楝子9g，厚朴3g，片姜黄8g，川连3g。水煎服，每日1剂，连服14剂。

2014年4月20日二诊：服药后经来腹痛减轻，痛不显，余症如前。上方续服，每日1剂，连服14剂。

按 该案患者少腹疼痛3月余，遇寒加剧，得温则舒，可知当为虚寒之象；少腹疼痛上窜中脘引及左肩，当知疼痛之剧烈；且大便溏泻，畏寒怯冷，属于脾阳虚，不能运化；量多色暗，夹有血块，属于肾阳不足，阳虚则内寒生，法当温阳散寒，行气止痛。马老以少量肉桂为君，温补脾阳的同时，下导肾中，引火归元，实则有少火生气之功。《本经逢原》言："肉桂辛热下行，入足太阴、少阴，通阴跷、督脉，气味俱厚，益火消阴，大补阳气，下焦火不足者宜之。"乌药、茴香温中散寒止痛，香附、木香理气止痛，赤芍、白芍敛阴止痛化瘀，川楝子疏肝理气，苏子化湿和中，延胡索活血、理气、止痛可治一身诸症，厚朴健脾燥湿，片姜黄用以专攻肩背疼痛，以缓解症状为主，佐以川连以防温燥太过，耗伤阴液。全方温而不燥，共奏温阳散寒止痛之功，马老临证精审之处，由此可见一斑。

（四）体会

马老认为妇科疾病的发生多责之肝、脾、肾三脏，因此临证多从调节脾胃出发，以培养后天之本，而肝肾同源，肾为先天之本，且女子以肝为先天，因此调养肝肾以顾护先天。

马老在妇科疾病的治疗方面见解独到，"肝脾肾为本，脾胃为先"是对其妇科学术思想的高度概括，其是在中医学整体观念的指导下确立的，体现在对妇科疾病的辨证施治上。马老重视妇科疾病辨治以后天之本，同时亦不忽视先天之本。马老临证十分强调辨证论治，高度把握妇科疾病的病因病机，辨证精准，善用各家方法，对于经典灵活运用，化裁各家方药，师古不泥。其诊治妇科疾病重视脾胃的治学方法和思路值得后学认真学习。深入探讨马老辨治妇科病的学术思想，对于推动妇科疾病的诊治具有一定的理论意义和临床价值。

第十九节 诊治小儿疾病学术思想探微

一、医理阐述

《颅囟经》曰："凡孩子3岁以下，呼为纯阳，元气未散。"小儿的生命活力，如旭日之初生，草木之方萌，蒸蒸日上。《温病条辨》云："古称小儿纯阳，此丹灶家言，谓其未曾破身耳，非盛阳之谓。"小儿先天禀受的元阴元阳未曾耗散，因而成为后天生长发育的动力，使其显示出蓬勃的生机，迅速发育成长。马老认为小儿生机蓬勃，发育迅速，稚阳未充，稚阴未长，无论在物质基础还是生理功能方面，都是幼稚娇嫩和未曾完善的，必须随着年龄的逐步增长，才能不断地趋向于健全和成熟。

马老认为小儿脏腑娇嫩，形气未充，五脏六腑的形和气皆属不足，但其中又以肺、脾、肾三脏不足表现尤为突出。肺主一身之气，小儿肺脏未充，肺脏娇嫩，主气功能未健，小儿生长发育对肺气需求较成人更加迫切，因而肺脏功能的正常更为重要。而小儿初生，脾禀未充，胃气未动，运化力弱，且小儿除了正常生理活动之外，还要不断生长发育，因而对脾胃运化输布水谷精微之气的要求则更为迫切，故显示脾常不足。肾为先天之本，主藏精，内寓元阴元阳，小儿初生之时，先天禀受肾气未充，须赖后天脾胃不断充养，才能逐渐充盛，这又对于儿童时期迅速成长的需求常显得不敷所求，故其肾常虚。

马老临证常从肺、脾、肾三脏着手论治，尤以脾、肾为先，因脾为后天之本，肾为先天之本，后天与先天相互资助，相互促进。《景岳全书·脾胃论》云："水谷之海本赖先天为之主，而精血之海又赖后天为之资。故人之自生至老，凡先天之不足者，但得后天培养之力，则补天之功，亦可居其强半。"因此，马老临证诊治小儿疾病多从三脏论治，但脏腑之间互为表里，因肺与大肠相表里，脾与胃同属中焦，共主受纳运化，马老从脾胃、肺与大肠、肾调摄儿科疾病颇具特色。

二、临证心悟

（一）小儿脾常不足，顾护脾胃，生生之气

马老强调"人以胃气为本，小儿尤以脾胃为要"，马老临证诊治儿科疾病多强调补益小儿脾胃的重要性。因脾胃为元气之本，后天元气依赖脾胃得以滋养。马老认为知饥而纳少者，病在胃；能纳不运者，病在脾，必须脏腑兼顾，针对脾胃脏腑功能不同，升清降浊健运分治。而小儿脾常不足，阳明本虚，各种疾患无不影响脾胃之功能，而在病之后期，唯赖水谷之气以调养。故马老在诊治儿科诸多疾病时，详辨虚实，药无苦寒，不伐生气，遣方用药，无不时时顾护脾胃生生之气。马老临证多以益胃生津、补脾和胃法调制处方。

1. 养胃生津，有胃气则生

马老临证辨治小儿厌食症多认为小儿胃阴不足，而小儿胃阴不足之疾病，在辨证的基础之

上，治疗无不包含养胃生津之意，且尤为重视益脾气而生胃津。因小儿脏腑柔弱，若用下法，必亡津液，而小儿初受病，津液少者，当以生胃中津液为要，治小儿脾胃久虚，呕吐泄泻，频作不止，或烦渴燥热，但欲饮，且乳食不进，马老生胃津稍用甘凉，除烦热，少佐苦寒，而投甘平微温之品，多有创意。因脾胃为水谷之海，气血生化之源，五脏六腑全赖其所养，精气血津液皆由之而生。脾健胃和则水谷精气充足，周身得其所养，生机旺盛；脾胃虚弱则生化无能，而津液亦为匮乏，以致燥热内生，出现烦渴引饮、皮毛干枯、羸瘦困怠等症。马老临证以益胃汤合参苓白术散为补脾生津之代表良方，补而不滞，静中有动，且能鼓舞胃气，启清阳于至阴之下，候脾胃健运，郁热外达，清气升腾，而津液自生。可见马老认为治疗小儿疾病宜生胃津，即补脾益气清热，以促发患儿自身生机为目的，而勿一味滋补，一味滋补则滞脾碍胃。

2. 健脾益气，化滞和胃

马老认为小儿脾气未充，运化力弱，屡患脾胃疾病，然在治疗上，偏补则阻碍气机，而峻消则损脾伤胃，所以必须掌握病情实质，运用补中寓消，消中寓补之法，使其补而不滞，消而不伐，以保护胃气为宗旨，以畅达气机，恢复运化功能为目的。故马老重视调治脾胃气机，如用保和丸合参苓白术散治吐泻、不思乳食的脾胃虚弱而兼气滞之证，以人参、茯苓、白术补脾，加厚朴、木香、陈皮理气，使补而不滞；用半夏配麦冬、藿香、甘草润燥相合，既可清虚热，又降逆止呕，以令胃气降则和。参苓白术散还可伍藿香、木香、葛根补脾益气，畅达气机，升举清阳，使脾气升则健；兼食积停滞，胸脘痞满，腹胀时痛，嗳腐吞酸，恶食者，以保和丸消食和胃，以山楂消油腻肉滞，神曲能消酒食陈腐之积，莱菔子消面食痰浊之滞，陈皮、半夏、茯苓理气和胃，燥湿化痰，连翘散结清热，共奏消食和胃之功。然而虚不用人参、黄芪，可用太子参清补；还可以青皮、陈皮理气，丁香温中，诃子固涩，甘草和中，以其通涩并投，有出有入，旨在调畅脾胃气机，以恢复其运化之功能。马老治疗小儿脾虚胃弱之证，主张扶养脾胃，顾护胃气阴精；甘温助脾，益气扶正补虚；调气健脾，温通解郁祛邪，不在补而重在运。马老临证重视"胃气"，无论用药寒热温凉，论病轻重缓急，立法用药处处均突出顾护胃气。

（二）小儿肺常不足，肺气肃降，则大肠通畅

小儿"肺常不足"，易受外邪侵袭，肺气失宣而出现感冒、咳喘之证。而小儿又为"纯阳之体"，感邪之后易化热，因肺与大肠相表里，肺热移于大肠，热结津伤则大便干结，邪热伤阴，则肠道干涩。因肺主气，肺气肃降，则大肠通畅，出入有常；肺气上逆则阳明腑气不通，大肠传导失常，则见便秘、腹胀。故便秘虽为肠道传导失常所致，但与肺、胃关系密切。正如陈士铎《石室秘录》所云："大便闭结，人以为大肠燥甚，谁知是肺燥乎？肺燥则清肃之气不能下行于大肠。"《血证论·便闭》曰："肺与大肠相表里，肺移热于大肠则便结，肺津不润则便结，肺气不降则便结。"《金匮要略》言："胃中有热，即消谷引食，大便必坚。"马老临证常以宣肃肺气法治之，以宣发、肃降肺气，恢复肺气正常呼吸功能。针对小儿腑气不通，大便不调之证，马老提出"宣肺清肠"之法，临证每每收获良效。

1. 宣肃肺气为法，调咳止嗽

祖国传统医学认为，肺为华盖，主一身之气，司呼吸，气通于肺脏，凡脏腑经络之气，皆肺气之所宣；肺在五行属金，金能生水，祖国医学有"肺为水之上源"的说法；因皮毛为一身之表，是抵御外邪的屏障，肺脏通过它的宣发作用，把水谷精微输布于皮毛，以滋润周身之皮肤、毛发、肌肉。在外邪侵袭时，常由皮毛而犯肺。如果肺气虚弱不能宣发，肺气不能宣通，可出现恶寒发热，鼻塞流涕，打喷嚏，无汗，咳嗽等一系列症状，且小儿抗病之力弱，最易感冒。

马老临证常以宣肺之杏苏散、桑菊饮，肃肺之桑白皮汤、三拗汤止咳平嗽；桑叶、菊花甘凉轻清，疏散上焦风热，且桑叶善走肺络、清泻肺热；杏仁、桔梗宣肺止咳化痰；甘草调和诸药，助疏风清热、宣肺止咳。以苏子降气汤、麻杏石甘汤泻肺平喘，方中苏子降气平喘、祛痰止咳，半夏燥湿化痰降逆，厚朴下气宽胸除满。还常用麻黄连翘赤小豆汤以宣肺利水，麻黄、杏仁、生姜意在辛温宣发，解表散邪；连翘、赤小豆旨在苦寒清热解毒；甘草、大枣甘平和中，其药物组合共奏辛温解表散邪、解热祛湿之效，既可散外邪又可内清湿热，这是针对肺气不调之证治。

2. 清肺气，通调大肠

小儿大肠有热，多因过食燥热之品，外感热邪或肺移热于大肠，大肠传导失常，临床以便下脓血或大便秘结为主要临床表现，常见于痢疾、腹痛、泄泻、肠痈、便秘等病。关于大肠热的论述最早见于《黄帝内经》，汉代张仲景的《伤寒论》中的"胃家实"即包含大肠热之意，《备急千金要方》中明确提出了"大肠实热"的证名，六腑以"通"为顺，特点是"泻而不藏"，如小儿有宿食、积滞、湿热等停留肠道，影响大肠传导功能，均能造成大肠热。马老针对大肠有热，以疏导之法论治，给热邪以出路，一是清肺，二是调大肠。

马老临证以麻子仁丸合六磨汤治之，麻子仁丸方中大黄、枳实、厚朴通腑泻热，火麻仁、杏仁、白蜜润肠通便，芍药养阴和营。马老认为此方泻而不峻，润而不腻，有通腑气而行津液之效。马老临证少用制大黄，多以枳实、厚朴行气为主。而六磨汤中木香调气，乌药顺气，沉香降气，大黄、槟榔、枳实破气行滞。兼见气逆呕吐者，多加半夏、旋覆花、代赭石。小儿肺热不甚者，马老多以食疗方滋补调理即可，以川贝炖梨，将梨核挖掉，放入川贝、冰糖，以水清蒸，熟后将梨放入碗中，给小儿食用，效果较好，临证颇有疗效。

（三）小儿补肾为要，促生长发育

早在《诸病源候论》中就有"齿不生候""数岁不能行候""头发不生候""四五岁不能语候"的小儿发育迟缓的记载。宋代儿科医家钱乙在《小儿药证直诀·脉证治法·杂病证》中言："长大不行，行则脚细；齿久不生，生则不固；发久不生，生则不黑。"记载了五迟的某些典型症状。《张氏医通·婴儿门》指出其病因是"皆胎弱也，良由父母精血不足，肾气虚弱，不能荣养而然。"《活幼心书·决证诗赋·五软》曰："头项手足身软，是名五软。"并指出："良由父精不足，母血素衰而得。"《保婴撮要·五软》云："五软者，头项、手、足、肉、口是也。……皆因禀五脏之气虚弱，不能滋养充达。"

小儿发育较快，生长中需要肾精的充足，小儿肾虚则会导致肾精空虚、五迟五软。祖国医学认为属于小儿生长发育障碍的病证均由于先天因素之父精不足，母血气虚，禀赋不足，或母孕时患病、药物受害等不利因素遗患胎儿，以致早产、难产，生子多弱，先天精气未充，髓脑未满，脏气虚弱，筋骨肌肉失养而成。后天因素为小儿生后，护理不当，或平素乳食不足，哺养失调，或体弱多病，或大病之后失于调养，以致肾精亏损，气血虚弱，筋骨肌肉失于滋养所致。西医学上的脑发育不全、智力低下、脑性瘫痪、佝偻病等，均可见到五迟、五软症候。五迟以发育迟缓为特征，五软以痿软无力为主症，二者既可单独出现，也常并见。多数患儿由先天禀赋不足所致，证情较重，预后不良；少数由后天因素引起者，若症状较轻，治疗及时，也可康复。

马老认为五迟、五软属于虚弱证，以补为其治疗大法。根据证型不同，分别施以补肾精，温肾气。本病一般用散剂、膏剂等中成药剂长期服用，因肾精需要缓慢补阳，即"有形之血不能速生"之意，临证宜配合康复训练等法缓慢进步。

马老临证多以加味六味地黄丸加减补肾精。方中熟地、山茱萸滋养肝肾，温补肾阳；鹿茸温肾益精，壮督脉之阳气；以五加皮强筋壮骨，山药健脾益气，培补后天，以助先天；茯苓、泽泻健脾渗湿；丹皮凉血活血，防止温补之过；麝香活血醒脑开窍。对于齿迟者，多加紫河车、何首乌、龙骨、牡蛎补肾生齿；立迟、行迟者，加牛膝、杜仲、桑寄生补肾强筋壮骨；头项软者，加枸杞子、菟丝子、巴戟天补养肝肾，临证收效良好。

温肾气则马老常以调元散加减。方中以人参、黄芪补肾气；白术、山药、茯苓、甘草健脾气；当归、熟地、白芍、川芎补血气；再佐以石菖蒲益智开窍。兼见语迟失聪则加远志、郁金化痰解郁开窍；发育迟难，则加何首乌、肉苁蓉补肾精，养血生发；四肢痿软则加桂枝温通经络；而口角流涎加益智仁温脾气，固摄肾气；纳食不佳则加砂仁、鸡内金、焦三仙醒脾助运。

（四）体会

因小儿脏腑娇嫩，形气未充，马老认为调肺、脾、肾三脏，对于儿科疾病尤为关键。因肺主一身之气，宣调肺气尤为重要。小儿初生，运化力弱，故脾常不足，又需水谷精微之气，则须健脾。而肾为先天之本，内寓元阴元阳，小儿初生，先天肾气未充，故其肾常虚，则须补肾。

马老临证对于小儿脾胃不足，多从恢复脾胃受纳之权着手，养胃阴，健脾，则小儿饮食得安，以化食消积。小儿肺气不足，则易感受外邪而致咳嗽，郁而化热，移至大肠，脾胃气滞，则腑气不通，马老多以宣肺法同调小儿咳嗽和便秘。针对小儿肺热，常用食疗方川贝炖梨，收效良佳。而小儿禀受先天之精，先天不足，当先后天同调，补后天助先天，填肾精促后天。马老临证圆机活法，其诊治小儿疾病，从三脏调治的思路，值得后学认真思考领悟。

第二十节　诊治肿瘤学术思想探析

一、医理阐述

马老临证数十载，关于肿瘤的病因病机，强调内外两种因素，正气内虚，邪毒内蕴为本，复为外感六淫，内伤七情，饮食劳倦所伤，内外合邪，使得气血阴阳亏虚，脏腑功能失调，导致气滞血瘀、痰湿凝滞、热毒蕴结和正气虚弱等一系列基本病理变化。马老认为肿瘤是一全身性疾病，无论何种手术，虽达到了有效减瘤去邪的目的，但未能从根本上解除患者脏腑、阴阳、气血功能的失调。正虚血瘀，余毒未清为其病机特点，而虚、毒、瘀、结则贯穿其整个演变过程。

（一）正虚为本，脾虚为要

马老认为正虚是恶性肿瘤发病的病理基础，是其形成和发展的根本条件。恶性肿瘤早期多无明显症状，不易确诊，发展至中晚期，表现为消瘦、贫血貌等恶病质，正气虚损异常明显。正气亏虚，邪毒内蕴，耗气伤血，正不抑邪，邪毒乘虚，流窜经络，客于脏腑，日久成积。《黄帝内经》曰："正胜则邪退，邪盛则正衰。"正邪之间的盛衰强弱，决定着疾病的进退变化。机体正气在防止疾病发生、发展过程中占据主导地位，为疾病的内因，一切外因均通过内因起作用。马老认为，因各种肿瘤发生部位和性质不同，正虚多表现为不同脏腑亏虚及气血阴阳不足。而诸虚之中，脾虚最为关键。因脾居中焦，为后天之本，气血化生之源，运化水谷精微，濡养脏腑，达于四末，正气的充足有赖于脾胃滋养和化生，脾胃虚则正气虚。饮食药饵，最易先伤于胃，致胃气亏虚、胃失和降，又因"脾主为胃行其津液"，脾胃往往相兼为病。故肿瘤病人常见乏力、气短、纳差、面黄无华、头晕、恶心呕吐、便溏、脉细弱、舌淡苔薄白等一派脾胃虚弱征象。《脾胃论》亦言："元气之充足皆由脾胃之气无所伤，而后能滋养元气，若胃气之本弱，饮食自倍，则脾胃之气既伤，而元气亦不能充。"因此，在恶性肿瘤发病过程中，脾胃功能正常，则正气盛，邪不可干，肿瘤受到抑制；脾胃虚弱，百病丛生，肿瘤则表现为进展或转移。

（二）毒邪内蕴，癌毒为重

马老强调，毒邪是恶性肿瘤发生和发展的根本病因之一。在各种毒邪之中，马老尤其重视癌毒的作用。毒邪有内外之分，外毒乃从口鼻而入或从皮毛而染，内毒的产生系脏腑功能失调，使体内生理或病理产物不能及时排出，蕴积过多，以致邪气亢盛，败坏形体而转化为毒。火热为阳邪，易耗气伤阴动血，又易致肿疡。火热可入于血分而滞于局部，腐蚀血肉，发为痈肿疮疡。外受毒邪入侵，日久化热化火，变为热毒；内伤七情，亦能过极而化火，蕴结于脏腑经络，则为邪热火毒。毒蕴日久，必发为癌瘤、痈疽等。《中藏经·论痈疽疮肿》云："夫痈疡疮肿之所作也，皆五脏六腑蓄毒之不流则生矣。"外来毒邪和内生毒邪，在致病上互为因果，相互影响，相互促进。外毒进入人体，造成脏腑功能失常，气血运行障碍，由此可产生"内毒"，内毒生成之后，耗伤正气，正气虚衰，又可招致外毒。而癌毒即是毒邪的一种特殊类型，既不同于六淫邪气，亦不同于内生五邪及气滞、血瘀、痰凝诸邪，而是由于各种致病因素长期刺激，综合作用而产生的一类特殊毒邪。

"癌毒"概念的提出源自于中医"毒邪致病"学说。癌毒潜伏，属阴邪；其性深伏，为病缠绵。其性顽烈，易耗散气血，易致痰饮、瘀血等有形之邪与之互结。癌毒一旦产生，即处于恶性肿瘤的初期阶段，此期主要表现为癌毒向原发病灶周围侵袭扩散；癌毒沿络脉、经脉流散，在适宜环境下又会发生肿瘤，形成转移病灶，即进入中晚期。恶性肿瘤中晚期，癌毒深重，重阴必阳，化热化火，更伤正气。其性走窜，易顺经络流注至远处脏腑，上至脑髓，内至骨骼，外至皮肤等形成流毒。癌毒淫溢流窜，正气耗散，此消彼长，癌毒扩散转移趋势愈盛，病情愈重。马老认为在肿瘤进展过程中，癌毒伏邪贯穿始终。肿瘤病人经手术及放化疗后，邪气虽渐消，但仍有少量残留癌毒蛰伏体内，成为"余毒""伏邪"；而手术、放化疗又常常对机体造成不同程度的损害，使正气受损，加之癌毒上述种种特性，四行旁窜，甚则入骨、入髓、入脑，从而变生诸多危证。

（三）气滞血瘀，久病入络

马老认为，气血以循环运行不息为常。"气为血之帅，血为气之母"。气血如常运行则机体功能正常。若气血关系失调，气郁不舒，血行不畅，导致气滞血瘀，郁结日久，必成瘿瘤积聚。如《黄帝内经》言："石瘕生于胞中，……气不得通，恶血当泻不泻，血不以留止，日以益大，状如杯子……"现代医学认为肿瘤微血管形成是肿瘤生长、浸润、转移及复发的前提，马老将其归属于祖国医学"络病"范畴。络病是指络脉功能和结构异常导致的病变。中医"络"的概念在形态和功能上与西医学的微血管与微循环概念相似。

中医的络脉有广义和狭义之分，从广义的角度而言，经络运行气血津液，渗灌脏腑百骸，沟通上下内外，经脉纵向线性运行的气血，通过络脉的横向面性运行到全身，发挥其对生命机体的渗灌濡养作用。从狭义的角度而言，络脉又分为经络之络和脉络之络，经络之络运行经气，脉络之络运行血液，共同发挥着"气主煦之，血主濡之"的正常生理功能。络脉是气血运行的通道，也是病邪传变的通道。当机体正气不足，病邪侵袭络脉伤及络气，使络气郁滞导致津血互换障碍，津凝为痰，血滞为瘀，则形成痰瘀阻络的病理状态。对于肿瘤而言，络气郁滞或虚滞是其发生的始动因素，络息成积是肿瘤的关键病理环节。络息成积是指邪气稽留络脉，络脉瘀阻或瘀塞，瘀血与痰浊凝聚成形的病变。马老认为，癌症一旦发病，脏腑之络气虚衰，自控功能低下，一方面组织呈现无序快速破坏性增长，另一方面，气血正常运行的功能失常，脉络大量增生供给癌瘤血液营养，不为正体所用反助邪为虐，导致癌瘤快速破坏性增长。

（四）痰湿互结，留而成积

马老认为痰湿亦与肿瘤形成与发展关系密切。"凡人身上中下，有块物者，多属痰症。"痰既是病理产物，又是致病因素，不仅指有形可见的痰液，还包括津液不得输布，停滞在脏腑经络组织中的"无形之痰"。其清者为湿，浊者为痰。湿为阴邪，重浊而黏腻，风寒侵袭，复因饮食所伤，脾失健运，湿浊不化，凝聚成痰，留滞于机体，阻遏气机，而致气滞、气郁、经络痹阻等证，气机不畅，津液不得运行，痰湿互结，发而成积。

肿瘤的病因病机不外虚、毒、瘀、结四端，其形成的根本原因为正气亏虚，邪毒内蕴。其病机演变则为内蕴邪毒，耗气伤血，正不抑邪，邪毒乘虚，流窜经络、气血、筋骨，客于脏腑，日久聚而成积。其过程充分体现了因虚致病，又因病致虚，正虚邪盛，正不抑邪的恶性演变规律。这与现代医学对肿瘤发生机制的研究相吻合，虚体现为机体免疫监控能力低下，而宿主低下的免疫状态是影响肿瘤细胞转移的重要因素，正虚的病理结果是肿瘤细胞在体内存活；毒则体现为余毒未清，手术及放化疗后仍残存的亚临床病灶，成为死灰复燃、转移、复发的根源；瘀则体现为血液的高凝、高黏及高聚状态；结则体现为微瘤栓的附壁、着床及转移瘤的迅速增殖和生长。

二、临证心悟

（一）"抗癌防变"补虚，首健脾胃

以"抗癌防变"思想为指导，即肿瘤治疗不仅要重视局部已发现的病灶，更要重视患者机体的内在变化，既重视手术、放化疗对病灶的消除，又重视机体抗病能力的增强，从整体出发，根据肿瘤的病理类型、临床分期、病变转移、传变规律及患者的个体情况制订相应的治疗方案，最大限度地控制肿瘤进展，延长患者生存期。根据这一治疗理念，马老确立了扶正与祛邪相结合的临证辨治原则。

马老认为肿瘤的发生、发展、转移过程是人体正气与致癌邪气之间相互斗争的过程。正胜邪却，肿瘤向愈；邪胜正衰，肿瘤转移、恶化。临证治疗的关键就在于辅助正气，祛除邪气，两者辨证并结合应用，"正足邪自去，邪去正自安"，最终达到治疗肿瘤的目的。《医宗必读》云："积之成也，正气不足，而后邪气踞之。"马老指出临床恶性肿瘤患者多有神疲乏力，食欲不振，少气懒言，脘腹胀满，面色萎黄，消瘦，大便溏泄等脾不健运的症状，放化疗又进一步加重胃肠功能的损害，加速机体功能的衰竭。因此在肿瘤治疗过程中，马老始终重视以扶正固本法扶助正气、培植本源，达到调节阴阳平衡，恢复脏腑气血功能，增强机体抗癌能力的目的，而扶正主张以健脾为先。张景岳云："五脏之邪，皆通脾胃""善治脾胃者，即可以安五脏"。

脾胃为后天之本，水谷之源，脾胃健旺，则水谷精气灌注五脏、六腑、四肢百骸，滋养周身，机体的抗癌能力增强。马老常用的健脾法包括益气健脾法、健脾和胃法、健脾化湿法。常用健脾药有生黄芪、炒白术、茯苓、党参、炒山药、薏苡仁、陈皮、白扁豆、砂仁、焦三仙、鸡内金、生甘草等。临证时辨证选用，并注意加入调和之品，以防气滞之弊。

（二）关于肿瘤患者的康复调养

1. 饮食调理

马老特别重视肿瘤患者的饮食调理，认为恶性肿瘤属消耗性疾病，需要有足够的营养来补充，尤其经过化疗后，常因药物反应引起恶心呕吐、食欲不振等消化道反应，因此应鼓励患者注意合理饮食。饮食应注意膳食平衡，这是维持机体免疫力的基础，多食清淡富含营养的食物，能量供给以高热量、高蛋白、高维生素、低脂肪为主，如鲜鱼、肉、豆制品、新鲜蔬菜及水果等，并要经常更换食物的品种口味，适当增加调味品，诱导患者进食，以增加机体的抵抗力。根据患者体质及一般状况的不同，合理选择饮食种类。如经常腹泻者，应进食高蛋白膳食和某些水溶性纤维素的食物。便秘者应该增加纤维素的摄入量，如水果、蔬菜及谷类，增加液体的摄入量，多饮水。在化疗期间更应提高热量，加强营养。马老主张除辛辣刺激、烟酒等外，饮食忌口因人而异，药食同源。饮食也有寒热温凉之分，如对于胃癌和食管癌的患者，有不同程度的进食困难，应避免过热、过辣、过冷的食物和酸、咸食物。

马老在辨证处方时，也特别重视健脾益胃消食，以改善肿瘤患者的食欲。食欲不振是恶性肿瘤患者的常见症状，马老临证必问饮食，强调"有胃气则生，无胃气则死"。恶性肿瘤消耗人体大量营养物质，正气亏虚，特别是经过放化疗后，机体正常细胞被破坏，脏腑功能低下，正气虚弱，此时若不得食，脾胃生化无源，必致气血枯竭，脏腑衰败。因此在治疗过程中，运用扶正补虚、健运脾气之法，使胃纳旺盛，中土健运，食欲增强，生化之源不竭，营养充沛，促进癌症患者康复，故临证常用炒三仙、陈皮等。对体质虚弱、毫无食欲的晚期癌症患者，则以食用稀粥护胃气，同时采用扶正健脾消食方药，促使胃主受纳、脾主运化功能正常，以化生精、气、血、津液，濡养脏腑、经络、四肢百骸乃至筋肉皮毛。

2. 心理调理

马老认为情志异常与肿瘤的发病关系密切。良好的心理情绪，可以调整和平衡机体的免疫功能，不但可能防止恶性肿瘤的发生，同时还可使已有的恶性肿瘤处于"自限"的状态，或最终被机体强有力的免疫作用所消灭。鼓励患者保持良好的精神状态，树立战胜疾病的信心，采取乐观的生活态度，在患者心理承受能力范围内，允许患者知情，并鼓励患者调动自身的力量，积极配合治疗，从而遏制疾病的发展，促进病情好转，这对于肿瘤患者的康复具有重要意义。

（三）体会

马老以阴阳、气血、脏腑等为核心，重视三因制宜与辨证论治，对临床方药有着深入浅出的理解，善于将深厚的经典理论与不断的临床实践相结合，善于将中医理论与科研教学相结合，善于将精准的辨证与规范及灵活的理、法、方、药相结合。马老正是本着这样的思想，探索出一套以经典理论为指导，融经方、时方于一方的临床治疗肿瘤的系统方案。

马老诊治肿瘤有较高的理论造诣，积累了丰富的临床经验。马老对肿瘤的病因病机、治法及方药，有着独到的见解，并逐渐形成系统的"抗癌防变"的理论体系。肿瘤是一种生物学行为很复杂的全身性疾病，侵袭和转移是其最本质的特征。马老认为治疗肿瘤的过程，亦是防治肿瘤复发、转移的过程。"抗癌防变"，即在明确肿瘤病位、病理性质、患者体质的前提下，既要针对已发现的肿瘤辨证用药，又要充分考虑到肿瘤的生物学特性，脏腑之间传变、转移规律，及早用药，争取把肿瘤消灭在萌芽状态，防止肿瘤由轻变重，由局部蔓延到全身。

第三章 医门解惑

第一节 辨证与辨病

一、医理阐述

辨证与辨病的关系是中医理论诊疗体系中的一个重要问题。各医家对此各抒己见，各执一词。然马老认为辨证与辨病是相辅相成的，在临证诊疗中马老亦秉承这一观点，临证时强调辨证与辨病相结合，对症施治。

1. 辨病

考"病"之本义，《说文解字》谓"疾加也"，而"疾"又解作"病也"，二字均从"疒"部，是人不适倚床的象形。故合而言之，"疾病"泛指人体不健康的状态，或简称为"病"；分而言之，则"病"为病之甚者，而"疾"为病之轻者。在中医学的范畴讨论，"病"的发生以阴阳失衡为根本，如《素问·平人气象论》云"平人者，不病也"，说明人体内阴阳平衡则不会生病。

凡疾病必有发生、发展、变化的过程，而疾病的各种表现则随着疾病发展过程而出现。外在表现虽变化多端，但内里均有理存焉，称之为"病机"。机，机要之义。病机是指疾病发生发展变化的关键。外在表现是内脏病变的外在征象，而病机贯穿于始终。如《素问·至真要大论》阐述的"病机十九条"，正是论述疾病表现与病机的关系。医者在长期的临床观察和对病机的分析中，渐渐发现某些疾病会有相对固定的临床表现和发生、发展与变化规律，于是便逐渐对个别疾病的发病特点进一步归纳，衍生了"病"字作为"具体疾病"的含义，也自此开始了对具体疾病进行命名。如《素问·评热论》云："有病温者，汗出辄复热而脉躁疾，不为汗衰，狂言不能食，病名为何？岐伯曰：病名阴阳交，交者死也。"此即是《黄帝内经》为具有特定临床表现和病机的疾病命名之例。而近代医家谈论"辨病"时对"病"的理解，多是指具体疾病而言。但以此角度认识"病"，接下来将因实际临床上无法对所有"具体疾病"的规律作出简单的总结，而引致对"辨病"的意义产生怀疑。故有医家指出对于有些病因病机较复杂的"病"，且其在病程中每有不同发展与转归，出现不同证的表现，单用辨病论治或辨证论治均非全面。然而，一切具体疾病发生在自然环境时空之中，虽说应有其一定发生、发展、变化的规律，但往往并不是简单和直接的，更不会按单一的既定程序变化。如仲景于《伤寒论》中归纳外感寒邪而致的伤寒病的发病规律，全书用了近400条条文来论述该病的各种具体变化。虽然伤寒病的发生、发展与变化极其复杂，但却能在书中道出了伤寒病以损伤阳气为特点、其由表入里的疾病变化趋势和规律，更创立了"三阴三阳"辨证体系的框架，归纳了伤寒病诸般变化的复杂性，为诊治伤寒病提供了全面而有效的方法。由此可见，对具体疾病规律的认识并不总是简单的方程式，而需要根据疾病的不同过程，从不同层次来认识疾病过程的复杂性。因此，必须对各种疾病过程的复杂性有充分足够的认识，才有可能更好地认识并把握疾病的发生发展过程，这也是辨证前先辨病的意义所在。

2. 辨证和辨症

至于"证"，近代学者认为是指"机体在疾病发展过程中的某一阶段的病理概括"，"辨证"则指将四诊所收集的资料，通过分析、综合，辨清疾病的原因、性质、部位，以及邪正之间的关系，概括、判断为某种性质的证。然而"证"字于《伤寒杂病论》中出现50多次，如每篇篇首均以"辨某病脉证并治"为名，又可见于条文之中，如"太阳病，其证备""其证唇口干燥""随证治之"等，可知"证"字在仲景之时已有特定概念和用法，不可简单以现代"阶段性病理概括"之意取代。

要理清"证"字的确切含义，还须涉及"症""候"及"证候"等概念的理解。李致重教授曾对上述字词的沿革和中医学内涵做出较全面的考证分析。其研究指出，"证"和"候"，是指在疾病过程中出现的表面现象而非病机本质。二者成为"证候"一词同始于《肘后备急方》，而成书于东汉末年的《伤寒杂病论》中"脉证"二字，其实就是指"证候"，又可简称为"证"。现代用以表示疾病表现的"症"，在仲景时代本无此字。李教授续指，从文字沿革的角度来看，在中医文献中"症"字至今仍不是约定俗成的规范字。"症状"中的"症"字是借用了在中医学未有独立意义的俗字，作为翻译现代医学"symptom"一词的规定用字。

总之，"证"的本义并非"阶段性病理概括"，而是指运用中医学的观察方法概括的人在疾病过程中在整体层次上的反应状态表现。仲景书皆以"辨某病脉证并治"名篇，所传达的"辨证"之意是对不同疾病之证候进行分析，并判断其病机所在。故《伤寒论》第16条言"观其脉证，知犯何逆，随证治之"，即观察分析患者的脉证变化，从疾病的动态过程中推知病机，并针对证候所揭示的病机制订相应的治疗方略。

二、临证心悟

1. 辨病与辨证的关系

"证"是"证候"或"脉证"的简称，指病人在疾病发生、发展及变化的过程中，在整体层次上的外在表现；而"病"则是指人体阴阳失和之动态过程。马老认为医者必须透过疾病的证，即如咳嗽、呕吐、发热等外在表现，才能对病有所理解，进而分析疾病发生、发展、变化全过程的机理，并结合各种具体疾病的发展规律推断疾病的预后，以制订当时最为适宜的治法与方药。如此，辨病并不只在于"具体疾病"间的鉴别诊断，而是强调对疾病的动态变化全过程的掌握，辨证并不只是对阶段性病机的判断，而是为了更好地认识和把握整个疾病过程。是故凡欲认识疾病，了解病机，必先从辨证入手，辨病与辨证不可分离，这亦是中医诊察所有疾病的共同方法。所以，辨病与辨证关系的真实内涵，应是结合对具体疾病规律的认识，通过观察和分析病人的证候表现，从而对疾病的发生、发展、变化过程、内在机理做出全面、准确的判断。

对于某一个病种或某一个病人，在深入了解其生理、生化、病因、病理方面的特殊变化，以及其疾病发展中证的演变的基础上，从中西医两方面的理论高度进行辨别剖析，从辨病与辨证之相同处找结合点，不同处取长补短。

2. 辨证与辨病相结合治疗肝硬化腹水

西医学认为肝硬化腹水形成主要有三个方面的因素：①血浆白蛋白过低，这是由于有功能的肝细胞数量减少及变性的肝细胞增多，并且肝细胞营养不足以致不能合成白蛋白；②门静脉高压，导致渗透压的改变，并因肝内纤维增生，肝静脉回流障碍，含蛋白高的淋巴液由肝表面渗出于腹腔；③肾脏及内分泌因素，肾有效血容量的下降使得肾小球滤过率减少，肾脏血液重新分布，继发醛固酮明显升高。且肝脏灭活能力下降也使醛固酮、抗利尿激素均上升等，使钠与水更为潴留。西医治疗长处的发挥在于针对上述第③因素，除了限制钠的摄入，采用各种利尿药物，提高肾小球滤过率，抑制肾小管再吸收，或者抗醛固酮，等等。

肝硬化腹水属于中医学"臌胀"范畴，马老认为肝硬化病理本质（病机）在于肝络瘀阻，但其早中晚期证候表现不尽相同，早期偏于气滞血瘀，治当行气活血；中期偏于水瘀互结，治当活血利水；后期偏于热盛伤阴，治当滋补肝肾、养阴清热。由于肝炎后肝硬化病例的增多，本病常有湿热留恋之征，因热而耗阴，晚期常有伤阴现象，其本在"热"。而腹水及下肢浮肿则多责之于"脾虚"不能运水。

从以往国内肝活组织检查与临床症状的关系资料中分析得出，病理上有肝内假小叶形成、纤维组织增生、胆栓等变化者，在临床上常见肝脾肿大、食管静脉曲张、黄疸、球蛋白升高等，类似于中医的"瘀"的表现；病理上有肝细胞脂肪变性者，在临床上常见消化道症状、白蛋白过低、腹水等，类似于中医的"脾虚"的表现；病理上有肝细胞肿胀、灶性坏死、炎性浸润、库普弗细胞反应者，在临床上可见发热、肝区压痛、脑磷脂絮状反应及锌浊度试验升高等，类似于中医的"热"的表现。这样中西医之间有了一些共同语言与认识。中医治疗长处的发挥看来在于第①与第②因素。第①因素，由于热而耗肝阴，使肝细胞损害，选择性地采用清热解毒药，如黄连、黄芩、山栀、龙胆草、败酱草、田基黄、蒲公英、夏枯草等，有可能使肝细胞恢复其制造白蛋白的功能。有"热"的见证而不清热，单靠输人血白蛋白或三磷酸腺苷、辅酶 A 等能量制剂未必能使肝功能获得明显改善。在没有湿热、虚热、实热情况下，采用健脾益气药，如黄芪、党参、太子参等可能改善肝细胞功能，从而提高白蛋白水平。第②因素，由于纤维组织增生，肝细胞假小叶形成，而有肝内血流不畅瘀阻，活血化瘀药可能软化增生性病变，疏通血流，从而对减轻门静脉高压或有所帮助。轻则用丹参、当归、炮山甲，重则予下瘀血汤之类，再加上利气药如枳壳、香附、郁金等以助血行，具体结合病人症状选药组方。以上中药的作用，有的是从中西医结合科研结果而来，有的则是从临床效果观察而得，当然对某些中药的药理还没有完全了解，对其配伍所起作用缺乏深层次的认识。这里仅是一个初步的推论。

这样，在病理生理的基础上，辨病和辨证相结合，形成了一套更为完整的诊疗体系，提高了消退腹水的疗效，并降低了复发率。

3. 体会

马老认为辨证与辨病相结合并不是整个中西医结合的内容，而是为当前进行中西医结合临床与理论研究指出了一条初步途径。正因为中、西医是在不同历史条件下发展起来的两种医学理论体系，二者从不同侧面来认识疾病的发生发展过程并采取相应的治疗措施。辨病与辨证各有其长处和短处，因此正确地取舍与结合，有赖于对现象与本质的正确判断。总而言之，在临证治疗中认识疾病的具体内容通过辨病和辨证二者的关系得以体现。疾病出现必有外在证候，而证候也必先因于内在疾病，二者相辅相成，在本质上不能分开。医者辨证其实是为了洞悉疾病过程，若能在过程中确认病人所得的是何种具体疾病，则能更准确地了解证候在当下的意义及病机。应该强调的是，具体疾病的规律往往不是简单的。若是能在理解辨病与辨证关系的真正含义的前提下，理论与实际结合，则能更好地理解辨病与辨证相辅相成的关系，从而提高中医理论和临床诊疗水平。

　　辨病与辨证相互联系，疾病是整体，证候是局部。疾病是证候的演变结果，证候是疾病的阶段性演变过程。证候中体现着疾病的病理特点，辨证是为了更好地辨病。辨病能更好地指导辨证。二者生理上相互联系，病理上相互影响，密不可分。将辨病与辨证相结合，西医与中医相融合，取长补短，融会贯通，提高临床疗效，是现代医学发展的大趋势。

第二节　审证必求因，当在气血寻

一、医理阐述

　　中医学的理论体系形成于《黄帝内经》，它在总结秦汉以前医疗经验的基础上，结合当时自然科学的成就，以朴素的唯物辩证法思想对人体生理、病理及诊断、治疗等进行了全面系统的阐述。这一理论体系包括阴阳、五行、藏象、经络、气血、病因、病机、诊法、治则等内容，有效指导临床实践。其中气血理论为中医理论的核心部分，亦是临床辨证论治的重点。

1. 气的概念和属性

　　气是一个复杂概念，其含义很多。它既有功能属性如气机、气化、脏腑之气等，又有物质属性如谷气、营气、精气、清气等。有一些气还具有双重属性，如宗气、卫气等。它既有生理的如元气、真气、阳气等；又有病理的如气逆、气乱、气滞、气结、气闭、气陷、气脱等。气既用于描述病因如毒气、邪气等；又用于说明疾病如水气、奔豚气等。

　　气作为一种特殊形态的物质存在，有很多特性和功能：①气与生命有直接联系，它应是时间属性占优势的存在。《管子·枢言》曰："有气则生，无气则死，生者以其气。"②气与人的意识相连通。人可用意念支配气，却不能用物理等其他的方法作用于气。《管子·内业》云："是故此气也，不可止以力，而可安以德；不可呼以声，而可迎以意。"在此，"德"指合于天道的精神，"意"指意念思维。③气是各种各样信息的携带者和传输者。气的根本功能在于调控和演化。气的存在就是信息的存在，气的运行就是信息的运行。④气，其细无内，其大无外。

　　气还有其他几种特点和属性：①气学说是统一中医学理论的基础，是横贯中西医临床，连接传统与现代科学的桥梁。②气具有物质和能量二重性。③气的转化是机体的新陈代谢过程。

2. 血的概念和属性

　　血液以水谷精微中的营气和津液为主要物质基础，在以脾胃为主，配合心、肺、肝、肾等脏腑的共同作用下生成，具有营养和滋润全身的功能。上述脏腑的功能活动，实际上都属于脏腑之"气"的功能活动的范畴。这说明气参与了血的生成。不仅如此，血之所以运行于脉道之中而环周不息，还有赖于气对血行的推动和固摄作用。从气和血的密切关系来看，血对气有承载作用，气之所到乃血之所至，血亦与生命相关联，有血则生，无血则死，血行失常或其自身成分变化则病。《顾氏医镜》曰："营中未必无卫，卫中未必无营。"

　　气是指构成人体和维持生命活动的基本物质，气的运行变化是人体生命活动的体现，血是运行于脉中沿一定方向循环流动的红色液体，气无形而血有质，气、血同源于水谷精微所化生，二者在生理上相互促进转换和制约，在病理上又相互影响。《寿世保元》谓："所以得全性命者，气与血也。血气者，乃人身之根本乎！"

3. 气血同源的生理

"血不独生，赖气以生之，气无所附，赖血以附之"。气为血帅，气能生血，能行血，能摄血；血为气母，血能载气，能化气。气与血相互为用，循环往复于经脉之中，环流不息，充盈营养全身，滋润四肢百骸，和调于五脏，洒陈于六腑。

4. 气血同源的病理

生理上的气、血同源于水谷精微，二者关系密切，决定着病理上气血的共同为患，相互转化。"气血不生，百病乃变化而生"，若气血失常，必然会影响机体各种生理功能，从而导致疾病的发生。气、血的生成不足或耗散太过，以及各自生理功能的失常，都会引起相应的气血病证。临床上，常见的气血相互为用失调主要表现为同盛同衰，气虚不能生化血液而致血虚，出现临床一系列血虚证候；气虚无力推动血循，血行迟滞，出现各种瘀血症状；气虚无力统摄血液致血液外溢而出现各种出血证；气滞不能行血，阻碍血行，导致血瘀，出现刺痛、肿块等证。反过来，血虚者无以生气，可致气血两虚，失血致血虚者，最终可致气随血脱而亡阴亡阳；气血俱虚，经脉不荣者可出现肢体麻木不仁、运动不便等症。从阴阳角度讲，气属阳而血属阴，孤阳不生，独阴不长。气虚者阳亦渐衰，血虚者阴亦不足；阴损可以及阳，阳损可以伤阴。

二、临证心悟

马老在临床辨证施治中亦强调气血辨证，认为气血同源，互为根本，审证必求因，当在气血寻。因此"疏其血气，令其条达"则病无以生，处方用药多从"通"字着眼，平衡气血为其主要治则，每能力挽沉疴。

1. 辨明病机，气血为主题

气血是人体的基本物质，维持着生命机体的脏腑、经络、四肢百骸的基本功能，代表人体的正气，是机体内部平衡的基本因素。气血异常，正气虚衰，为疾病的发生提供了内在根据。外邪、七情内伤、饮食劳逸等是疾病发生的条件，这些外在条件只有通过气血异常的内在病理变化才能发病。因此，马老认为，疾病发生的根本原因在于气血的异常变化，提出"审证必求因，当在气血寻"。

疾病过程的基本病理反应过程也与气血失调密切相关。首先正气以气血为基础，其充足及功能协调与否决定了正气的强弱，影响到邪正盛衰的变化；而气血为人体阴阳的主要物质基础，阴阳与气血属性相同，阴阳的失调源自气血的失常；人体脏腑组织升清降浊、出旧入新依赖气机的升降出入来维持，气机的这种功能又是以血为物质基础。因此，疾病的基本病机与气血的病理变化息息相关。同样外感热病的病机亦符合这一规律。从六经辨证的角度，疾病的病机是外感风寒邪气入侵导致六经所属脏腑的阴阳、气血、虚实、寒热的变化；从卫气营血辨证角度，疾病的病机为外感温热影响脏腑，病邪由浅入深，从气到血而致气机不利，热伤营血，迫血妄行，扰其心神；从三焦辨证的角度，疾病的病机是湿热病邪侵及三焦，影响所属脏腑，阻滞气机，易伤阳气，致水湿运化障碍，其所伤不外乎气，甚者出现气血两伤。因此，外感热病的病机不外是八纲之下的脏腑、气血的病理变化。八纲合气血辨证，结合各自所属脏腑不同情况概括外感热病的病机，使"寒温统一"，纲举目张，切中病机。因此，马老提出外感内伤，"辨证明病机，气血为主题"。

2. 气血辨证须结合脏腑

马老认为，临床辨证中气血辨证不能脱离脏腑。首先，生理上气血与脏腑密切相关，相辅相成。如心统血，即统帅促进全身血液的流通，所以心气是全身血液运行的动力源泉；肝主疏泄，主藏血，为气血运行的枢纽，从而发挥行气、调情志、助消化等功能；脾为气血生化之源，还有摄血之功。肺主气，司呼吸，又通过肺朝百脉直接与全身血液运行发生作用；肾精可化生元气，肾之精髓和肾分别是化生血液的基本物质和场所。病理上，疾病是在致病因素作用下导致气血失调，出现不同脏腑功能失常的反应。因此，强调气血辨证的同时，应结合脏腑辨证，围绕具体脏腑及其之间相关性，从面到点，从普遍规律到具体情况，执简驭繁，以不变应万变，探讨病机，找出症结，抓住疾病的实质。

3. 气血与"痰""瘀"紧密联系

疾病发生的病因病机与气血的病理变化息息相关，气血发生病理变化的同时，易导致"痰""瘀"这两个病理致病因素。"痰"是由于人体气血失和，气机升降失常，脏腑功能失调，使津液不得正常循行输布，停留聚集而成水湿，凝结稠浊，胶固而成。气血的失调是"血瘀"形成的基本原因。其于血气又占主要的地位。气虚则无力帅血、无力推动血行；气机郁滞，则血行滞涩不畅；气逆、气虚，气不摄血，血溢脉外形成"瘀血"。痰与瘀血同属阴，易于相互胶结，又可相互转化；已成之"痰""瘀"又可作为病因反作用于气血，阻滞气血运行，进一步耗伤正气，加重气血的失调。"痰""瘀"与气血病理变化之间互为因果，形成互助之势。因此，临床气血辨证施治应结合"痰""瘀"，治疗"痰""瘀"必调理气血，此为马老临证辨治的特点之一。

4. 治病求本，必调理气血

疾病的病因及病机离不开气血，因此，治疗中应抓住气血这个关键环节，才能"得其要也"。马老提出"治病必治本，气血是根源"，特点阐述如下。

（1）调气血以平为期：其一，"平"即平其不平。调整气血，纠正其虚实偏差，使之趋于平衡，无盛不衰，充养脏腑，正复邪去，达到阴平阳秘。其二，调气血用药平和。马老在临床中多选药性平稳、药味柔和之品，配伍组方注意抑其偏盛，防其碍邪，稳中求效。忌用峻猛、药力过强之品，徒伤正气。其三，调气血以"通"为平。调气血要顺其性，时时注意疏通。如补益多以疏补，常配理气、疏导之品，防止郁滞气机，滋腻伤脾碍邪。同时调动脏腑自身的能动性，助气血的疏通，补中结合通降气机，活血化瘀，祛湿消痰，使气血调和畅达，补益药才能更好地发挥作用。止血时，配以凉血活血养血药，防其留"瘀"。

（2）调气血二者不可分：调气血在分别施治的同时顾及气血之间的生理病理相关性，这就是马老"审证必求因，当在气血寻"的思想。临床视具体证情决定调气与调血孰轻孰重，或调气配以和血，或调血佐以和气，灵活化裁，才能提高疗效。

（3）调气血需除"痰""瘀"："痰""瘀"既是气血病理变化的产物，又可成为加重气血失调的致病因素，在调理气血的同时结合祛除"痰""瘀"，斩草除根，正本清源。"痰""瘀"的治疗必先辨明其因，或治已成之"痰""瘀"，或阻断"痰""瘀"生成之源。尤其强调治"痰""瘀"必要治气，只有气机顺畅，津液布散，血液流畅，"痰""瘀"才可消。

总之，马老在临床施治中坚持辨证论治，遵循"气血同源"的理论，根据临床证候中气证与血证的孰轻孰重，审证必求因，当在气血寻。治则贵在平衡，用药巧在配伍，处方旨在灵活。

盖气血通畅则五脏元真通畅，脏腑功能活动正常，阳气得以通行经络，发挥温煦功能。

第三节 观其脉证，知犯何逆，随证治之

一、医理阐述

"观其脉证，知犯何逆，随证治之"见于《伤寒论》第 16 条："太阳病三日，已发汗，若吐、若下、若温针，仍不解者，此为坏病，桂枝不中与之也，观其脉证，知犯何逆，随证治之。"该条文上一句话是说太阳病本应汗解，若汗不如法，转而用吐、下或温针，引邪入里，病情发生变化，形成了"坏病"，已不再是桂枝汤证，所以说桂枝不中与之。下一句则是针对这种情况给出的治疗原则，即面对已成的"坏病"需"观其脉证，知犯何逆，随证治之"。《伤寒论》中与此类似的条文还有第 267 条，曰："若已吐下发汗，谵语，柴胡汤证罢，此为坏病，知犯何逆，以法治之。"此段条文前者定其义，示何为坏病，并明其因，指其殊；后者"观其脉证，知犯何逆，随证治之"，则教以治则。历代诸家以至于今，皆引申之、发挥之、广大之，皆认为此"十二字则"不独专为坏病而设，乃伤寒全书之精髓神魂也，且适于内外妇儿诸科诸病之辨治，对中医诊治具有普遍的指导作用，且高度概括了中医临床辨证论治的全过程。综观《伤寒论》全篇，无不体现"脉-证"合参的辨证思维与方法，为中医临床辨证论治体系的形成奠定了基础。

1. 含义解析

"观其脉证，知犯何逆"的含义为诊察患者脉证，了解疾病原因。实际上就是医生通过四诊，采集病例信息，抓其主证，分析病因病机。"随证治之"意指病因病机明确后，制订对应的治疗法则。各医家、同道对此作了高度概括，提出"脉-证"辨证体系。"观其脉证，知犯何逆，随证治之"虽是在"坏病"的语境下出现的，但对此十二字的认识可分为三个层面：一是以成无己为代表的医家，如王肯堂、柯琴、钱潢等，认为主要是指坏病的治则；二是以方有执为代表的医家，则认为这一原则可以推广至整个伤寒的治疗；三是大多认为这一原则应该是辨证论治的雏形。辨证论治是中医理论体系的主要特点之一，是中医学认识疾病和处理疾病的基本原则。而"观其脉证，知犯何逆，随证治之"十二字正是对辨证论治全过程的真实写照，其中"观其脉证，知犯何逆"是辨证过程，"随证治之"是论治过程。因此，"观其脉证，知犯何逆，随证治之"在临床上对所有疾病的诊疗均有指导意义。

2. "脉-证"辨治

《伤寒论》中太阳伤寒与太阳中风脉证的辨识最为经典。仲景原文道："太阳之为病，脉浮，头项强痛而恶寒""太阳病，发热，汗出，恶风，脉缓者，名为中风""太阳病，或已发热，或未发热，必恶寒，体痛呕逆，脉阴阳俱紧者，名为伤寒"。张仲景提出六经辨证，对六经病证特点、脉证、治法、方药及传变特点作了详细的论述，且每条经文必有症，抑或兼脉，充分体现了脉证在中医临床诊疗体系中的重要性，并为中医临床辨证思路提供了重要线索。如诊其脉，观其症，可知疾病之表里、寒热、虚实。《伤寒论》240 条载："病人烦热，汗出则解，又如疟状。日晡所发热者，属阳明也。脉实者，宜下之；浮虚者，宜发汗。下之，与大承气汤；发汗，宜桂枝汤。"《伤寒论》276 条载："太阴病，脉浮者，可发汗，宜桂枝汤。"从上可知，仲景据其脉证，知其表里、虚实。阳明病脉实者，选用下法，以大承气汤之通泻达到泻热的目的；阳

明病脉浮虚者，其病在表，营卫失和，故选用桂枝汤和营卫，以消烦热；太阴病脉浮者，其邪在表，如欲发汗，可选桂枝汤以发汗。故无论病之所在，据其脉证，明确表里，分清虚实，以择取良方。

"观其脉证，知犯何逆，随证治之"出自《伤寒论》，是仲景对于失治误治所提出的，高度概括了诊病的基本方法步骤。"观其脉证"，就是临床四诊合参收集患者信息资料的过程；"知犯何逆，随证治之"，便是分析病因病机、辨证施治的过程。中医讲究辨证论治，此法为辨证论治之雏形，仲景提出六经辨证，同样表明了辨证在中医临床中的重要性及不可取代性。若无辨证，何来治法？若先辨病，随病而治，虽衷于该病之大法，但获益甚微，其不知病虽相同，但所属证候也不同。"观其脉证，知犯何逆，随证治之"，其表意易解，却内涵难揣；言简意赅，高度概括；语出轻微，却任重道远。

二、临证心悟

《伤寒论》创立了中医辨证论治的理论体系，其揭示的辨证思维方法和用方的灵巧思路，两千年来一直指导着临床。马老在精研《伤寒论》《金匮要略》和《黄帝内经》的基础上，确立了以脉诊为核心的平脉辨证论治理论体系。马老对《伤寒论》有自己独到的体会，提出了许多非常独特的见解。仲景在《伤寒论》太阳篇中言及桂枝汤"坏病"时谓"观其脉证，知犯何逆，随证治之"。马老认为此即辨证论治的大法，是中医临床思维的灵魂和核心特色，是对《黄帝内经》提出的治病要"谨守病机"的完美发挥，体现了对疾病治疗的动态原则，也就是在疾病的过程中，脉象不断地动态变化，反映了病机的变化，治疗方法也随之变动。

1. "观其脉证，知犯何逆，随证治之"是辨证论治总的指导原则

仲景创立了中医辨证论治理论体系。近两千年来，这一理论体系一直卓有成效地指导着中医的临床。中医辨证论治体系的核心是证，仲景辨证，虽也四诊合参，但起决定作用的指征是脉，因此提出了"观其脉证，知犯何逆，随证治之"的辨证论治的指导原则，也就是辨证论治的总纲。

《伤寒论》每篇的题目皆为"辨某病脉证并治"。这个题目的设立，蕴含着深刻的内涵。辨证论治的目的是明确"证"，进而依证立法、处方。而证的确立，是依脉而定，所以仲景提出"脉证并治"，脉在证之上，就是凭脉辨证。仲景未言观其色证、观其舌证、观其形证等，而独言观其脉证，是以脉辨证、定证。这充分说明，仲景所创立的辨证论治体系，是以脉诊为中心，是凭脉辨证，这是仲景辨证论治体系的精髓。综观《伤寒论》全书，处处都体现了这一精神，这就是以脉为中心的凭脉辨证法。

2. "观其脉证，知犯何逆，随证治之"是动态观在疾病治疗上的体现

《黄帝内经》提出了天地万物在不断地运动变化，人的生理活动也在不断延续与变化的观点，如《素问·六微旨大论》曰："故非出入，则无以生长壮老已；非升降，则无以生长化收藏""成败倚伏生乎动，动而不已，则变作矣。帝曰：有期乎？岐伯曰：不生不化，静之期也"。升降出入，是生物体的运动形式，而生长化收藏是对生物的变化发展阶段的概括，生长壮老已是指生命体的变化发展过程。无论是人还是物，其运动变化都是永恒的，如果运动变化停止了，生命活动也就不存在了。运动变化不仅是生理的常态，也是疾病的特点，任何疾病都不会静止不变，疾病的证也在不断地运动变化，因此《素问·至真要大论》提出治病要"谨守病机，各司其属"。

那么，如何"谨守病机"？《伤寒论》就很好地回答了这个问题。仲景提出了辨证论治的

大法为"观其脉证，知犯何逆，随证治之"。疾病的不断运动变化，如何把握呢？当然要辨其证，证明确了，方能立法、处方。可是证如何确立呢？当然要四诊合参。虽云四诊合参，但仲景着重点出的是"观其脉证"，把脉放在证的上面，这就突出了脉的重要性，是以脉定证，亦即凭脉辨证，这是贯穿《伤寒论》全书的精神。

如风寒客于肌表，出现太阳表实证，即麻黄汤证，脉阴阳俱紧。如何知道疾病的证变化没变化呢？《伤寒论》第4条云："伤寒一日，太阳受之，脉若静者，为不传；颇欲吐，若躁烦，脉数急者，为传也。"此可以看出，疾病传变不传变，诊断的标准在脉。再如第36条："太阳病，十日以去，脉浮细而嗜卧者，外已脉浮细加之嗜卧、胸满胁痛，才可用小柴胡汤，如脉浮仍在表，与麻黄汤。"第26条："服桂枝汤，大汗出后，大烦渴不解，脉洪大者，白虎加人参汤主之。"大汗出后，表解未解？伤阴还是伤阳？有没有入里化热？这些如何知晓？《伤寒论》指出，以脉定证，此条脉洪大，传入阳明，故与白虎加人参汤。所以说，《伤寒论》以脉定证比比皆是，是《黄帝内经》疾病动态治疗观的具体应用。

3."观其脉证，知犯何逆，随证治之"应用贯穿治疗始终

在疾病治疗的过程中，经常会遇到这样的情况,根据辨证论治选用的方剂在变,如何取舍？马老提出的"脉未变，证亦未变，故法不变，"选方治疗早期疗效显著，再接着用此方却无效，甚至病情反复了，这是为什么？是"效不更方"，还是重新辨证组方？马老指出，疾病的性质、病位、程度、病势是不断变化的，这其中，有量变，也有质变。应按照《黄帝内经》提出的原则"谨守病机"把握疾病的变化。而病机的把握关键在脉，以脉定性、定位、定量、定势，这四定，归结起来就是证。脉未变，证亦未变，故法不变，方不变。而所谓的"守方"并不等同于"效不更方"，守方是指在病机未变的前提下，无论病情有没有变化都要"守方"。如岳美中先生言："至于慢性病的治疗，不但有方，还需有守""一些慢性病，都是由渐而来，非一朝一夕之故，其形成往往是由微杳的不显露的量变而达到质变，则其消失也需要经过量变达到质变"。"到底证变还是不变"是守方的依据。同时马老提出"效亦更方，不效亦有守方"。当疾病的治疗取得疗效时，脉变化了，证也就发生了变化，治疗随之而变，此即"效亦更方"；当疾病治疗无效时，而脉没有发生变化，证也就未变，疾病的本质未变，治则、治法、方药也就不变，此即"不效亦有守方"；守方变方的关键在脉，即《伤寒论》所讲"观其脉证，知犯何逆，随证治之"，这一观点贯穿于疾病治疗的始终。

马老精研《伤寒论》《黄帝内经》，以《黄帝内经》解释《伤寒论》，以《伤寒论》为《黄帝内经》作注脚，融《伤寒论》《黄帝内经》理论为一体，指导临床实践，提炼出凭脉辨证思辨体系。《伤寒论》所言"观其脉证，知犯何逆，随证治之"是凭脉辨证思辨体系的理论基础，也是《黄帝内经》"谨守病机"理论的发挥运用，而马老的凭脉辨证思辨理论，正是对《伤寒论》《黄帝内经》理论的最好实践。

第四节 去 宛 陈 莝

一、医理阐述

1.《黄帝内经》对去宛陈莝的认识

《素问·汤液醪醴论》曰："平治于权衡，去宛陈莝，微动四极，温衣，缪刺其处，以复其形。开鬼门，洁净府，精以时服。""平治于权衡"者，平治其脉，即缪刺也。"积"者，谓之宛。"久"者，谓之陈。"腐"者，谓之莝。夫脾主为胃行其津液，灌于四脏，行于四肢，充于肌肉，脾家实则不能行其津液，而下输膀胱，是以腐秽当去。微动四肢，运脾气也。"温衣"，暖肺气也。"缪刺"，调气血也。"开鬼门"，发表汗也。"洁净府"，泻膀胱也。陈莝去，都腑洁，则五脏之浊，得以疏涤。连贯全文看"微动四肢，温衣，缪刺其处"及"开鬼门""洁净府"等均属于"去宛陈莝"的范畴。

2. 解析去宛陈莝

历代医家对"去宛陈莝"注解不一。《重广补注黄帝内经素问》作"去宛陈莝"，王冰注云："去宛陈莝，谓去积久之物，犹如草茎之不可久留于身中也。"故认为"莝"为"草茎"或"陈草"。在《灵枢》和《素问》中，"宛陈"是二字连用的固定词，不可拆开。宛，或作"菀"，或作"郁"，或作"蕴"，义同。宛陈，指瘀血。《灵枢·九针十二原》曰："凡用针者，虚则实之，满则泄之，宛陈则除之，邪胜则虚之。""宛陈则除之"与"去宛陈"同义。《素问·针解》曰："宛陈则除之者，出恶血也。"王冰注："菀，积也。陈，久也。除，去也。言络脉之中血积而久者，针刺而除去之也。"《灵枢·小针解》云："宛陈则出之者，去血脉也。"《黄帝内经太素·知汤药》亦云："宛陈，恶血聚也，有恶血聚刺去也。"沈祖绵《读素问臆断》云："此句当作'去菀莝陈'。"《说文解字》曰："莝，斩刍也。"张志鹏言："积者，谓之菀，久者谓之陈，腐者谓之莝，是以去菀陈莝，消其腹满也。"吴昆则认为："其水之陈积，欲如斩草而渐除也。"将"莝"剜解，即斩草之谓。尽管上述注解对字的说法有别，但总的观点都认为"莝"是除削郁积陈久之物，以消水肿腹满。马老认为去宛陈莝，即祛除郁积，除陈旧，它不仅包括攻逐水邪，而且也包括祛除郁结于体内的瘀血。去宛陈莝，谓祛血之瘀结，消水之蓄积。

3. 去宛陈莝是中医活血化瘀治水法的起源

众所周知，"开鬼门""洁净府""去宛陈莝"是治疗水肿的三大法则，而"去宛陈，莝……"更是"活血化瘀治水法"的出处。从《黄帝内经》多处指出"去宛陈"是指祛除郁积日久的恶血，即祛瘀血，"莝"是逐渐削去之意可知，"去宛陈，莝……"当指活血化瘀法无疑矣，这也说明"去宛陈莝"是中医活血化瘀治水法的起源。经文中具体地指出"莝"是逐渐削去之意，因此水肿病在运用活血化瘀法时，切勿使用峻猛之剂，以免伤及正气。

二、临证心悟

1. 中医对恶性肿瘤的认识

中医学早在《黄帝内经》中即提出"石瘕"一词，用以定义妇科子宫肿瘤，《难经》中所提出的"积聚"进一步明确了恶性肿瘤在中医范围内的归属。后世医家认为恶性肿瘤的病因为感受外邪、内伤七情、饮食不节等多种病因综合作用以致脏腑失和，气机郁滞，瘀血内停，痰湿凝滞，渐生杂腐，蕴积体内日久而成结块，正如《医宗金鉴》所云："乳癌由肝脾两伤，气郁凝结而致。"《丹溪心法》云："凡人上、中、下有块者，多是痰。"《医林改错》亦曰："肝腹结块，必有形之血。"由此可见，气郁、痰凝、血瘀日久成瘤是该病发生之根本。马老分析肿瘤其因，明辨其理，根据其发病病机，提出"疏气之郁，化血之瘀，消痰之聚，除体之腐"是恶性肿瘤治疗的关键所在。

2. 去宛陈莝，古法今用

"去宛陈莝"出自于《素问·汤液醪醴论》，与"开鬼门""洁净府"并称为治水三大法，原意为祛除郁积日久的水液废物。后经历代医家整理总结提出新的认知，张景岳认为"菀，积也；陈，久也。莝，斩草也"。马莳亦云："菀，积也。陈莝，陈草也。邪气之在人身，犹草莝之陈积也。"张志聪言："积者，谓之菀，久者谓之陈，腐者谓之莝。"前人将去宛陈莝之法逐渐引申为祛除日久积滞于体内的糟粕物质，近代医学则认为是祛除人病理生理的相关代谢终产物，即运用理气、活血、化痰、通腑等法将代谢产物排出体外。马老临床数十年，认为其与恶性肿瘤的中医病机相吻合，运用去宛陈莝法治疗消化道肿瘤，具有较好的临床疗效。

3. 去宛陈莝亦应辨证施治

宛，同"郁"，郁结、郁积之意；陈，久也，日久陈积之意；莝，原意为杂草，张志聪在《素问集注》中指出"腐者为莝"，意为日久化腐之物更为合理，三者之意逐层递进。古代医家认为，狭义的去宛陈莝法，一为峻猛逐水之法，一为活血化瘀之法；而广义的去宛陈莝法则为祛除日久积滞于体内糟粕物质的方法，包括解郁行气、化痰导滞、软坚祛瘀、攻逐通腑等法。马老认为将去宛陈莝用于临床肿瘤的治疗时必须辨证，或单以施治，或兼以施治。临证遇病患肿瘤日久，情志抑郁，嗳气连连，脉弦舌淡者，当以肝郁气滞为主，治以解郁行气，常用柴胡疏肝散合越鞠丸加减；若见体重足酸，呕而不渴，胸膈满闷，脉滑，苔腻者，则应化痰导滞，以六磨汤为主方加减；若见患者积块日久，硬痛不移，痛如针刺，脉细涩，舌体紫暗者，当以软坚祛瘀为治则，予王清任五逐瘀汤方选择加减；若见化疗之后患者，大便秘结不通，口燥咽干，渴欲饮水，脉沉实，舌燥黄者，治宜攻逐通腑，予小承气汤加减。然而，在临证时可见患者多兼证并见，如气滞血瘀、痰气互结、痰瘀互结等，故不可拘泥于一方一药，应将去宛陈莝之法，灵活辨证运用，兼以施治，方可获得满意疗效。

综上所述，"去宛陈莝"是中医活血化瘀治水法的来源。在对肿瘤的临床治疗过程中，注重活血化瘀，特别是久病患者强调"久病必治络"，对提高疗效具有指导意义。活血化瘀法是祖国医学中一种独特的综合性疗法，对防治疾病、维护健康起着重要作用，历来受到医家们的重视而广泛为之运用。恶性肿瘤的发病过程，在中医看来，都是血行瘀滞，络脉痹阻所致。临证时，应根据病情的轻重、深浅及病机变化，邪正虚实的程度，适当选用活血化瘀药以收预期之效。

第五节 五脏六腑皆能致咳

一、医理阐述

咳嗽是肺系疾病的主要症候之一，有外感、内伤两类，它既是一个独立的疾病，又是其他疾病的一个症状。《黄帝内经》中有多处原文明确指出"肺主咳"，但《素问·咳论》又提出"五脏六腑皆令人咳，非独肺也"，从中医理论整体观念出发，阐明咳嗽的发生虽是肺脏之本病，但其他脏腑有病，传于肺，亦可以使肺的宣降功能失司，肺气不利而出现咳嗽。人是一个有机的整体，通过脏腑经络联系在一起。人体各脏器、组织和器官，在生理上互相联系，病理上互相影响。《医学三字经·咳嗽》曰："然肺为气之主，诸气上逆于肺，则呛而咳，是咳嗽不止于肺，而亦不离于肺也。"说明五脏六腑之咳，不外乎五脏六腑功能失调，内邪干肺引起肺失宣肃，肺气上逆所致，可分为其他脏腑病变涉及于肺和肺脏自病两端。马老指出，临床上根据病因病机和证候特征对五脏六腑咳嗽进行辨证施治，可提高疗效，若不明脏腑，不审证求因，见咳即治肺是远远不够的。

人体是统一的整体，他脏病变，亦可传及于肺，终可致肺脏失于宣肃，发为咳嗽。五脏病变可致咳，六腑病变亦可致咳。心与肺同居上焦，心为君主之官，心主血，肺主气，二者在生理上相互协调，在病理上也相互影响。心气不足，心阳不振，瘀阻心脉等导致血行异常，以致肺失宣发肃降，痰浊阻肺，气逆而咳；或因思虑劳心过度，阴血暗耗，心肺阴虚而致肺气宣发肃降失常而咳。脾属土，主运化，肺属金，主通调水道；脾为生痰之源，肺为贮痰之器；脾为肺之母，脾虚日久，或脾的运化水谷功能减退，则致肺气亏虚；脾胃居中焦，为气机升降之枢纽。脾的运化水液功能减退，必然导致水液在体内停滞，产生湿、痰、饮等病理产物，影响肺的宣发肃降，可出现咳喘痰等病理表现。肝与肺生理相关，肝属木，主藏血，主疏泄；肺属金，主气，主宣发肃降。木以升发调达为顺，金以肃降通调为常，升降相因，是全身气机调畅的重要环节。肝气郁滞，日久化火，循经上炎，木火刑金，致肺失宣降，发为咳嗽；或肝郁乘脾，脾失健运，痰浊内生，上干于肺而咳。肾主水，肺为水之上源，肺的宣发肃降和通调水道功能，依赖肾中精气的蒸腾气化作用。而肾主水的功能，亦有赖于肺的宣发肃降和通调水道。肾的气化失司，既可影响脾、肺对津液的气化作用，又可引起关门不利，水泛为肿，咳逆倚息不得平卧；肾主纳气，肺主呼气，若肾的精气不足，则摄纳无权，咳逆气喘；肺与肾之间的阴液相互滋生，肾阴虚不能上滋肺阴，亦可致咳嗽。六腑咳是因五脏咳嗽日久不愈，移于相表里的六腑所致，其症状除咳嗽外，伴有六腑功能失调。肺失肃降，则水道不能通调，水液不能下输膀胱，聚而生痰，痰瘀心脉，导致心血瘀阻，从而加重咳喘气短。同样，脾胃运化失职，肾不纳气，大肠传导失司，反作用于肺，亦致咳嗽迁延难愈。咳嗽由脏传腑时，标志着病情加重，病势仍在发展，是由轻到重、由单纯到复杂的过程，治疗时则应表里同治。

二、临证心悟

"五脏六腑皆令人咳"的理论是中医整体观念的典型体现，人是一个有机整体，咳嗽固然是肺脏病变的反应，但"肺朝百脉"，各脏腑之气皆通于肺，气机升降失常为五脏咳之病机关键，五脏六腑为咳之病位，外感六淫及痰、食、水、血等内外之邪侵袭，情志失调，脏器功能虚弱是咳之病因。在咳嗽治疗过程中，必须注意肺与各脏的关系，以防肺及他脏之间相互影响。马老诊治咳嗽病证时，对咳嗽的病因诊断非常仔细、谨慎和全面，重视询问病史和体格检查，并根据病史特点选择相关的检查。治疗时遵循"五脏六腑皆令人咳，非独肺也"的理论指导，不拘泥于治疗肺咳，而是强调整体观念，对咳嗽辨证治疗时通过对主症、兼症的全面分析，抓住气机升降之病机，找出致咳的病因、病位，进而采取相应的治疗措施，取得良好疗效。

五脏六腑之咳属内伤咳嗽，多数起病缓慢，病程较长，多属邪实正虚，临证时当据其症状，四诊合参，审因论治，宜祛邪止咳，扶正补虚，采用如培土生金、佐金平木、金水相生等诸法治咳。特别是肺气虚和肾阳虚者，咳嗽多久治不愈或反复发作，故温阳补肺与止咳纳气合用方能见效。临床上五脏六腑之咳嗽每易感受外邪使咳嗽加重，治疗上应根据病因病机和证候的特点，辨其标本缓急、虚实主次，注意治虚勿忘实，祛邪勿伤正。在缓解期间应当恪守"缓则治其本"的原则，以补虚固本之法以图根治才能做到有的放矢。

三、验案

单某，女，58岁。2014年5月18日就诊。

主诉：咳嗽 2 个月余。

现病史：患者 2 个月余前感冒后出现咳嗽咳痰，痰少而黏，不易咳出，咳时牵及两胁部胀痛，伴头晕，胸闷不舒，口干口苦，小便正常，大便偏干，数日一行。脉弦，舌红，苔薄白。追问病史，患者 1 个月前咳嗽将愈，但因情绪变化，致其加重而至今。

既往史：既往无高血压、糖尿病等疾病史。

辅助检查：胸部 X 线片：两肺纹理增多，其余未见明显异常。

中医诊断：咳嗽；肺阴不足，肝火犯肺。

治则：养阴清肝，润肺止咳。

方药：沙参麦冬汤、丹栀逍遥散合止嗽散加减。

南沙参 15g　寸麦冬 15g　丹皮 15g　炒栀子 10g　炒白芍 15g　云茯苓 15g　川贝母 10g　炒白前 10g　桔梗 10g　炙甘草 5g

7 剂，水煎服，每日 1 剂，早晚分服，服药期间忌食辛辣油腻刺激食物。

二诊：1 周后复诊，诉咳嗽减轻，口干苦好转，继以前方去栀子、丹皮，续服 7 剂，服法禁忌同上，随诊病愈。

按　该患者久咳耗伤肺阴，金不制木，肝郁化火，木火刑金，肺失肃降。方中以丹皮、栀子清肝火，白芍养肝柔肝；南沙参、麦冬养阴润肺，与白芍同用起酸甘化阴之效，可增润肺之功；茯苓健脾化痰；白前、桔梗止咳化痰，开宣肺气。诸药配伍共得清泻肝火、滋阴润肺之效，咳嗽自宁。

第六节　活血化瘀治疗肺心病

一、医理阐述

肺心病，即肺源性心脏病。慢性肺心病是由于肺、胸廓或肺动脉的慢性病变导致肺动脉高压、右心负荷过重，造成心室扩大或肥厚，最后发生心力衰竭的一种继发性心脏病，属于中医"肺胀"范畴。早在《黄帝内经》中即有这方面记载，如《灵枢·胀论》曰："肺胀者，虚满而喘咳。"又如喻昌的《医门法律》对呼吸功能不全、瘀血性肝脏肿大、发绀的发病机制亦有所阐述："盖以支饮上入，阻其气则逆于肺间而为喘消，阻其血则杂糅心下而为痞坚，肾气上应，其色黑，血凝之色亦黑，故黧黑见于面部。"可见，我国古代中医学已积累了很多经验。现代中医学认为慢性肺心病的病机多为本虚标实，其中标实以痰瘀为主，随着病程的进展，血脉瘀滞逐渐发展为肺心病的主要矛盾和核心病理环节。

从中医病名归类看，肺心病属祖国医学"咳嗽""喘证"等范畴，而与"肺胀"更为接近。肺胀与血瘀的联系，古代医学已有所认识，《丹溪心法·咳嗽》曰："肺胀而咳，或左或右不得眠，此痰夹瘀血碍气而病。"《医学入门》云："肺胀满，此痰与瘀血碍气，所以动则喘息。"以上均强调痰浊瘀血是肺胀的主要病理因素。从临床表现看，肺心病患者因缺氧和体循环或肺循环淤血引起的血瘀征象如唇甲发绀、舌质紫暗等十分常见。从病程演变看，根据"气为血之帅，血为气之母，气行则血行""气虚不足以推血，则血必有瘀"等理论，《读医随笔·承制生化论》认为慢性支气管炎到肺气肿、肺心病，经历了一个漫长的过程，肺病既深，肺气必虚，由肺气虚—脾气虚—肾气虚，进而影响及心，无力推动血液运行，使血液迟缓，滞塞阻遏，凝成瘀血。强调气虚运血无力，阳虚鼓动乏力对肺心病血瘀证的形成起主导作用，瘀血是肺心病的必然产物，气虚血瘀是肺心病的基本病机。从血瘀对病变的影响看，血瘀证是形成肺心病的主要环节，并贯穿于肺心病的全过程，血瘀的存在既是多种病因的病理产物，又是加重气虚、阳虚、痰阻的重要因素。肺心病血瘀证一旦形成，各种病理变化随之产生，而有血瘀生痰、血瘀致水、血瘀气滞、血瘀诸虚等病理转变，并可进一步演变为水肿。可见病至肺心病阶段，血瘀证不仅普遍存在，而且对病情之发生、发展起重要作用。

二、临证心悟

慢性肺心病的治疗是一个复杂而棘手的问题，轻重程度差异大，病情变化快，在不同患者的不同阶段有不同的表现，病位脏腑有所偏重，在运用活血化瘀的基础上，应根据辨证类型，配伍不同的治法和药物，灵活应用。马老在临床上以两个主型用方为基础，按主型兼辨证分型进行治疗。

（1）虚瘀寒痰证：症见咳嗽，气喘，咳白痰，恶寒，胸闷，胁胀，腰膝酸软，尿清长，脉浮或沉细，舌绛或紫，苔白腻。治以温化寒痰，益气活血。常用半夏、干姜、白前、桂枝、黄芪、党参、丹参、桃仁、当归、红花等。

（2）虚瘀热痰证：咳逆，喘促不得卧，痰黄黏稠或带血，发热或烦热，心绪不宁，唇干舌燥，脉数或结代，舌绛或绛紫，苔黄腻。治以清热化痰，养阴活血。方用贝母、瓜蒌、竹茹、葶苈子、丹参、黄芩、桑白皮、麦冬、丹皮、赤芍等。兼伤络（咯血或合并弥散性血管内凝血）、皮肤瘀斑或各种出血者，治法上则佐以养阴清热，凉血止血；出血严重者则辅以西药止血。

活血化瘀在肺心病中的具体应用如下。

（1）热瘀同治：肺心病在急性发作时，呼吸道感染可加重已有的肺循环阻力，致使感染区血液供应不足，加重炎症，使热和瘀互结，形成恶性循环。治法以清热解毒药物和活血化瘀药物合为一体，如鱼腥草、败酱草、大蒜、黄芩、银花、连翘合丹参、赤芍、丹皮、红花等。

（2）痰瘀同祛：肺心病中痰瘀交互为害最烈，痰瘀同祛是治疗本病的重要措施之一，只有痰瘀同祛才能取得奇效。马老常用涤痰祛瘀法治疗肺心病合并心衰，药用红参（蒸服）、黄芪、青皮、陈皮、槟榔、葶苈子、姜半夏、制大黄、水蛭（研末冲）、生姜。

（3）气血同调：肺心病中气虚、气滞皆可致瘀，故调理气血亦为常用治法，根据气之虚实不同，又有调气活血和益气化瘀之别。肺心病是由于长期的内外之邪侵袭胸肺致气机不利、血行不畅、气滞血瘀、气郁血阻而发病，马老主张突出运用活血化瘀理气法，分型施治，可获奇效，药用黄芪、葶苈子、苏子、桔梗、桃仁、杏仁、陈皮、胆南星、赤芍、三七粉、车前子、茯苓等。

（4）瘀虚同理：肺心病乃本虚标实的疾病，本虚有脏腑虚、气血虚、阴阳虚；而血瘀乃标实的共性。故马老认为肺心病的本质是虚和瘀，因此瘀虚同理是肺心病之又一治疗大法，在肺心病缓解期的治疗中，尤居重要地位。马老将缓解期肺心病患者分为肺肾气阴虚和肺肾气阳虚两型，分别采用温补肾阳，活血化瘀法（药用熟地、仙灵脾、胡桃仁、五味子、川芎、当归、赤芍等）和滋补肾阴，活血化瘀法（药用知母、沙参、生地、五味子、川芎、当归、赤芍等）治疗。

（5）温化同用：肺心病心衰时，与肺、脾、肾、心四脏阳气虚衰及血脉瘀阻有关。马老认为存在心衰时，应温阳利水、活血化瘀；温阳利水用附子、肉桂、干姜、泽泻、白术等；活血化瘀用鸡血藤、郁金、红花、丹参等。

三、验案

张某，男，70岁。2014年4月1日初诊。

主诉：咳嗽咳痰气喘反复发作10年。

现病史：患者有慢性支气管炎病史20余年，近10年来常反复发作咳嗽咳痰、胸闷气喘，曾就诊于外院，诊断为肺心病，一直口服止咳、平喘西药，症状仍时有反复。刻下患者咳嗽频作，咯痰色白量多，喘息不能平卧，全身乏力，面色灰白而暗，唇甲发绀，纳差，睡眠差。脉结代，舌质暗，苔白腻。

既往史：既往有慢性支气管炎病史 20 余年，高血压病史 5 年，口服苯磺酸氨氯地平片治疗，血压控制尚可。

辅助检查：心电图：心房颤动，ST-T 改变。胸部 X 线片：肺气肿改变。

中医诊断：肺胀；痰瘀阻肺证。

治则：补肺平喘，祛瘀化痰。

方药：千金补肺汤和二陈汤加减。

炙黄芪 30g　太子参 15g　蛤蚧 1 对　干姜 6g　云茯苓 30g　川贝母 6g　广陈皮 10g　法半夏 10g　前胡 10g　川厚朴 10g　全当归 10g　紫丹参 15g　三七粉 8g　炙甘草 6g

7 剂，水煎服，每日 1 剂，早晚分服，服药期间忌食辛辣油腻刺激食物。

二诊：1 周后复诊，患者诉咳嗽咳痰减轻，仍觉气喘，于原方基础上加杏仁 10g、麻黄 6g，继服 14 剂，服法禁忌同上。

三诊：喘闷明显减轻，饮食正常，睡眠改善，继上方又服 14 剂。

四诊：诸症均明显减轻，调整方药如下。

太子参 15g　炒白术 10g　云茯苓 30g　广陈皮 10g　法半夏 10g　川贝母 6g　全当归 10g　紫丹参 15g　三七粉 8g　炙甘草 6g

调理 1 个月后停药。

按　患者年逾古稀，五脏皆虚，又久患咳喘，更损正气。肺虚不能主气之升降，故见咳嗽；脾虚则水湿运化无权，痰湿内生，则见痰多；肾虚则纳气无根，故见动则气喘；久病入络，故患者症见面色灰暗、唇甲发绀、脉结代、舌质暗等瘀血之象。治疗中应虚实同治，标本兼顾，故方中健脾、补肺、益肾、祛瘀之品同施，收效显著。待诸症缓解后又予六君子汤配合活血化瘀之品调理，以扶正而祛邪。

第七节　调肝通阳治疗冠心病

一、医理阐述

胸痹是指以胸部闷痛，甚则胸痛彻背，喘息不得卧为主要表现的一种疾病。轻者感觉胸闷，呼吸欠畅，重者则有胸痛，严重者心痛彻背，背痛彻心。根据本证的临床特点，主要与现代医学所指的冠状动脉粥样硬化性心脏病（简称冠心病，包括心绞痛、心肌梗死）关系密切。汉代张仲景在《金匮要略·胸痹心痛短气病脉证治》中对"胸痹""心痛"进行了专篇的论述，并第一次提出了"胸痹心痛"的病名，如"阳微阴弦，即胸痹而痛，所以然者，责其极虚。今阳虚知在上焦，所以胸痹心痛者，以其阴弦故也"，将胸痹病机高度概括为"阳微阴弦"。"阳微"即为本虚，"阴弦"即为标实。"阳微"为上焦阳气不足，即心肺阳气虚，也可为中下焦阳气不足，即脾肾阳气亏虚，尤以肾的阳气不足为主；"阴弦"为阴寒、痰浊、瘀血。从病因到发病，从治法到方药，全面地指导胸痹病的临床治疗。

胸痹的发生多与寒邪内侵、饮食失调、情志失节、劳倦内伤、年迈体虚等因素有关，其基本病机可概括为心脉痹阻，痹阻不通，不通则痛。胸痹病机中重要的环节就是不通，而不通的根本又在于心气不足，心阳不振。五脏与血脉相通，脉中气血的运行有赖于脏气的推动。五脏贮藏精气，化生气血，气血运行于血脉之中，以脉为载体，通过血脉滋养脏腑组织。一旦络脉痹阻，脉道不通，则脉中气血为五脏提供的营养就会减少，五脏失养，功能减弱，精气血化生乏源，从而可导致五脏精气血的进一步虚衰。一旦心肺之气或五脏之气虚衰，推动乏力，则脉中气血最易痹阻而为气滞、瘀血和痰浊，这就是胸痹的发生过程。

二、临证心悟

胸痹病位在心，为本虚标实之证，发作时标实为主，以血瘀为突出；缓解期主要有心脾肾气血阴阳亏虚，其中又以心气虚最常见。临床上本病多表现为本虚标实、虚实夹杂，而阳微阴弦的病机则伴随胸痹病的始终，因而温通法成为治疗胸痹的根本大法。温是针对阳微，通是针对阴弦，二者兼顾，方能从根本上治疗冠心病。马老指出，心的气血充足和阴阳调和是心主血脉及心主神志的基础，在治疗相关心功能异常的疾病中，一定要关注到心脏本身的虚实盛衰，特别是心气和心阳的不足，更会严重影响到心主血脉功能的正常发挥。心者为阳中之阳，心阳足则瘀血痰浊可化，在针对痰浊、瘀血的治疗中，温补阳气而通血脉是至关重要的。临床中，要辨明心脏之气血阴阳的盛衰情况，对不同的病因加以治疗，方可取得最佳的疗效。而对于心气和心阳的治疗，要放在首要位置，应合理使用温阳通脉法。温通法可以广泛应用于冠心病的预防及发病的各个时期，包括现代医学中的冠状动脉粥样硬化、心绞痛、慢性心衰及对于冠心病相关危险因素的控制等。马老临证常辨证使用仲景之瓜蒌薤白白酒汤、瓜蒌薤白半夏汤和枳实薤白桂枝汤，根据不同病人的病情，酌情加减配伍应用瓜蒌三方，均能取得较好的疗效。

《黄帝内经》提出"百病生于气"的观点，七情致病，心首当其冲，七情气郁同样是"胸痹心痛"的重要病因。忧思伤脾，脾失健运，津液不布，聚湿成痰；郁怒伤肝，肝失疏泄，肝郁气滞，甚则气郁化火，灼津成痰。气滞和痰阻均可使血行不畅，脉络不利，而致气血瘀滞，或痰瘀交阻，胸阳不振，心脉痹阻，不通则痛，而发为胸痹。《杂病源流犀烛·心病源流》曰："总之七情之由作心痛""喜之气能散外，余皆足令心气郁结而为痛也"。七情失调可致气血耗逆，心脉失畅，痹阻不通而发心痛。马老指出，情志异常所致胸痹心痛与心、肝二脏关系密切。肝藏魂，心藏神，肝气疏泄条达功能正常，则心情舒畅，气机调达，气血和顺。若肝脏本身疾病，或者在外界因素的刺激下导致肝的疏泄功能失常，气机逆乱，则心神失养，甚则心脉不通，心络瘀阻，引发胸痹心痛。由此可见，气机是否畅达，在胸痹的形成、发展、转化过程中起着很重要的作用。"不通则痛"，基于心脉痹阻，气机不畅的病机特点，情志所致胸痹当疏肝理气活血，畅达气机，通络止痛。

马老遵循"七情之由作心痛""气以通为贵"的观点，治疗胸痹心痛时擅用调肝通阳法，辨证运用理气药、温里药和活血化瘀药，常将温通活血之品如炮附子、肉桂、炮姜、川芎、当归、桃仁等，与调肝理气、解郁止痛的药物如青皮、香附、枳壳、木香、陈皮、柴胡、厚朴、槟榔等配伍使用，使之达到气行则血行之功，临床往往收效更佳。马老还指出，胸痹的治疗要注重辨证论治，疏肝理气活血法适用于情志因素导致的冠心病、心脏神经官能症等证属心脉痹阻，气机不畅，以标实为主者。但对于部分老年患者，年过半百，肾气自半，气血两虚，在治疗中则不能一味疏肝理气、活血化瘀，要注意阳气之虚的培补，达到标本兼治。

三、验案

李某，男，66岁。2014年8月11日初诊。
主诉：胸闷胸痛心慌反复发作1年余。

现病史：患者 1 年余前反复发作心前区憋闷、心慌，间有隐痛，每于受寒或情绪波动后加重，症状发作持续约 3 分钟，每日发作多次。曾就诊于外院，诊断为冠心病、心绞痛。平时间断服用复方丹参滴丸、心宝丸、单硝酸异山梨酯。刻下患者畏寒肢冷，神疲乏力，动则气短，情绪急躁，失眠多梦，大便稀溏。脉弦细，舌淡暗边有瘀点，苔白腻。

既往史：既往有高血压、2 型糖尿病病史 15 年，平时血压控制不佳，血糖控制尚可。

辅助检查：心电图：T 波改变。

中医诊断：胸痹；心阳不振，气滞血瘀证。

治则：温阳益气，理气活血。

方药：参附汤、瓜蒌薤白半夏汤、柴胡疏肝散化裁。

炮附子 6g　太子参 15g　桂枝 8g　炮姜 6g　瓜蒌皮 15g　薤白 8g　姜半夏 10g　春柴胡 10g　炒枳壳 10g　炒白芍 15g　香附 10g　川芎 10g　广陈皮 10g　紫丹参 15g　红花 10g　炙甘草 6g

7 剂，水煎服，每日 1 剂，早晚分服，服药期间忌食辛辣油腻刺激食物。

二诊：心前区憋闷疼痛减轻，发作次数减少，乏力症状好转。继予原方续服 7 剂，服法禁忌同上。

三诊：心慌、心前区憋闷明显好转，近 1 周发作 2 次，发作时间缩短，情绪平稳，畏寒症状好转。原方去炮附子、柴胡，加黄芪 30g。续服 15 剂，服法禁忌同上。

四诊：心慌胸闷症状基本缓解，可耐受日常活动。

按　该患者年过六旬，气血不足，心阳不振，寒气内侵，血瘀气滞，不通则痛，发为胸痹。张仲景在《金匮要略》中强调治疗胸痹以宣通心阳为主，予以瓜蒌、薤白为主的通阳宣痹方，所以本案在治疗中也以宣通心阳为主，方用参附汤、瓜蒌薤白半夏汤通心阳、益心气。又因该患者兼有肝郁气滞表现，故加用柴胡疏肝散疏肝行气，气行则血行，胸痹自然而愈。

第八节　息风化痰治疗癫痫

一、医理阐述

癫痫是一种发作性神志异常的脑部疾病。其特征为猝然仆倒，昏不知人，两目上视，口吐涎沫，四肢抽搐，角弓反张，或口中如作猪羊声，移时苏醒，醒后如常人。轻者转瞬即逝，发作次数较少，重者每次发作持续时间较长且频繁发作。严重者持续发作，病情危殆，甚则延及生命。

癫疾之名始见于《黄帝内经》。《素问·奇病论》云："人生而有病癫疾者，……此得之在母腹中时，其母有所大惊，气上而不下，精气并居，故令子发为癫疾也。"脑为至清至粹至纯之腑，为真气所聚，维系经络，协调内外，以主元神。脑清则神识清明，主持有度，脑为髓海，元神之府。清灵之脏腑喜静谧而恶动扰，易虚易实，是故神伤窍闭为其病理基础。清窍被扰，元神失控，神机散乱，则昏仆抽搐；髓海不充，元神失养，致恍惚不安，目光呆滞等。先天因素，命门伏邪，或由于父母禀赋或孕产调养不当，胎气受损，或者脏气不平，或者气机逆乱，脏腑功能失调。脾肾虚而生痰，肝气旺而生风。饮食不节，过食醇酒肥甘，损伤脾胃，脾失健运，聚湿生痰；或气郁化火，火邪炼津成痰，积痰内伏，一遇诱因，痰浊或随气逆，或因火炎，或随风动，蒙蔽心神心窍，发为痫证，故有"无痰不作痫"之说。不洁饮食，虫阻脑窍，也是引发痫证之因。七情失调突受大惊大恐造成气机逆乱，进而损伤脏腑，肝肾受损，则致阴不敛阳而生风。心藏神，肾藏精生髓，脾运中焦，肝主疏泄而调畅气机，心、肝、肾、脾诸脏功能失调，湿聚成痰，阳亢化风，痰风上扰，精髓气血紊乱，脑神失灵而发癫痫。

癫痫之痰一旦形成，平素藏于体内，不能自消，可表现为胸闷痰多，泛恶欲吐，也可无任何症状，若遇诱因则激发。发作时痰扰风动，心神失主。痰浊上壅表现为喉中痰鸣，辘辘有声；痰蒙心窍，表现为神志改变，轻者神昧不明，重者神志昏愦，意识丧失。致痫之痰细究之可分为有形之痰与无形之痰两类：有形之痰发作时喉中痰鸣，口吐黏沫；无形之痰可由神昏、抽搐之症测知。无形之痰使有形之痰阻于咽喉排出不畅；有形之痰阻碍气机，滞其升降出入之路，加重无形之痰所致神昏抽搐。马老认为癫痫的突然发作、须臾自解、醒后如常的特点，正符合痰气易聚易散、变化无常的特点，痰聚则病，痰散则消。痰不仅为致痫之因，亦为痫作之症，故此认为治痫必豁痰。马老还认为痫中的"痰"与一般痰邪有所不同，具有胶固难化的特性。痰为津液所聚，凝着日久，裹结日深，而成胶固难拔之势，致使癫痫病情缠绵难愈。

马老认为风与癫痫的关系亦极为密切。《诸病源候论·风病诸候下》云："风癫者，由血气虚，邪入阴经故也，人有血气少，则心虚而精神离散，魂魄妄行，因为风邪所伤，……则为癫疾。"《黄帝内经》曰："诸风掉眩，皆属于肝""诸暴强直，皆属于风"。风邪侵犯人体之后所出现的昏仆、上视、项强、四肢抽搐、角弓反张等症状与癫痫的主要临床症状十分吻合。而且，风"善行而数变"，指风邪致病具有变幻无常和发病迅速的特征，故其致病症状，常有突发昏仆、病位游移、变幻莫测的特点。马老指出癫痫由内风产生，由于情志所伤，耗伤肝肾之阴，以致阴虚阳亢，水不涵木，浮阳不潜，久之则阳愈浮而阴愈亏，终致阴不制阳，肝之阳气升而无制，便亢而化风，形成风气内动；或由于大惊大恐，致使气机逆乱，进而损伤脏腑，肝肾受损，则阴不敛阳而生热生风；或热病极期，因邪热亢盛，煎灼津液，伤及营血，燔灼肝经使其筋脉失其濡养所致。

癫痫治则应为《黄帝内经》所说的"实者泻之，虚者补之"，急则治标，缓则治本，具体治法是"有痰者，祛湿化痰；有风者，平肝息风"，痰消风息则癫痫得愈。同时脾胃主运化，脾胃协调运化，纳运有职，营卫气血生化有源，水湿得以输布，湿痰无以成形。脾健肾充，气血生化有源，精能化血，肝有藏血，肝气舒畅，肝阳不亢，风不得成。病证以痰风邪实为主，治以化痰息风为主。

二、临证心悟

马老使用化痰息风之法治疗癫痫，临床有以下几个特点。

（1）化痰息风并重：马老认为癫痫的产生主要是由于风痰相夹所致，因此，单纯的息风止痉或化痰定痫都不能取得较好的疗效。马老认为治痫必须豁痰息风并举，风平则痰静气机逆乱自止，神志得清；痰去则气机通畅，脏气得平，风必自息，风平痰消，气机通畅，阴阳之气得以顺接，则痫可休止。

（2）化痰、调气、健脾并举：痰邪为致痫的中心环节，古语云："无痰不作痫"。痰是一种病理产物，而痰的产生主要责之于脾。脾虚精微物质失于输化，则聚而为痰。马老常讲："见痰休治痰，脾健则痰自化。"马老常常化痰药与健脾药合用，既消已成之痰，又杜生痰之源。马老在方剂中常用云茯苓健脾化痰。云茯苓，甘、淡、平，归心、脾、肺经，具有健脾和胃、利水渗湿、宁心安神的功效。癫痫之痰不同于一般痰邪，具有随风气而聚散的特征。风者，体内阳气之变动也。故马老认为气与痰是相辅相因的，气郁痰生，痰随气行，气因痰滞，痰气交结，上逆下降，达外阻内，无处不至，若气和则津不滞，痰不生，故化痰必顺气，顺气必调中。马老常用陈皮理气调中，燥湿化痰，使气顺而痰消。

（3）用药精少，直击病所：马老常说"用药如用兵，遣方如布阵"，每一张方子，一定要做到理名、法清、方简、药精，目标明确，有的放矢，忌用庞杂拼凑之药，动辄数十味，法则不明，无的放矢，一害病情，二浪费药物。只有认真分析主治病证的病机，明确立法，依法组方，药无虚发，方剂自然精练。马老认为癫痫病程长，病因复杂，服药时间需久，如果方繁药杂，则势必药轻病重，延长病程，而且会加重患者的经济负担。药味少、量重则力专，直击病所，方可取佳效。

（4）妙用引药：马老认为癫痫患者服药时间长，而且药中使用金石、虫类药物具有小毒，日久可损伤肝肾功能，影响脾胃健运功能。故予薏苡仁、山药、枸杞子养肝健脾、利湿解毒，且有助于主方平肝息风化痰之功。古人云"久病必虚"，癫痫患者一般病程较长，日久必然耗伤气血，如叶天士指出"经年累月，外邪留着，气血皆伤"。故马老常用人乳合之，《本草纲目》曰："人乳，甘、咸、平，无毒，可补五脏，令人肥白悦泽，……解肝牛肉毒。"马老认为乳汁乃气血精液所化生，不仅可以解毒，而且起到补益气血的功效。

三、验案

王某，男，40岁。2014年3月1日初诊。

主诉：发作性四肢抽搐1年。

现病史：患者1年前开始出现发作性四肢抽搐，发作时不省人事，伴口吐涎沫，两目上视，每次持续时间为5分钟左右，醒后觉全身乏力，其余皆如常人。近1年发作10余次，曾就诊于外院，颅脑MRI检查未见异常，未服用药物。来诊前1日患者又发作1次，症状相似。观其形胖，脉弦滑，舌淡，苔白腻。细问之，患者平素痰多，时有眩晕、便溏。

既往史：既往有脑部外伤史3年，无高血压、糖尿病等疾病史。

辅助检查：颅脑MRI检查未见异常。

中医诊断：痫病；风痰闭阻证。

治则：健脾化痰，息风定痫。

方药：六君子汤合定痫丸加减。

太子参15g　云茯苓30g　炒白术10g　广陈皮10g　姜半夏10g　天麻10g　全蝎5g　僵蚕10g　胆南星8g　炙甘草6g

7剂，水煎服，每日1剂，早晚分服，服药期间忌食辛辣油腻刺激食物。

二诊：患者诉眩晕、便溏减轻，因患者常居外地，故予原方，续服30剂，服法禁忌同上。

三诊：1个月后患者来诊，诉未发癫痫，痰少，无眩晕，大便正常。要求继续服药，遂将原方去胆南星，加瓜蒌皮10g、枸杞子15g、薏苡仁20g，续服30剂，服法禁忌同上。随访1年癫痫未再发。

按 该患者癫痫发作1年，加之体形肥胖，结合其症状，符合风痰闭阻证。方中太子参、茯苓、炒白术益气健脾，脾气得健则痰湿自除；陈皮、半夏燥湿化痰；天麻、全蝎、僵蚕平肝息风；胆南星化痰开窍。全方有补有泻，扶正祛邪兼顾，药味精简，亦可制成丸剂长期服用。

第九节　通腑降浊治疗肾病综合征

一、医理阐述

肾病综合征是以大量蛋白尿、低蛋白血症、水肿和高脂血症（即所谓的"三高一低"），以及其他代谢紊乱为特征的一组临床症候群，可归属于中医学"水肿""虚劳""尿浊"等范畴。由于外邪侵袭、饮食失调或劳倦过度，使肺失通调、脾失转输、肾失开合、膀胱气化不利，导致体内水液潴留，泛溢肌肤，而成水肿一病。其基本病机主要与肺、脾、肾三脏及三焦对水液代谢功能的失调有关，《景岳全书》云："凡水肿等证，乃肺脾肾相干之病，盖水为至阴，故其本在肾；水化于气，故其标在肺；水唯畏土，故其制在脾。今肺虚则气不化精而化水，脾虚则土不制水而反克，肾虚则水无所主而妄行。"外邪侵袭，肺失治节，肃降失司，可出现面部水肿，或加重原来脾、肾两虚所引起的水肿；脾虚不能运化水湿，也可以出现水肿；肾虚不能化气行水，水湿潴留而成水肿。三焦为水液运行之道路，三焦气化的正常与否，直接与肺、脾、肾三脏的功能有关。本病属正虚邪实之证，以脾肾亏虚为本，以风邪、寒湿、湿热、瘀血为标。瘀血阻滞、三焦水道不利，往往使水肿迁延不愈。

　　肾病综合征的中医辨证可分为六型，表现为虚证的，常见有气虚证、阳虚证、阴虚证；表现为实证的，常见有风水证、湿热证、瘀血证。各种类型在治疗过程中可以互相转化或兼见。

　　（1）气虚证：病位主要在肾，表现为腰酸乏力，无明显水肿，或仅有轻度水肿，形体困倦，甚则疲于行立，不耐久坐，尿中有蛋白或有不同程度的红细胞，脉沉弱，舌淡红，苔薄。

　　（2）阳虚证：病位主要在脾肾，表现为面色㿠白，形寒肢冷，遍体悉肿，按之没指，甚则可伴胸腹水，乃至胸闷气急，小溲短少，大便溏薄，尿检有蛋白质，脉沉细，舌淡且胖，苔薄或腻。

　　（3）阴虚证：病位主要在肝肾，可见浮肿不甚，但口干，咽喉干痛，头昏目眩，性情急躁，尿赤，尿中有不同程度之蛋白及红细胞，腰酸，盗汗，烦热，脉细弦数，舌红。在应用大剂量激素治疗或过度利尿后常见此证型。

　　（4）风水证：夹有风邪外袭所致，尤以风热多于风寒，亦有始为风寒，而后化热者。此型往往先见眼睑及颜面浮肿，然后迅速波及全身，肢节酸重，小便不利，若查尿可见蛋白质或伴有不同程度的红细胞等，脉浮滑，舌淡，苔薄白，并具发热、恶风、头痛、咽痛、咳嗽、鼻塞等兼证。

　　（5）湿热证：因湿热之邪侵袭所致，起病多急，遍身浮肿，皮色润泽光亮，胸腹痞闷，烦热口渴，大便干结，小便短赤，或皮肤有疮疡疖肿，尿检有大量蛋白质及红细胞等，脉滑数，舌红，苔黄或腻。此型多见于应用糖皮质激素后肾病未愈而继发感染及库欣综合征时。

　　（6）瘀血证：多由水肿日久，由气及血而致。临床可见面浮肢肿，皮肤甲错，或现瘀点瘀斑，或腰痛尿赤，尿检有蛋白质及多形性红细胞，脉涩或结代，舌淡或红，舌边有瘀点，舌下筋系瘀紫，苔薄黄或腻。亦有仅表现为水肿迁延，久治不愈，缺乏其他明显的瘀血外征者。

二、临证心悟

　　马老认为，肾病综合征病因病机错综复杂，诸多因素耗伤肾气，脏腑功能失调，气化不利，湿、瘀、浊、毒内生，蕴结体内，致气机郁闭，藏泄失宜，同时进一步耗伤正气，故本虚标实是本病的病机特点。其本虚，以脾肾虚损为主，标实多为"邪"，以水湿、瘀热最为常见。肾病综合征患者脾肾虚损，脏腑功能失司，膀胱气化不利，分清泌浊失职，浊毒由水道排出受阻，若单纯益肾利尿难获佳效，此时宜另辟蹊径，因势利导，清泄阳明大肠之腑，予浊邪以出路，以治其标。肾病综合征往往虚实错杂，互为因果，恶性循环，治疗时应补泻并重，尤其注重通法对本病的治疗意义，宗《黄帝内经》之旨"平治于权衡，去宛陈莝……开鬼门，洁净腑"，在补肾基础上注重运用通法，起"以通补虚"之效。运用通法，要因势利导，以通为补。一方面通调气机，祛其标实，恢复脏腑功能；另一方面选择补泻兼施的补益药，补而不滞，从而共奏推陈致新之功。

肾病综合征未用激素治疗时，多表现脾肾阳虚之候。水为阴邪，赖阳气推动，今肾阳不足无以化气行水，脾阳虚弱，不能运化水湿，以致水停中焦。临床多见颜面及四肢浮肿，畏寒乏力，脉滑，舌淡苔白。此阶段抓住阳虚水泛之病机，以益气健脾、温阳利水为法，方药常用真武汤、五苓散加减。马老主张脾肾同治，重视气化，治脾利水之法常用五皮饮、五苓散，酌情加党参、黄芪、白术、山药、薏苡仁等。脾贵在健运，因此多配陈皮、白豆蔻、砂仁、苍术等轻辛甘淡之品。治肾利水当先温肾，温肾化气行水常用真武汤合济生肾气丸，酌情加用菟丝子、肉苁蓉、巴戟天、补骨脂等；病程日久，肾精外泄，导致肾阴不足或阳损及阴，则加用生地黄、枸杞子、山萸肉、龟板、鳖甲之类，以期阴阳平衡。

通腑降浊法，乃中医治疗大法中下法的一个分支，即通过通利大便，使肠腑秽浊之气有道可行，有门可出，从而达到邪去正安之目的。肾病综合征之高血脂、氮质代谢产物等都类属于中医的湿浊之邪，长期留滞脏腑经络，导致脏腑气机升降出入失调，肾病综合征久治不愈，趋于恶化。马老认为通腑降浊法为清除体内浊毒行之有效的方法之一。若见大便秘结，或脘腹胀满，舌苔厚腻，伴高脂血症或氮质血症者，常用制大黄、枳壳、黄连、黄芩、六月雪、豆蔻等通腑祛湿降浊之品。若患者年老体弱，则常用肉苁蓉、火麻仁、郁李仁、当归、黄芪、党参、白术等益气润肠之品。临证中，马老善用大黄，尤其大黄炭。《神农本草经》赞大黄言："破癥瘕积聚，荡涤肠胃，推陈致新，通利水谷，调中化食，安和五脏。"大黄是以通为补的代表药，将其炭化，取其通腑降浊之性，折其苦寒伤胃之弊，可增强活血化瘀、降浊排毒之效，用量以保持每日排便2～3次为度。常以大黄配黄芪、甘草，取大黄苦寒泻热、通腑祛实、降浊排毒之效，甘草甘缓和胃，安中益气，以防祛邪伤正。寒温并用，补泻同施，共奏升清降浊、推陈致新之功。

三、验案

季某，男，46岁。2015年1月6日初诊。

主诉：眼睑及双下肢水肿半年。

现病史：患者半年前出现晨起眼睑浮肿、双下肢水肿、乏力，就诊于某省立医院，诊断为肾病综合征。间断服用糖皮质激素，因不能耐受其副作用而停药。患者病情反复，时轻时重，近期因劳累症状明显加重。刻下症：血压 160/90mmHg*，眼睑浮肿如卧蚕状，双下肢水肿，膝下为甚，按之凹陷，面色少华，腰酸乏力，脘腹胀满，口中异味，尿中泡沫多，夜尿3次，大便干结，3～4日一行，纳差，夜寐差，无头晕头痛，无皮肤瘙痒。脉细数，舌红，苔黄腻。

既往史：既往有高血压病史5年，平时血压控制不佳。

辅助检查：尿常规示：蛋白质（+++），红细胞（+）。血常规示：轻度贫血。生化全套示：白蛋白28g/L，尿素氮12.1mmol/L，肌酐232.6μmol/L，尿酸656μmol/L，三酰甘油3.4mmol/L。24小时尿蛋白定量示：4.4g。

中医诊断：水肿；脾肾亏虚，湿热内蕴证。

治则：健脾益肾，通腑降浊。

方药：无比山药丸化裁。

山茱萸15g 泽泻20g 熟地20g 云茯苓30g 川牛膝15g 怀山药30g 川杜仲15g 肉苁蓉20g 党参15g 制黄芪15g 炒白术15g 生大黄10g 火麻仁15g 郁李仁10g 炒枳壳15g 炒黄连8g 炒黄芩15g 白豆蔻8g 炙甘草6g

---

* 1mmHg=0.133kPa，后同。

7剂，水煎服，每日1剂，早晚分服，服药期间忌食辛辣油腻刺激食物。

二诊：眼睑浮肿减轻，大便通畅，每日1～2次。继予原方续服7剂，服法禁忌同上。

三诊：药后诸症显减，乏力改善，无恶心，纳谷不香，夜寐可，尿量可，无泡沫，大便每日1～2次。原方去火麻仁、郁李仁，加薏苡仁30g、焦三仙各20g，续服15剂，服法禁忌同上。

按 患者久患肾病，其病由脾及肾。脾肾两虚，阳不化气，水湿内聚，泛于肌肤，乃为水肿；水湿趋于下行，故下肢肿甚。方中山药、茯苓、泽泻健脾利湿，党参、黄芪、白术益气健脾，山茱萸、熟地、牛膝、杜仲、肉苁蓉益肾固涩，大黄、火麻仁、郁李仁、枳壳通腑降浊，黄连、黄芩、豆蔻祛湿化浊。本病常因虚致实，因实致虚，形成恶性循环，贯穿于病变全程。本方健中焦、畅下焦、通利水道共用，补中有泻，攻补兼施，标本兼治，故收效显著。

第十节　从脾论治治疗特发性血小板减少性紫癜

一、医理阐述

特发性血小板减少性紫癜是一组免疫介导的血小板过度破坏所致的出血性疾病，以广泛皮肤黏膜及内脏出血、血小板减少、骨髓巨核细胞发育成熟障碍、血小板生存时间缩短及血小板膜糖蛋白特异性自身抗体出现为特征。慢性特发性血小板减少性紫癜是其主要类型，以成人为主，女性多见，男女比例为1∶3，一般认为属自身免疫性疾病的一种，迁延难愈。

祖国医学中没有特发性血小板减少性紫癜的病名，根据特发性血小板减少性紫癜患者皮肤黏膜出血或外伤后出血不止等常见的临床表现，将其归属于中医"血证"的范畴。古代文献中记载的"葡萄疫""发斑""衄血""失血""虚劳"等疾病，亦与特发性血小板减少性紫癜密切相关。在第七届全国中西医结合血液病学术会议上，特发性血小板减少性紫癜的中医命名取得了共识，将其明确称为"紫癜病"。

祖国医学认为，血的生成与脾脏关系密切。《灵枢·决气》曰："中焦受气取汁，变化而赤是谓血。"指的是脾胃主摄纳运化水谷精微，为生血之源。脾又主统血，统脉道以摄血，使血自循经，而不妄行。脾气旺则血归所统，约束全身血液在脉管内正常运行而不致溢出脉外，脾虚失其统摄之职，则导致血不归经而造成九窍四肢等部位出血，形成衄血、紫癜。

本病病在血分为主，病因有虚实之分。外因为外感热毒之邪，内伤脏腑，气血阴阳失调，导致血不循经，溢于脉外，以实证为主。内因为素体心脾气血不足，肾阴亏损，虚火上炎，血不归经，以虚证为主。

1. 实证证型

（1）风热伤络证：起病较急，全身皮肤散发紫癜，尤以下肢及臀部居多，呈对称分布，色泽鲜红，大小不一，或伴痒感，兼有腹痛或关节疼痛，尿赤，脉浮数，舌质红，苔薄黄。治法：疏风散邪。方药：连翘败毒散合清营汤加减。常用药：连翘、薄荷、防风、山栀、黄芩、升麻、玄参、桔梗、丹皮、赤芍、红花、金银花等。

（2）血热妄行证：起病较急，紫癜反复不愈，以上下肢远端、少腹部及臀部为著，分布较密，此起彼伏，退后骤起，或伴鼻衄、齿衄、呕血、便血、尿血，血色鲜红或紫红。同时并见心烦、口渴、便秘，或伴腹痛，或有发热，脉数有力，舌红，苔黄。治法：清热解毒，凉血止血。方药：清营汤合犀角地黄汤加减。常用药：生地、丹皮、赤芍、紫草、玄参、黄芩、生甘草、桃仁、红花、蒲公英、连翘、小蓟、茅根等。

（3）瘀血内阻证：皮肤紫癜，成批出现，色紫暗，此起彼伏，以上下肢伸侧、足背为稠密，白晴有紫红色血络，胞睑灰暗，腹痛夜重，口干，但欲漱水不欲咽，便血、尿血，脉涩或弦数，舌质暗红，舌下青筋紫暗，苔薄黄。治法：滋阴凉血，活血化瘀，佐以解毒。方药：犀角地黄汤合桃红四物汤加减。常用药：水牛角、生地、丹皮、赤芍、桃仁、红花、阿胶、玄参、当归、川芎、蒲公英、连翘、小蓟、茅根等。

2. 虚证证型

（1）气不摄血证：发病缓慢，病程迁延，紫癜反复出现，上下肢皮肤散在紫斑，斑色暗淡，时起时消，劳则加重，常有鼻衄、齿衄，面色苍黄，神疲乏力，食欲不振，头晕心慌，脉细无力，舌淡，苔薄。治法：健脾养心，益气摄血。方药：归脾汤加减。常用药：党参、白术、茯苓、甘草、黄芪、当归、远志、酸枣仁、龙眼肉、木香、生姜、大枣等。

（2）阴虚火旺证：紫癜时发时止，皮肤紫斑，色红或紫红，以下肢、少腹为主，鼻衄齿衄，血色鲜红，低热盗汗，心烦少寐，大便干燥，小便黄赤，脉细数，舌光红，苔少。治法：滋阴降火，凉血止血。方药：大补阴丸合茜根散加减。常用药：熟地、龟板、黄柏、知母、山萸肉、丹皮、茜草根、黄芩、阿胶、甘草等。

二、临证心悟

马老临证从脾入手，对特发性血小板减少性紫癜的病因病机进行分析及辨证论治。马老认为，外感六淫、情志过极、嗜食辛辣、过度饮酒、劳倦过度、久病热病等致火热熏灼，迫血妄行，或气虚不摄，血溢脉外，表现为紫癜，病位在心脾，属虚。心主血脉，脾主统血，心脾两虚，血失所统，营血不循常道而溢出脉外，表现为出血。亡血伤气则出现头晕、乏力、自汗、心悸气短、脉沉无力、舌淡苔白等症，是典型"气血两虚"症候。马老在"脾统血"理论指导下，提出紫癜病脾虚失摄相应的辨证论治方法，如益气摄血、温脾补虚法等，推崇归脾汤加减化裁。清代唐容川在《血证论·阴阳水火气血论》中言："血生于心火而下藏于肝，气生于肾水而上主于肺，其间运上下者脾也……故治血者，必治脾为主。"《血证论·脏腑病机论》又言："人身之生，总之以气统血""脾统血，血之运行上下，全赖乎脾"。脾阳虚则不能统血，脾阴虚又不能滋生血脉。根据辨证不同，益气摄血、补中益气、滋补肝肾、健脾温肾等是本病常用治则，从脾论治是中心。主要用药种类依次排列是补气健脾药、清热凉血药、摄血止血药、活血祛瘀药、清热泻火药、清热燥湿药、清热解毒药等。

三、验案

王某，女，20 岁。2015 年 3 月 11 日初诊。

主诉：皮肤反复出现瘀点、紫斑 1 年余。

现病史：患者于 1 年余前因"皮肤反复出现瘀点、紫斑"在安徽省某医院就诊，确诊为特发性血小板减少症，医院给予丙种球蛋白及甲泼尼龙治疗，也曾口服多种药物（具体不详）治疗，病情无明显改善，先后去过多家医院诊治均无明显效果，病情反复发作。患者因使用了激素治疗，身体肥胖，情绪低落，一度放弃治疗，后经人推荐，求治于马老。刻下患者全身背部、臀部、下肢等多处出现散在紫斑，斑色暗淡，伴有倦怠乏力，面色苍白，头晕目眩，纳差，夜寐欠安，大小便正常，月经量少，色淡，经期长。脉沉细弱，舌淡胖，边有齿痕，苔白。

辅助检查：血常规：血小板计数 48×10^9/L，血红蛋白、白细胞正常。

中医诊断：血证；脾气亏虚，气不摄血证。

治则：益气健脾，摄血止血。

方药：归脾汤化裁。

黄芪30g　炒白术12g　茯苓15g　党参15g　木香10g　远志10g　龙眼肉15g　仙鹤草15g　旱莲草15g　丹皮10g　生甘草5g　生姜5片

方中加大枣3枚。7剂，水煎服，每日1剂，早晚分服，服药期间忌食辛辣油腻刺激食物。

二诊：服药7剂后，四肢无新发出血点，未见鼻衄、齿衄等，仍稍感乏力、倦怠，但较前好转，纳食可，寐可，大小便正常。脉细，舌淡，苔薄白。原方加紫草15g、薏苡仁20g。续服14剂，服法禁忌同上。

三诊：服药后皮肤未见新出血点，原有全身紫斑色暗，患者症状明显改善，情绪好转，未诉特殊不适，纳食可，夜寐安，大小便正常。脉细，舌淡红，苔薄白。在二诊方基础上去龙眼肉15g、旱莲草15g，加用麦冬15g、五味子7g。续服10剂，服法禁忌同上。

四诊：患者未诉明显不适，全身各处无新出血点，未见鼻衄、齿衄等，纳可，夜寐安，大小便正常，月经量正常，经期正常。脉细，舌淡红，苔薄白。血常规示：血小板计数98×10^9/L，白细胞计数与血红蛋白正常。在三诊方基础上去五味子7g、党参12g；加用太子参15g。续服10剂，服法禁忌同上。

四诊后随访1个月未见明显不适，复查血常规各项指标均在正常值范围内，患者皮肤黏膜无明显瘀点瘀斑。

按 归脾汤最早载于宋代严用和的《济生方》，功用益气健脾、补血养心。患者因"皮肤反复出现瘀点、紫斑1年余"就诊，四诊合参，辨属"血证"范畴，其症候表现为一派脾虚不能统血之象，证属"脾气亏虚，气不摄血"之证，治宜益气健脾、摄血止血。拟方在归脾汤基础上加减化裁。方中黄芪、人参、白术、甘草补脾益气、养血生血，使气血两旺；茯苓、远志健脾宁心安神；龙眼、当归补血养心；仙鹤草、旱莲草止血补虚；丹皮凉血活血；木香理气醒脾，同治心脾，旺脾生血补气，与大量益气健脾药配伍，复中焦运化之功，又能防大量益气补血药滋腻碍胃，使补而不滞，滋而不腻；姜、枣调和脾胃，以资化源。

第十一节　调肝益肾治疗脑卒中

一、医理阐述

脑卒中又称为急性脑血管疾病、脑血管意外，是一种突然起病的脑血液循环障碍性疾病，表现为急性起病，迅速出现局限性神经功能缺失症状和体征，甚至伴发意识障碍。其包括缺血性脑卒中和出血性脑卒中，缺血性卒中的发病率高于出血性卒中，占脑卒中总数的60%～70%。颈内动脉和椎动脉闭塞和狭窄可引起缺血性脑卒中，本病发病年龄多在40岁以上，男性较女性多，严重者可引起死亡。出血性卒中的死亡率较高。本病是常见病、多发病，具有发病率高、死亡率高、致残率高及复发率高的特点，已成为威胁全球人类健康的严重疾病。根据世界卫生组织的流行病学调查报告，我国脑血管病发病率及死亡率位于世界较高位。

祖国医学中脑卒中属于"中风"范畴，认为正气亏虚，加之饮食、情志、劳倦内伤等引起气血逆乱，产生风、火、痰、瘀，导致脑脉痹阻或血溢脑脉之外为其基本病机，以突然昏仆、半身不遂、口舌㖞斜、言语謇涩或不语、偏身麻木为主要临床表现。根据脑髓神机受损程度的不同，有中经络、中脏腑之分。本病多见于中老年人。《黄帝内经》虽没有明确提出中风病名，但所记述的"大厥""薄厥""仆击""偏枯""风痱"等病证，与中风病的一些临床表现相似。

其对本病的病因病机也有一定认识，如《灵枢·刺节真邪》云："虚邪偏客于身半，其入深，内居营卫，营卫稍衰，则真气去，邪气独留，发为偏枯。"《黄帝内经》还明确指出中风的病变部位在头部，是由气血逆而不降所致。如《素问·调经论》曰："血之与气，并走于上，则为大厥，厥则暴死。"

对中风病的病因病机及其治法，历代医家论述颇多，从病因学的发展来看，大体分为两个阶段。唐宋以前多以"内虚邪中"立论，治疗上一般多采用疏风祛邪、补益正气的方药。而唐宋以后，特别是金元时代，许多医家以"内风"立论，如刘河间力主"肾水不足，心火暴甚"；李东垣认为"形盛气衰，本气自病"；朱丹溪主张"湿痰化热生风"；元代王履从病因学角度将中风病分为"真中""类中"；明代张景岳提出"非风"之说，提出"内伤积损"是导致本病的根本原因；明代李中梓又将中风病明确分为闭、脱二证，仍为现在临床所应用。清代医家叶天士、沈金鳌、尤在泾、王清任等丰富了中风病的治法和方药，形成了比较完整的中风病治疗法则。晚清及近代医家张伯龙、张山雷、张锡纯进一步认识到本病的发生主要是阴阳失调，气血逆乱，直冲犯脑，至此对中风病因病机的认识及其治疗日臻完善。

中风病是由于脏腑功能失调，气血亏虚或痰浊、瘀血内生，加之劳倦内伤、忧思恼怒、饮酒饱食、用力过度、气候骤变等诱因，而致瘀血阻滞、痰热内蕴，或阳化风动、血随气逆，导致脑脉痹阻或血溢脉外，引起昏仆不遂，发为中风。其病位在脑，与心、肾、肝、脾密切相关。其病机有风（肝风），火（肝火、心火），痰（风痰、湿痰），虚（阴虚、气虚），气（气逆），血（血瘀）六端，此六端多在一定条件下相互影响，相互作用。病性多为本虚标实，上盛下虚。在本为肝肾阴虚，气血衰少，在标为风火相煽，痰湿壅盛，瘀血阻滞，气血逆乱。

临床诊治常分为中经络和中脏腑。

1. 中经络

（1）风痰瘀血，痹阻脉络证：症见半身不遂，口舌喝斜，舌强言謇或不语，偏身麻木，头晕目眩，脉弦滑，舌质暗淡，舌苔薄白或白腻。治法：活血化瘀，化痰通络。方药：桃红四物汤合涤痰汤加减。常用药：桃仁、红花、黄芩、山栀、大黄、半夏、茯苓、白术、天麻、香附、丹参等。

（2）肝阳暴亢，风火上扰证：症见半身不遂，偏身麻木，舌强言謇或不语，或口舌喝斜，眩晕头痛，面红目赤，口苦咽干，心烦易怒，尿赤便干，脉弦有力，舌质红或红绛。治法：平肝息风，清热活血，补益肝肾。方药：天麻钩藤饮加减。常用药：天麻、钩藤、石决明、黄芩、栀子、川牛膝、益母草、杜仲、桑寄生、夜交藤、茯神等。

（3）痰热腑实，风痰上扰证：症见半身不遂，口舌喝斜，言语謇涩或不语，偏身麻木，腹胀，便干便秘，头晕目眩，咯痰或痰多，脉弦滑或偏瘫侧脉弦滑而大，舌质暗红或暗淡，苔黄或黄腻。治法：通腑化痰。方药：大承气汤加味。常用药：生大黄、芒硝、枳实、厚朴、瓜蒌、胆南星、丹参、山栀、黄芩等。

（4）气虚血瘀证：症见半身不遂，口舌喝斜，口角流涎，言语謇涩或不语，偏身麻木，面色㿠白，气短乏力，心悸，自汗，便溏，手足肿胀，脉沉细、细缓或细弦，舌质暗淡，舌苔薄白或白腻。治法：益气活血，扶正祛邪。方药：补阳还五汤。常用药：黄芪、当归、赤芍、川芎、桃仁、红花、地龙等。

2. 中腑脏

（1）痰热内闭清窍证（阳闭）：症见起病骤急，神昏或昏愦，半身不遂，鼻鼾痰鸣，肢体强痉拘急，项背身热，躁扰不宁，甚则手足厥冷，频繁抽搐，偶见呕血，脉弦滑数，舌质红绛，舌苔黄腻或干腻。治法：清热化痰，醒神开窍。方药：羚角钩藤汤配合灌服或鼻饲安宫牛黄丸。常用药：羚羊角、桑叶、钩藤、菊花、生地、白芍、川贝母、竹茹、茯神、甘草及安宫牛黄丸。

（2）痰湿蒙塞心神证（阴闭）：症见素体阳虚，突发神昏，半身不遂，肢体松懈，瘫软不温，甚则四肢逆冷，面白唇暗，痰涎壅盛，脉沉滑或沉缓，舌质暗淡，舌苔白腻。治法：温阳化痰，醒神开窍。方药：涤痰汤配合灌服或鼻饲苏合香丸。常用药：半夏、陈皮、茯苓、胆南星、竹茹、石菖蒲及苏合香丸。

（3）元气败脱，神明散乱证（脱证）：症见突然神昏或昏愦，肢体瘫软，手撒肢冷汗多，重则周身湿冷，二便失禁，脉沉缓、沉微，舌痿，舌质紫暗，苔白腻。治法：益气回阳固脱。方药：参附汤。常用药：人参、附子、山萸肉、黄芪、龙骨、牡蛎、丹参等。

近年来对中风病的预防、诊断、治疗、康复、护理等方面逐步形成了较为统一的标准和规范，治疗方法多样化，疗效也有了较大提高。

二、临证心悟

马老临证擅长从肝、肾二脏入手，对脑卒中的病因病机进行分析，辨证治疗脑卒中。马老认为，中风是由于患者脏腑功能失调，气血素虚或痰浊、瘀血内生，加之劳倦内伤、忧思恼怒、饮酒饱食、用力过度、气候骤变等诱因，而致瘀血阻滞、痰热内蕴，或阳化风动、血随气逆，导致脑脉痹阻或血溢脉外，引起昏仆不遂，发为中风。其病位在脑，与心、肾、肝、脾，尤其是肝肾密切相关。其病机有虚（阴虚、气虚），火（肝火，心火），风（肝风），痰（风痰，湿痰），气（气逆），血（血瘀）六端，此六端多在一定条件下相互影响，相互作用。病性多为本虚标实，上盛下虚。中风的病因病机虽复杂，但肝肾阴虚是其发病的根本，风、火、痰、瘀为其标。头为诸阳之会，易形成阴虚阳亢之证。调补肝肾可标本兼治，形神并治，使心身关系趋向平衡。肾为元阴元阳之根，若肾阴亏虚，阴血不足，血行涩滞而致瘀；或肾阳虚内寒生，寒则血凝，也将导致瘀阻脉络；肾气虚则气化失职，水津不布，凝聚成痰，可致痰阻，日久络瘀；肾虚精气不能上承，以致痰瘀互结，阻塞经络，窍络失灵；若肝肾阴亏，或情志所伤而致肝阳上亢，阳化风动，引动痰浊，阻闭窍道，经络失和，发为中风。肝主疏泄，协调气血运行，肝主藏血，调节血量，肝木失于条达，气机郁滞，肝郁日久，脾失健运，使津液停滞成痰，血阻成瘀，痰瘀互为病因，阻遏气机，壅阻经脉。故临证当详查病机，以调补肝肾为主，兼以化痰开窍，活血通络，随机而施。调补肝肾，可以地黄饮子为基本方，药用生地、白芍、山茱萸、太子参、沙参、茯苓、石菖蒲、远志、鸡血藤等；兼有气虚无力者加黄芪、人参；痰盛者以热痰为主加胆南星、川贝母、天竺黄、竹茹；以寒痰为主加陈皮、半夏、白芥子、白术；瘀血重者加丹参、当归、川芎、红花；肝火上炎者加天麻、栀子、丹皮、夏枯草。

三、验案

权某，男，68岁。2015年2月16日初诊。

主诉：突发口角㖞斜、左半身不遂1日。

现病史：患者述2000年发现血压升高，平素常感眩晕头痛，耳鸣面赤，烦躁失眠，手足心热，腰腿酸软，1日前晨起后突然发生左侧半身不遂，口舌㖞斜，舌强言謇，偏身麻木。脉细弦，舌质暗红，少苔。

辅助检查：头颅CT未见脑出血，后予以颅脑MRI检查提示右侧脑桥梗死。

中医诊断：中风病（中经络）；肝肾阴虚，肝风内动证。

治法：滋阴潜阳，息风通络。

方药：方以镇肝息风汤加减。

怀牛膝 12g　龙骨（先煎）20g　生白芍 12g　天冬 12g　麦芽 20g　代赭石（先煎）30g　牡蛎（先煎）30g　玄参 12g　川楝子 9g　茵陈蒿 10g　甘草 5g　龟板（先煎）15g

7 剂，水煎服，每日 1 剂，早晚分服，服药期间忌食辛辣油腻刺激食物。

二诊：患者病情未再加重，情绪较前平稳，但仍有左侧鼻唇沟变浅，伸舌左偏，左侧上肢肌力 2 级，下肢肌力 3 级，肌张力低，左侧病理征阳性。马老详诊后指出，患者目前仍半身不遂，口舌㖞斜，舌强言謇，偏身麻木，大便干结，夜寐欠安。脉细弦，舌质暗红，少苔。仍为肝肾阴虚之象，但目前患者病情稳定，病情无再加重，缓则治其本，治宜滋肾阴，补肾阳，开窍化痰，方以地黄饮子加减。

熟地黄 12g　巴戟天 12g　山茱萸 12g　石斛 15g　肉苁蓉 15g　附子 10g　五味子 10g　官桂 7g　茯苓 15g　麦冬 15g　石菖蒲 15g　远志 10g

加生姜 3 片，大枣 2 枚，续服 7 剂，服法禁忌同上。患者于 3 月 2 日带二诊方药 14 剂出院。

三诊：2015 年 4 月 7 日，患者半身不遂，可在家人搀扶下行走，左侧上肢肌力 3 级，下肢肌力 4 级，言语清晰，偏身无麻木，大便干，夜寐尚安。脉细弦，舌质暗红，苔薄。予二诊方去巴戟天 12g、官桂 7g、附子 10g，加桂枝 10g、当归 12g、黄芪 30g、地龙 10g、生姜 3 片、大枣 2 枚，每日 1 剂，续服 14 剂，服法禁忌同上。

三诊后随访 1 个月患者恢复良好，生活可自理，情绪稳定，未见明显不适，复查各项生化指标均在正常值范围内。

按　患者患高血压 10 余年，平素常有眩晕、头痛、耳鸣等肝肾阴虚表现，故见眩晕头痛、耳鸣面赤、腰腿酸软等下虚上实之症。风阳夹痰入络，经脉痹阻，出现口眼㖞斜，口角流涎，语言塞涩，半身不遂，舌体㖞斜，脉细弦，舌质暗红，少苔，是阴虚阳亢风动之征。一诊马老以镇肝息风汤为基础，方中怀牛膝补肝肾，并引血下行；龙骨、牡蛎、代赭石镇肝潜阳；龟板、白芍、玄参、天冬滋养阴液，以制亢阳；茵陈、麦芽、川楝子清泻肝火，条达肝气；甘草、麦芽和胃调中。二诊以地黄饮子为基础，熟地黄、山茱萸补肾填精；肉苁蓉、巴戟天温壮肾阳，四药合用以治下元虚衰之本，共为君药；附子、肉桂助阳益火，温养下元，摄纳浮阳，引火归原；石斛、麦冬滋阴益胃，补后天以充先天；五味子酸涩收敛，合山茱萸可固肾涩精，伍肉桂能接纳浮阳。五药合用，助君药滋阴温阳补肾，共为臣药。石菖蒲、远志、茯苓开窍化痰，以治痰浊阻窍之标，又可交通心肾，是为佐药。生姜、大枣和中调药，功兼佐使之用。

第十二节　调冲化痰治疗不孕症

一、医理阐述

不孕症是指有生育要求的夫妇，规律性生活，未避孕 1 年而未孕。本病是妇科常见的疑难病症之一，其中排卵功能障碍是导致不孕的重要原因，而引起女性排卵功能障碍的原因是多方面的，随着人们生活观念的改变，很多妇女推迟婚龄、育龄，导致生育功能逐渐降低。有数据调查显示，我国不孕症的发生率约占育龄夫妇的 10%，且近年来其发病率呈上升趋势。

中医对于不孕症在两千多年前就有认识，但病名不一。《素问·骨空论》云："督脉者，起于少腹以下骨中央……此生病从少腹上冲心，而痛不得前后，为冲病，其女子不孕。"提出了不孕的病名。而在《素问·上古天真论》中有"无子"之称，曰："七七，任脉虚，太冲脉衰少，天癸竭，地道不通，故形坏而无子。"《针灸甲乙经》中亦有"无子""不孕""绝子"之称。《诸病源候论》首提"断绪"病名。

对于不孕症的病因，历代医家研究很多，为现在研究不孕症提供了丰富的史料。《素问·骨空论》曰："督脉者……此生病……其女子不孕。"正式提出不孕症的病因。《素问·上古天真论》云："女子七岁，肾气生，齿更发长；二七天癸至，任脉通，太冲脉盛，月事以时下，故有子……七七，任脉虚，太冲脉衰少，天癸竭，地道不通，故形坏而无子也。"从生理角度对女子的生殖功能作了概括，为现在对女子月经与孕育的机理认识及肾气的盛衰在生殖过程中的关键性作用提供了重要的理论依据。《诸病源候论》中指出"妇人挟疾无子，皆由劳伤血气，冷热不调，而受风寒，客于子宫，致使胞内生病，或月经涩闭，或血崩带下，致阴阳之气不和，经血之行乖候，故无子也"，分析不孕症内因是劳伤气血，正气亏虚，使邪气有机可乘；外因是六淫邪气直中胞宫，致使胞宫功能失调，从而导致不孕。朱丹溪在《丹溪心法》中首倡痰湿导致不孕。张介宾在《景岳全书》中提出"妇人所重在血，血能构精，胎孕乃成"及"妇人之病，当以经血为先"，突出了月经与孕育的关系，强调"调经种子"和"填补命门"是治疗不孕症的两大法则，这与现代治疗不孕症从补肾调冲着手是一致的。傅山在《傅青主女科》论述不孕症的病因有身瘦不孕、肥胖不孕、胸闷不思食不孕等10种，较前人已有所发展，并针对病因提出了具体的处方。综合论述，前人提出的不孕症病因为先天生理缺陷、六淫致病、房劳多产、饮食不节、内伤七情等，致肾气不足，冲任气血失调，从而导致不孕。

临床常见的不孕症，主要有肾气亏虚、肝气郁结、痰湿内阻、瘀滞胞宫四种类型。

（1）肾气亏虚证：因先天禀赋不足，或房事不节，损伤肾气，冲任虚衰，胞脉失于温煦，而致不孕。症状：月经不调，经量或多或少，头晕耳鸣，腰酸腿软，精神疲倦，小便清长，脉沉细，舌淡，苔薄。治法：补肾益气，填精益髓。处方：太子参、白术、茯苓、川芎、炙甘草、当归、熟地、菟丝子、鹿角霜、杜仲等。

（2）肝气郁结证：因情志不畅，肝气郁结，疏泄失常，血气不和，冲任不调，以致不孕。症状：多年不孕，月经紊乱，量多少不定，经前乳房胀痛，胸胁不舒，小腹胀痛，精神抑郁，或烦躁易怒，脉弦，舌红，苔薄。治法：疏肝解郁，理血调经。处方：当归、赤芍、牛膝、川楝子、瓜蒌、枳实、青皮、甘草、王不留行等。

（3）痰湿内阻证：因素体肥胖，或恣食厚味，痰湿内盛，阻塞气机，冲任失司，闭塞胞宫，或脾失健运，饮食不节，痰湿内生，湿浊流注下焦，滞于冲任，湿壅胞脉，导致不孕。症状：形体肥胖，经行延后，甚或闭经，带下量多，色白质黏无臭，头晕心悸，胸闷泛恶，面色㿠白，脉滑，舌淡，苔白腻。治法：燥湿化痰，理气调经。处方：姜半夏、苍术、香附、茯苓、建曲、陈皮、川芎等。

（4）瘀滞胞宫：因经期、产后余血未净之际，涉水感寒，或不禁房事，邪与血结，瘀阻胞脉，以致不孕。症状：月经后期，量少或多，色紫黑，有血块，经行不畅，少腹疼痛拒按，经前痛剧，脉弦涩，舌紫暗，或舌边有瘀点。治法：活血化瘀，温经通络。处方：没药、当归、川芎、肉桂、赤芍、蒲黄、五灵脂、小茴香、干姜、延胡索等。

二、临证心悟

马老在临床治疗中根据现今不孕的发病特点及辨证分型，提出调冲化痰法治疗不孕症。马老指出不孕症的病性有寒、热、虚、实之分，虚证主要以肾虚、脾虚、血虚为主，实证主要有痰湿、血瘀，二者既是致病因素，也是病理产物。在具体治法方面，由于不孕症的原因比较复杂，病情有寒热虚实之不同，因此本着"治病求本""虚则补之""实则泻之"的原则，虚证多采用补益肾气、填精养血、调补冲任等治法；实证多采用疏肝理气、活血化瘀、祛湿化痰等治法。调冲化痰法主治脾肾亏虚夹有痰湿之证，痰湿多由脏腑功能失调，湿邪内停，聚而为痰，其病实为本虚标实之证。朱丹溪提出"肥盛妇人，禀受甚厚，恣于酒食，经水不调，不能成胎"，并针对痰湿不孕而提出燥湿化痰之法。马老在此之上又指出脾肾亏虚，痰湿内生，湿痰闭塞冲任胞宫而不能摄精成孕者，治疗时除燥湿化痰以祛实邪之外，尚需健脾益气、调和冲任以补虚，这样才能邪去正安，冲任调和，胞宫清净，摄精成孕。选方常用菟丝子、枸杞子、阿胶补肾阴，益精血，使精血充足而生化有源；紫河车为血肉有情之品，是补肾填精之要药；茯苓、白术、山药、薏苡仁健脾益气，利水化湿，使脾气健运而水湿自化；白芍养血柔肝，女子以血为用，种子妙在疏肝，故加用白芍以养血活血、疏肝理气、调畅气机；从而使肾气充盛、精血充足，脾气健行，气机调畅，湿气乃去，故而得子。

三、验案

刘某，女，30岁。2014年3月8日初诊。

主诉：婚久不孕3年。

现病史：婚后患者未采取避孕措施3年未孕，辗转多次，在当地及周边中西医门诊就诊，均未能怀孕，其夫相关检查未见异常。刻下患者月经延后或闭经，经前乳房作胀，带下量多，质黏稠，形体肥胖，头晕心悸，怕冷易疲劳，胸闷泛恶，腰膝酸软，大便溏泄，小便频数，夜尿多。脉滑，舌淡胖，苔白腻。

月经史：初潮14岁，月经周期为33日，经期为10余日，量多，色红。

辅助检查：妇科彩超提示：卵巢多囊样改变。

中医诊断：不孕症；脾肾亏虚夹有痰湿证。

治法：健脾益肾，调冲化痰。

方药：苍附导痰汤加减。

白术15g 苍术12g 薏苡仁30g 陈皮10g 法半夏9g 当归12g 茯苓15g 丹参10g 补骨脂10g 甘草5g 益母草20g 香附10g 胆南星8g 川芎10g

14剂，水煎服，每日1剂，早晚分服，服药期间忌食辛辣油腻刺激食物。

二诊：患者服药后未见明显不适，其间月经来潮，至今未净，量中，纳可，夜寐欠安，晨起头晕心悸，胸闷泛恶较前缓解。脉滑，舌质淡红，苔薄黄。考虑患者目前仍为脾肾亏虚夹有痰湿，且有化热之象，继以上方化裁，加山栀子10g、酸枣仁15g入煎。续服14剂，服法禁忌同上。

三诊：患者月经已净，晨起口微干，无头晕心悸，无胸闷泛恶，纳可，夜寐尚安，二便可。脉滑，舌淡胖，苔白微腻。方中去陈皮、胆南星、山栀、酸枣仁，加仙灵脾15g、仙茅12g、路路通15g，以补肾助阳，行气活血。续服14剂，服法禁忌同上。

后三诊方加减化裁治疗3个月后成功受孕。

按 《景岳全书》云："痰之化无不在脾，而痰之本无不在肾。"患者素体肾气不足，腰府失养，则腰膝酸软；肾阳不足，膀胱之气不固，则小便频、夜尿多；肾阳虚衰，不能温暖脾阳，运化失司，痰湿内生，故见带下量多，质黏稠，形体肥胖，大便溏；阳虚经脉失于温煦，则怕冷、易疲劳；肝郁气滞，经脉壅阻则经前乳房作胀；脾肾亏虚，水湿难化，聚湿成痰，痰阻冲任、胞宫，脂膜壅塞，遮隔子宫，不能摄精成孕而致不孕；气机不畅，气滞则血瘀，痰瘀互结于冲任、胞宫，而致不孕。故健脾益肾、调冲化痰为治疗大法。马老主张以导痰汤加减，以苍术加二陈燥湿化痰，健脾和胃，其主药为苍术，对燥湿健脾有十分明显的效果，佐以薏苡仁以健脾除湿，多加用补肾温阳之品，并根据患者不同症状辨证施治，使肾气充盛、精血充足，脾气健行，气机调畅，湿气乃去，而得种子。

第十三节　润肺滋肾治疗糖尿病

一、医理阐述

糖尿病是一种由于胰岛素分泌缺陷或胰岛素作用障碍所致的以高血糖为特征的代谢性疾病。高血糖则是由于胰岛素分泌缺陷或其生物作用受损，或二者兼有引起的。持续高血糖与长期代谢紊乱等可导致全身组织器官，特别是眼、肾、心血管及神经系统的损害及其功能障碍和衰竭。严重者可引起失水、电解质紊乱和酸碱平衡失调及急性并发症酮症酸中毒和高渗昏迷等。目前我国已经成为糖尿病第一大国，同时也是全球增长最快的地区，2010年中国糖尿病流行病学调查显示2007~2008年我国20岁以上人群中糖尿病患病率为9.7%，约9240万糖尿病患者，并有高达1.48亿人处于糖耐量降低阶段。而2013年最新发表的流行病学调查结果显示我国18岁及以上成人糖尿病患病率已达到11.6%，据估计在我国约有1.14亿糖尿病患者。由于糖尿病引起的心脏病、脑卒中、肾衰竭、失明、截肢等严重并发症使患者致残、致死率大幅度升高，世界卫生组织（WHO）已将糖尿病称为"21世纪的灾难"。因此糖尿病防治已成为我国亟待解决的重大公共卫生"危机"。

中医学对糖尿病的认识最早，且论述甚详。消渴之名，首见于《素问·奇病论》："其气上溢，转为消渴。"首次提出了消渴病的病名。根据病机及症状的不同，《黄帝内经》还有消瘅、膈消、肺消、消中等名称的记载。认为消渴病是由于先天禀赋不足，复因情志失调、饮食不节等原因所导致的以阴虚燥热为基本病机，以多尿、多饮、多食、乏力、消瘦，或尿有甜味为典型临床表现的一种疾病。《黄帝内经》认为五脏虚弱、过食肥甘、情志失调是引起消渴的原因，而内热是其主要病机。《诸病源候论·消渴候》论述其并发症云："其病变多发痈疽。"《外台秘要·消中消暑肾消》言："渴而饮水多，小便数，……甜者，皆是消渴病也。"对消渴的临床特点作了明确的论述。刘河间对其并发症作了进一步阐述，《黄帝素问宣明论方·消渴总论》指出消渴一证"可变为雀目或内障"。《证治准绳·消瘅》在前人论述的基础上，对三消的临床分类作了规范："渴而多饮为上消，消谷善饥为中消，渴而便数有膏为下消。"明清及其之后，对消渴的治疗原则及方药，有了更为广泛深入的研究。

消渴的主要病机为阴津亏损，燥热偏盛，而以阴虚为本，燥热为标。消渴病变的脏腑主要在肺、胃、肾，尤以肾为关键。肺主气为水之上源，敷布津液；燥邪伤肺，则津液不能敷布而下行，随小便排出体外，故小便频数量多；肺不能输布津液则口渴多饮。《医学纲目·脾胃门》曰："盖肺藏气，肺无病则气能管摄津液之精微，而津液之精微者收养筋骨血脉，余者为溲。肺病则津液无气管摄，而精微者亦随溲下。"胃为水谷之海，主腐熟水谷，脾为后天之本，主运化，为胃行其津液。脾胃受燥热所伤，胃火炽盛，脾阴不足，则口渴多饮，多食善饥；脾气虚不能转输水谷精微，则水谷精微下流注入小便，故小便味甘；水谷精微不能濡养肌肉，故形体日渐消瘦。《太平圣惠方》提到："热毒在内，不得宣通，关膈闭塞，血脉不行，热气蒸于脏腑，津液枯竭，则令心肺烦热，咽喉干燥。故令渴不止，而饮水过度也。"肾为先天之本，主藏精而寓元阴元阳。肾阴亏虚则虚火内生，上燔心肺则烦渴多饮，中灼脾胃则胃热消谷，肾失濡养，开阖固摄失权，则水谷精微直趋下泄，随小便而排出体外，故尿多味甜。《古今录验方》云"渴而饮水多，小便数，有脂，似麸片甜者，皆是消渴也"，又指出"每发即小便至甜"。

临床上常见的消渴病分为四种证型。

（1）肺热津伤证：症见烦渴多饮，口干舌燥，尿频量多，脉洪数，舌边尖红，苔薄黄。治法：清热润肺，生津止渴。方药：消渴方加减。常用药：天花粉、黄连、生地黄、藕汁、葛根、麦冬、茯苓、甘草。

（2）胃热炽盛证：症见多食易饥，口渴，尿多，形体消瘦，大便干燥，脉滑实有力，舌质红，苔黄。治法：清胃泻火，养阴增液。方药：玉女煎加减。常用药：生石膏、知母、生地黄、麦冬、川牛膝、黄连、栀子。

（3）肾阴亏虚证：症见尿频量多，混浊如脂膏，或尿甜，腰膝酸软，乏力，头晕耳鸣，口干唇燥，皮肤干燥、瘙痒，脉细数，舌红少苔。治法：滋阴补肾，润燥止渴。方药：六味地黄丸加减。常用药：熟地、山萸肉、山药、茯苓、泽泻、丹皮。

（4）阴阳两虚证：症见小便频数，混浊如膏，甚至饮一溲一，面容憔悴，耳轮干枯，腰膝酸软，四肢欠温，畏寒肢冷，阳痿或月经不调，脉沉细无力，舌苔淡白而干。治法：温阳滋阴，补肾固摄。方药：金匮肾气丸。常用药：熟地、山萸肉、山药、附子、肉桂。

二、临证心悟

马老认为现代糖尿病与古代消渴病的证型已有所不同，临床辨证糖尿病要把辨证与辨病相结合。糖尿病主要是由于素体阴虚，饮食不节，复因情志失调，劳欲过度所致，五脏虚弱是发生本病的重要因素，阴虚燥热为本病的主要病机。而肺脾肾亏虚是糖尿病肾病发病的基础。脾为后天之本，气血化生之源，脾主运化，具有把饮食水谷转化为水谷精微和津液，并把水谷精微和津液吸收、转输到全身各脏腑的生理功能。脾在维持人体正常的生命活动中，起着重要的作用，脾气亏虚可导致多种疾病的发生，脾虚可导致消渴病的发生。脾主运化水谷精微，为气血生化之源，五脏六腑皆赖之濡养，脾虚则诸脏皆虚。脾虚不能散精上达于肺，肺津无以输布，则见肺燥而口渴多饮；脾虚不能为胃行其津液，郁而化热，消灼胃阴，则多食而善饥；脾虚不能输精于四肢肌肉，则多食消瘦，倦怠乏力；脾虚不能行津液、化精微，清阳不升，浊阴不降，以致肾和膀胱功能失调，故溲多，尿甘也。肾为先天之本，肾主藏精，主水，主纳气。肾中寓真阴、真阳，肾又称为"五脏阴阳之本"。肾气对脏腑气化具有促进和调节作用，并主司和调节全身水液代谢，肾气亏虚可导致消渴病的发生。故马老认为治疗消渴病，可以润肺健脾滋肾为治疗大法，既可润肺滋阴，肃肺降气，使肺气下达于肠腑，又可补脾胃之虚，又可行脾胃之滞，再可滋肾而化气通关。正如《景岳全书》所云："善补阳者，必于阴中求阳，则阳得阴助，而生化无穷；善补阴者，必于阳中求阴，则阴得阳长，而泉源不竭。"

三、验案

朱某，男，62岁。2015年6月12日初诊。

主诉：多饮、多尿5年余。

现病史：患者自诉5年余前在体检时发现空腹血糖高达9.7mmol/L，被诊为2型糖尿病。在门诊治疗，口服二甲双胍等降糖药，血糖控制不理想。2015年6月12日就诊于马老处。初诊时检测空腹血糖为9.9mmol/L，餐后2小时血糖为14.1mmol/L，饮水多，小便频数，身体易疲倦。脉沉细无力，舌苔淡红而干。

中医诊断：消渴；肺燥胃热肾虚证。

治法：润肺健脾滋肾。

方药：玉女煎合六味地黄丸加减。

熟地 12g　山萸肉 12g　山药 15g　天花粉 15g　生地 10g　茯苓 15g　知母 10g　川牛膝 12g　栀子 10g　丹皮 10g

7剂，水煎服，每日1剂，早晚分服，服药期间忌食辛辣油腻刺激食物。

二诊：患者于6月20日再请马老视诊，患者口渴多饮明显改善，马老详诊后指出，患者脉沉细，舌红苔少，仍表现肺燥胃热肾虚之象，故继以润肺健脾滋肾为则，原方加砂仁4g醒脾健胃，玉竹12g养阴生津。因患者居外地，就诊不便，予30剂，服法禁忌同上。

三诊：药到病除，无特殊不适，续服二诊方2个月，服法禁忌同上。患者多饮、多尿等症状未见，多次门诊测得血糖均在正常范围之内。

按　《灵枢·五变》云："五脏皆柔弱者，善病消瘅。"《灵枢·本脏》言，肺脆则善病消瘅，易伤；脾脆则善病消瘅，易伤；肾脆则善病消瘅，易伤。张隐庵注："五脏主藏精者也，五脏脆弱则津液微，故皆成消瘅。"说明消渴病的治疗不能局限于上中下三消分治，消渴病涉及气血阴阳和五脏六腑，并以气阴两虚、脾肾俱亏为本，燥热、气郁、瘀血、痰湿为标。因此，中医治疗消渴病宜益气养阴，润肺健脾滋肾，佐以清热、行气、活血。此患以玉女煎合六味地黄丸加减治疗，润肺健脾滋肾，相得益彰。如同时参考现代医学治疗糖尿病的经验，中西药结合，可纠正代谢紊乱，减少并发症。

第十四节　补肾活血治疗类风湿关节炎

一、医理阐述

类风湿关节炎是一种病因不明的以关节病变为主的慢性全身自身免疫性疾病。它以关节滑膜炎症、血管翳形成及随后的关节破坏为主要病理特征，最终导致关节畸形及功能丧失，严重影响患者的生活质量。主要临床表现为小关节滑膜炎所致的关节肿痛，继而软骨破坏、关节间隙变窄，晚期因严重骨质破坏、吸收导致关节僵直、畸形、功能障碍等。我国类风湿关节炎的患病率为 0.24%～0.5%，女性多于男性，（2～3）：1，任何年龄均可发病，以 20～50 岁最多。本病为反复发作慢性进展性疾病，致残率较高，预后不良。目前的治疗手段基本集中在药物治疗上，主要使用的是非甾体抗炎药、糖皮质激素及其他免疫抑制剂，但这些药物在缓解患者症状的同时，常伴有不良反应。中医药可治疗类风湿关节炎，疗效确切，副作用小。

类风湿关节炎在中医学中属"痹证"范畴，最早源于《黄帝内经》，发展于张仲景的《伤寒杂病论》。《黄帝内经》设有"痹论"专篇，《素问·痹论》曰："风寒湿三气杂至，合而为痹也，其风气胜者为行痹，寒气胜者为痛痹，湿气胜者为着痹也。"指出风寒湿侵入致痹为该病的病因病机。在痹证的证候分类上，主要分为行痹、痛痹、着痹三类。此外，又根据病变部位、发病时间的不同，而分为皮、脉、肉、筋、骨五痹，即"以冬遇此者为骨痹，以春遇此者为筋痹，以夏遇此者为脉痹，以至阴遇此者为肌痹，以秋遇此者为皮痹"。此以时令言五痹。又曰："痹在于骨则重，在于脉则血凝而不流，在于筋则屈而不伸，在于肉则不仁，在于皮则寒。"此以症状言五痹。汉代张仲景在《金匮要略》中论述了湿痹、历节病，《金匮要略·中风历节病脉证并治》中的历节，即指痹证一类疾病。在《金匮要略·痉湿暍病脉证并治》中，则对湿痹及风湿为患的证治作了论述。该书创立祛风除湿、温阳散寒的桂枝附子汤、甘草附子汤及乌头汤等治疗痹证的常用治疗方剂。此外，巢元方的《诸病源候论》又称之为"历节风"，曰："人腠理虚者，则由风湿气伤之，搏于血气，血气不行则不宣，真邪相击，在于肌肉之间，故其肌肤尽痛。"指出体虚感邪是引起痹证的主要因素。王焘的《外台秘要》述其症状痛如虎咬，昼轻夜重，而称"白虎病"；朱丹溪的《格致余论》又称"痛风"；王肯堂的《证治准绳》将膝关节肿大者称为"鹤膝风"，手指关节肿大者称为"鼓槌风"；李中梓的《医宗必读·痹》则阐明其"治风先治血，血行风自灭"的治则；叶天士对痹久不愈，邪入于络，用活血化瘀法治疗，并重用虫类药剔络搜风；当代名家焦树德教授对痹证的研究首次提出了"尪痹"一说；朱良春教授多主张用虫类药剔络搜风。均对临床有较大的指导意义。

根据感受邪气的不同，痹证分为风痹、寒痹、湿痹、热痹等类型；根据症状不同，分为行痹、痛痹、着痹等证型。其外因是风寒湿邪侵袭或感受风湿热邪；内因是劳逸不当、体质亏虚。临床治疗上，首先应辨别风、寒、湿、热痹之类型，然后根据各证型分别施药；病久者还应辨别有无气血损伤和脏腑亏虚之证候。临床上常见的痹证分为四种证型。

（1）行痹：症见肢体关节疼痛，游走不定，腕、肘、踝、膝等关节屈伸不利，或见恶风发热，脉浮，舌淡，苔薄白。治宜祛风通络，散寒除湿。方用防风汤加减，关节酸痛以上肢为主者，加白芷、威灵仙、川芎祛风止痛；酸痛以下肢为主者，加独活、牛膝、防己通络止痛；酸痛以腰背为主者，加桑寄生、淫羊藿、巴戟天温肾止痛。

（2）痛痹：症见肢体关节疼痛，痛有定处，疼痛较剧，宛如锥刺，得热痛减，遇寒痛增，关节不可屈伸，局部皮色不红，触之不热，脉弦紧，舌淡，苔白。治宜温经散寒，祛风除湿。方用乌药汤加味。

（3）着痹：症见肢体关节重着，酸痛，或有肿胀，痛有定处，手足沉重，活动不便，肌肤麻木不仁，脉濡缓，舌质淡红，苔白腻。治宜除湿通络，祛风散寒。方用薏苡仁汤加减，关节肿胀者加萆薢、姜黄利水通络；肌肤麻木不仁者，加海桐皮、徐长卿祛风通络。

（4）热痹：症见关节疼痛，局部灼热红肿，得冷稍舒，痛不可触，病可累及一个或多个关节，多兼有发热、恶风、口渴、烦闷不安等全身症状，脉滑数，舌质红，苔黄燥。治宜清热通络，祛风除湿。方用白虎汤合桂枝汤加减，皮肤有红斑者，加牡丹皮、生地、地肤子、赤芍凉血散风。

此外，如各种痹证迁延不愈，正虚邪恋，瘀阻于络，津凝为痰，痰瘀闭阻，可用桃仁汤加穿山甲、白芥子、全蝎养血活血，化痰祛瘀，搜风通络；痹证日久，除风、寒、湿邪闭阻经络关节外，还常出现气血不足及肝肾亏虚症状，可选用独活寄生汤加减或炙甘草汤加减。

二、临证心悟

马老根据多年的临床经验，指出痹证的病机关键在于肝肾亏虚、痰瘀困阻，总结本病的治疗以活血化瘀和补益肝肾为原则，再配合祛风通络之法。认为痹证的早期是阳气先虚，卫外功能降低，病邪乘虚而入，袭踞经隧而发为病。而肾为人体全身气血阴阳的根本，肾阳不足则卫外不固，风寒湿热乘虚而入，而且任何脏腑阴阳的虚衰，日久都会引起肾阴或肾阳的不足，久病及肾，因此肾虚是痹证的根本病机。《素问·五脏生成论》云"肾之合骨也"；《素问·宣明五气论》曰"肾主骨"。而张景岳言："凡人之气血，盛则流畅，少则壅滞，故气血不虚不滞，虚则无有不滞者。"王清任《医林改错》又言："元气既虚，必不能达血管，血管无力，血必停留而瘀。"说明肾虚则易产生瘀血，无论肾阴肾阳亏虚都会致瘀，肾阴亏虚则津液不足，脉络亏虚；肾阳虚则会失于温煦，脉络瘀阻，血行不畅而致瘀。故马老治疗痹证重视顾护肝脾肾，认为其病机属本虚标实，虚实夹杂，虚在气、在血、在肝肾，实属瘀血、属痰湿，关键在于肝肾亏虚，湿热内蕴，痰瘀困阻。脾主运化，化生水谷精微，为后天之本，同时脾运化水湿，脾守其职，津液无以停聚；肝主疏泄，调控气机运作，气机运化不利，则致气血瘀滞，同时肝主筋，肾主骨，顾护肝肾对于本病的治疗尤为重要。肝肾亏虚，则筋骨失养，进而滋生本病。治疗以标本兼治、筋骨并重、补益肝肾、活血通络为大法。临证善用四物汤合六味地黄丸加减。

三、验案

张某，女，42岁。2013年5月17日初诊。

主诉：四肢关节肿痛3年。

现病史：患者有长期涉水史，3年前渐出现双手指间关节疼痛肿胀，活动轻度受限，后相继出现腕关节、肩关节及膝关节、足趾关节肿胀疼痛，以夜间为甚，病情逐渐加重，疼痛难忍，关节强直，活动度降低，严重影响日常生活，后就诊于省级某医院行实验室检查提示抗环瓜氨酸肽（CCP）抗体阳性、类风湿因子阳性，诊断为类风湿关节炎，先后给予甲氨蝶呤片、来氟米特片、羟氯喹片、醋酸泼尼松片及美洛昔康片等药物治疗，病情时好时坏。后求诊于马老，刻下患者面色少华，畏寒肢冷，腰膝酸软，全身无力，关节肿胀，小便清长，食少纳呆。脉沉涩，舌淡暗，苔少。

既往史：无特殊。

辅助检查：血沉72mm/h，抗CCP抗体（+），类风湿因子（+），肝肾功能正常。

中医诊断：痹证（尪痹）；肾虚寒盛夹瘀证。

治法：温阳补肾，活血止痛。

方药：肾气丸加减。

桂枝10g　制附子6g　熟地15g　怀山药20g　山萸肉15g　泽泻15g　丹皮10g　牛膝15g　鹿角胶15g　当归15g　淫羊藿15g　菟丝子15g　雷公藤10g　干姜10g　焦三仙各15g

14剂，水煎服，每日1剂，早晚分服，服药期间忌食辛辣油腻刺激食物。

二诊：患者服药后关节肿痛有所改善，仍感畏寒怕冷，腰膝酸软，乏力，关节肿胀，纳食较前改善，夜寐尚安，二便调。脉沉涩，舌淡暗，苔薄。考虑患者仍为肾虚寒盛夹有瘀血之象，上方加赤芍20g、全蝎5g养血活血，化痰祛瘀，搜风通络。续服14剂，服法禁忌同上。

三诊：患者服药后病情明显改善，关节肿胀疼痛较前明显好转，手指关节活动良好，纳食可，夜寐安，二便调。脉沉，舌淡暗，苔薄白。续服二诊方2个月余，服法禁忌同上。

2个月后随访患者，药到病除，病情痊愈。

按　人体正气不足，卫外不固，是痹证发生的内在基础，感受外邪是痹证发生的外在条件。《黄帝内经》云："正气存内，邪不可干""邪之所凑，其气必虚"。故治疗上注重补肾治本，并根据阴、阳、气虚的侧重不同，分别施以补肾壮阳、滋阴壮水、补益元气之法。肾虚元气不足，无力推动血行，每致气虚血瘀；肾阳不足，温养失职，可致血寒而凝；肾阴不足，虚火炼液，可致血行迟缓涩滞，脉阻血凝。所以临床所见痹证，肾虚与瘀血并见，补肾活血为痹证治疗的基本大法，在疾病进展的不同阶段，辅以不同的其他治法，定中有变，灵活机动。

第四章　经方验方临床应用

第一节　桂枝汤的临床应用

桂枝汤，为解表剂，具有辛温解表、解肌发表、调和营卫之功效。临床常用于治疗感冒、流行性感冒、原因不明的低热、产后或病后低热、妊娠呕吐、多形红斑、冻疮、荨麻疹等属于营卫不和者。

组成：桂枝（去皮）、芍药、生姜、大枣（切）各9g　甘草（炙）6g

用法：上五味，以水七升，微火煮取三升，去滓，适寒温，服一升。服已须臾，啜热稀粥一升余，以助药力。温覆令一时许，遍身漐漐微似有汗者益佳，不可令如水流漓，病者必不除。若一服汗出病瘥，停后服，不必尽剂；若不汗，更服依前法，又不汗，后服小促其间，半日许令三服尽。若病重者，一日一夜服，周时观之。服一剂尽，病证犹在者，更作服；若汗不出，乃服至二三剂。禁生冷、黏滑、肉面、五辛、酒酪等物。现代用法：水煎服，温服取微汗。

功用：解肌发表，调和营卫。

主治：外感风寒表虚证。头痛发热，汗出恶风，鼻鸣干呕，苔白不渴，脉浮缓或浮弱者。

方义：本方证为风寒伤人肌表，腠理不固，卫气外泄，营阴不得内守，肺胃失和所致。治疗以解肌发表，调和营卫为主。本方证属表虚，腠理不固，且卫强营弱。桂枝辛温，辛能散邪，为君药。芍药酸寒，酸能敛汗，寒走阴而益营。桂枝配芍药，是于发散中寓敛汗之意。所以既用桂枝为君药，解肌发表，散外感风寒，又用芍药为臣，益阴敛营。桂、芍相合，一治卫强，一治营弱，合则调和营卫，是相须为用。生姜辛温，既助桂枝解肌，又能温胃止呕。大枣甘平，既能益气补中，又能滋脾生津。姜、枣相合，还可以升腾脾胃生发之气而调和营卫，所以并为佐药。炙甘草之用有二：一为益气和中，合桂枝以解肌，合芍药以益阴；一为调和诸药。所以本方虽只有五味药，但配伍严谨，散中有补，调和阴阳表里，气血营卫，并行而不悖。正如柯琴在《伤寒附翼》中赞桂枝汤"为仲景群方之魁，乃滋阴和阳，调和营卫，解肌发汗之总方也"。

本方用于治疗外感风寒表虚证。临床应用以头痛发热，汗出恶风，鼻鸣干呕，苔白不渴，脉浮缓或浮弱为辨证要点。恶风寒较甚者，宜加防风、荆芥、淡豆豉疏散风寒；体质素虚者，可加黄芪益气，以扶正祛邪；兼见咳喘者，宜加杏仁、苏子、桔梗宣肺止咳平喘。外感热病，阴虚火旺，血热妄行者，均当忌服，孕妇及月经过多者慎用。

临床应用：

1. 鼻衄

张某，男，13岁，学生。2010年12月4日就诊。

鼻衄时作，口渴烦热，时常头晕乏力，纳差易汗，形体瘦弱，二便尚调。脉浮微涩，舌润苔少。证属阴阳失调，营阴郁热，热伤血络。宜桂枝汤加味。

处方：桂枝 8g　赤芍 9g　元参 9g　竹茹 9g　炒山栀 9g　炒藕节 9g　花粉 9g　牡丹皮 9g　白芍 9g　生甘草 6g　生姜 2 片　大枣 3 枚

水煎服，每日 1 剂，服药 1 周，头晕乏力症状明显减轻，鼻衄亦止。连服 2 周，诸症皆除。

按　"阳浮者热自发，阴弱者汗自出""阳络伤则血外溢，血外溢则衄血"。马老认为此患者属阴阳失调，肺卫不固，营阴郁热，热伤血络，其气上通鼻窍，发为鼻衄。予桂枝汤加味滋阴和阳，调和营卫，清热凉血，故鼻衄得止，诸症悉除。

2. 产后高热

王某，女，29 岁，工人。2009 年 1 月 4 日就诊。

产后 3 日突发高热，体温最高达 40℃，头痛，寒战有汗。脉浮小数，舌淡，苔薄微腻。

证属产后气阴两亏，风邪乘虚外袭，以致营卫不和，高热不止。治当调和营卫、补虚退热。

处方：桂枝 9g　白芍 15g　太子参 20g　白薇 12g　青蒿 15g　炙甘草 9g　生姜 3 片　大枣 4 枚

水煎服，每日 1 剂，体温降至正常，继服 5 剂，症消神清。

按　马老认为此例为产后气血大伤，机体阴阳气血失和，卫阳不固，营阴不守，风邪乘袭。治当调和营卫，益气和血。若微恶风寒，虽汗出但口不渴，兼有脉浮大无力而数，舌红，苔薄。可酌加红参 12g、生黄芪 20g、当归 12g、荆芥炭 9g。

3. 动脉硬化伴神经衰弱

林某，女，52 岁，干部。2008 年 3 月 8 日初诊。

自述双手足麻木疼痛 1 年余，严重时累及上下肢，与衣物摩擦时刺痛不适，昼轻夜重，影响睡眠，伴有情绪烦躁不安，稍动汗出，自感四肢发冷，触之肤温基本正常。既往血压不稳定，时有升高，曾服用尼群地平降压，但未规律服药。同时患者患有长期失眠，每晚自服地西泮 7.5mg。曾诊为高血压、动脉硬化、风湿性肌痛、风湿病等，采取扩张血管、降压、活血化瘀、祛风除湿等中西药治疗。中药方大多有蜈蚣、全蝎、乌梢蛇、小白花蛇、炮甲珠等，药价昂贵，疗效欠佳。病程中无发热，否认颈、腰椎损伤。查体：血压 124/80mmHg，四肢皮肤色泽正常，无皮疹及出血点，心、肺、肝、脾未见异常，肌力、肌张力均正常，痛触觉敏感。脉弦滑，舌淡红，苔白腻。血尿常规、生化检查未见明显异常。

诊断：多发性末梢神经炎，神经衰弱。辨证：脾虚湿阻，卫虚营弱，阳气痹阻。治宜疏肝理脾、调和营卫、通阳行痹。药用桂枝汤合四逆散酌加川芎、木瓜、白术、姜黄、细辛等。

处方：桂枝 12g　赤芍 15g　白芍 20g　生黄芪 20g　枳壳 9g　柴胡 9g　木瓜 20g　片姜黄 9g　川芎 10g　白术 20g　茯苓 15g　细辛 3g　生姜 2 片　大枣 3 枚　生甘草 8g

水煎服，每日 1 剂，1 周后复诊，述手足麻木疼痛症状明显减轻，四肢冷感消失，仍失眠多梦，伴痰多，易汗，气短乏力。脉、舌象同前。予停服地西泮，上方去四逆散，加龙骨 20g、牡蛎 20g、五味子 10g、茯神 15g、法半夏 12g。

3 周后复诊，患者远道而来，喜形于色，述手足麻木疼痛症状基本消失，每夜睡眠时间超过 6 小时。

按　马老认为，患者女性，年过半百，素有肝郁脾虚，有余于外而不足于内，稍事劳作则汗出，入夜则辗转难以成眠，再被风邪所袭，阳气痹阻，血脉不畅，故肌肤肢体麻木不仁。治当疏肝理脾、调和营卫、通阳行痹。予桂枝汤合四逆散加味益气通阳，和营行痹，疏肝理脾，效如桴鼓。

第二节　麻杏石甘汤的临床应用

麻杏石甘汤，为解表剂，具有辛凉宣泄、清肺平喘之功效。临床常用于治疗感冒、上呼吸道感染、急性支气管炎、肺炎、支气管哮喘、麻疹合并肺炎等属表证未尽，热邪壅肺者。

组成：麻黄、杏仁各9g　石膏24g　甘草6g

用法：以水七升，煮麻黄去上沫，内诸药，煮取两升，去渣，温服一升。

功用：辛凉宣泻，清肺平喘。

主治：外感风邪，邪热壅肺证。身热不解，咳逆气急，鼻煽，口渴，有汗或无汗，舌苔薄白或黄，脉滑而数者。

方义：本证是由风热袭肺，或风寒郁而化热，壅遏于肺所致。肺中热盛，气逆伤津，所以有汗而身热不解，喘逆气急，甚则鼻翼煽动，口渴喜饮，脉滑而数。此时急当清泻肺热，热清气平而喘渴亦愈。所以方用麻黄为君，取其能宣肺而泻邪热，是"火郁发之"之义。但其性温，故配伍辛甘大寒之石膏为臣药，而且用量倍于麻黄，使宣肺而不助热，清肺而不留邪，肺气肃降有权，喘急可平，是相制为用。杏仁降肺气，用为佐药，助麻黄、石膏清肺平喘。炙甘草既能益气和中，又与石膏合而生津止渴，更能调和于寒温宣降之间，所以是佐使药。综观全方，药虽四味，配伍严谨，用量亦经斟酌，尤其治肺热而用麻黄配石膏，是深得配伍变通灵活之妙，所以清泻肺热，疗效可靠。

临床应用：

1. 鼻渊

陈某，女，21岁，农民。2007年10月21日初诊。

患者于20日前偶感风寒，近5日每日上午八九点出现头痛症状，前额部痛甚，在家中休息后未见缓解，且症状逐渐加重，伴有鼻流浊涕，色黄质稠，臭秽异常，食不知味而欲饮冷，大便秘结。脉数有力，舌淡苔黄。X线片提示：上额窦炎。

辨病为鼻渊，当属风寒内郁而化热，肺胃受袭，宜宣肺清胃，通利鼻窍为治。予麻杏石甘汤加味。

处方：麻黄6g　炒杏仁10g　石膏30g　鱼腥草15g　知母10g　白芷10g　辛夷10g　薄荷6g　生甘草6g

水煎服，每日1剂，7剂后症状大为好转。又服药2周而基本痊愈。

按　马老言鼻渊一病，首见于《黄帝内经》，其病多与肺胃二经有关。若邪热袭肺，肺气失其宣肃而上逆，或阳明经热，循经而上，致使邪热壅阻鼻窍，发为鼻渊。本病多有前额及眉棱骨疼痛，往往于上午7~9点为重，7~9点为古辰时，据《灵枢·营气》所载，辰时正为阳明胃经所主，得其本位则热更甚，故辰时症状会加重。麻杏石甘汤乃辛凉宣肺之剂，其中石膏辛甘大寒，入肺胃二经，《医宗金鉴》谓本品是清泻肺胃实热之要药，重用石膏切合鼻渊病的病因病机。辛夷入肺胃二经，苍耳子通利鼻窍，合白芷均为治疗鼻渊病伴头痛的常用药。故而，麻杏石甘汤乃治本之法，余药治标，标本兼治，疗效确切。

2. 风疹

曹某，女，27岁，护士。2011年4月2日初诊。

全身起风疹疙瘩5日，自服抗过敏药物，未见明显改善，皮肤瘙痒异常，搔抓后融合成团块状大小不等的风团，以躯体、臀部及双上肢为甚，伴发热恶风，神疲乏力，食欲减退，夜寐欠安，咽红肿疼痛。脉浮数，舌尖红，苔薄黄。

辨病为风疹，当属风袭卫表，肺失宣肃。治宜宣肺透表、凉血祛风。予麻杏石甘汤加味。

处方：生麻黄9g　杏仁10g　葛根12g　徐长卿15g　防风10g　荆芥10g　生石膏30g　赤芍15g　生甘草9g

水煎服，每日1剂，服上药7剂，诸症减半。继服10剂，疹消神清，随访4周未见复发。

按　马老常言风为百病之长，风之为患，肺卫首当其冲，可导致卫气不固、肺气失于宣肃，邪气客于肌表，突发风疹。方用麻杏石甘汤，宣肺御外，葛根、赤芍、防风、荆芥祛散风邪，疗肌解表，佐徐长卿、赤芍，祛风凉血、止痒解毒，诸药对症，疾苦自消。

3. 荨麻疹

梁某，男，38岁，工人。2012年5月20日初诊。

患者患有慢性荨麻疹数年，时发时愈，发时周身瘙痒，痛苦异常，伴食欲减退，乏力，烦躁多梦。脉滑而数，舌苔薄黄。经多方求治均未见明显疗效，马老予麻杏石甘汤加味治之，效果明显。

处方：麻黄8g　杏仁9g　蚕沙15g　生石膏（先煎）25g　地肤子15g　全蝎6g　生甘草9g

水煎服，每日1剂，连服7剂，疹消痒止。继服14剂神清气爽，喜形于色，随访4周未见复发。

按　马老言告石膏辛甘大寒，其主要成分为含水硫酸钙，除可清热外，尚有降低血管通透性的作用；麻黄辛苦，微温，其主要成分为麻黄碱和挥发油，麻黄碱有松弛支气管平滑肌作用，挥发油可刺激汗腺分泌。两药合用，寒温相制，除可辛温解表、泻热平喘外，尚能兴奋心脏、收缩血管，对皮肤黏膜的变态反应亦有明显功效。甘草甘平，其主要成分为甘草皂苷、天冬酰胺及甘露醇，除可祛痰止咳、和胃解毒之外，尚具有抗乙酰胆碱、抗肾上腺素和抗过敏的作用。

第三节　桂枝龙骨牡蛎汤的临床应用

桂枝龙骨牡蛎汤具有调阴阳、和营卫之功效。临床用于治疗癔症、失眠、盗汗、围绝经期综合征、小儿支气管炎、遗精或滑精、梦交、不孕症、先兆流产、呃逆、久泻等病症。

组成：桂枝、芍药、生姜各15g　甘草10g　大枣4枚　龙骨、牡蛎各9g

用法：上七味，以水七升，煮取三升，分三次温服。忌冷水。

功用：调阴阳，和营卫，兼固涩精液。燮理阴阳，交通心肾。

主治：虚劳阴阳两虚，心悸多梦，不耐寒热，自汗盗汗，少腹弦急，遗尿，男子失精，女子梦交，目眩，发落，舌淡苔薄，脉虚芤迟。

现代药理研究：本方有镇静的作用，龙骨含碳酸钙、硫酸钙，具有降低骨骼肌兴奋、镇静、止血的作用。

临床应用：

1. 梦交

张某，女，27岁，教师。2012年3月12日初诊。

患者初于21岁时，某次夜晚入睡后，梦中与异性交合，后亦多有梦交。近1年来，梦交现象日见频繁，其者一夜数次。次日醒后，神疲乏力，精神衰少，四肢沉重无力，白带增多。面色晦暗，眼周发黑，皮肤干皱。脉濡，舌淡，苔少。

处方：桂枝 12g　白芍 12g　炒白术 20g　芡实 30g　牡蛎（先煎）30g　龙骨（先煎）30g　山药 15g　金樱子 15g　炙甘草 9g　生姜 5 片　大枣 5 枚

每日 1 剂，水煎早晚分服，连服 12 日。

3 月 24 日二诊：梦交次数减少，隔日一发，白带亦减少。10 剂后偶发，20 剂而愈，随访半年无复发。

按　马老示梦交一证，男女皆有，男子称梦遗，女子称梦交。与心、肝、肾密切相关，肾主闭藏，肝主疏泄，二者皆有相火，心君火也，为物所感则易动，心动则相火亦动，动则精走相火翕然而起，虽不交合，亦暗流而自疏泄矣。仲景云："男子失精，女子梦交，桂枝龙骨牡蛎汤主之。"桂枝龙骨牡蛎汤由桂枝汤加龙骨、牡蛎而成。病人患病日久，阴阳两虚，相火妄动而致梦交，用桂枝龙骨牡蛎汤切合病机，佐加芡实、金樱子以固精，白术、山药以健脾。

2. 呃逆

陈某，女，48 岁，职员。2013 年 5 月 21 日初诊。

患者呃逆频作月余，初起偶发，继之则频。服过丁香柿蒂散等药未见明显效果，伴有胸闷不舒，四肢困倦，口渴而不欲饮，恶心。脉濡，舌苔白腻。

证属脾虚湿盛，痰湿中阻，胃失和降。治以健脾燥湿，顺气降逆。以桂枝龙骨牡蛎汤加味。

处方：桂枝 9g　白芍 12g　茯苓 15g　生白术 15g　姜半夏 12g　陈皮 10g　龙骨（先煎）20g　牡蛎（先煎）20g　竹茹 10g　生甘草 9g　大枣 5 个　生姜 3 片

水煎服，每日 1 剂，上方服 7 剂，胸闷得舒，呃逆渐止。上方去陈皮加瓜蒌 15g、枳壳 12g，继服 7 剂，随访未再复发。

按　马老示桂枝龙骨牡蛎汤，用以治疗虚寒所致呃逆，疗效显著。呃逆之因，虽有寒热虚实之别，大半多由虚寒引起。本方有温阳益气、镇静安神之功，桂枝通阳，白芍柔肝，龙骨宁心，牡蛎潜阳，生姜祛寒止呕，甘草、大枣和胃缓急。

3. 半身汗出

秦某，女，48 岁，干部。2011 年 8 月 9 日初诊。

患者近半年来阵发性上半身烘热汗出，伴有汗出前周身烦躁，胸闷不舒，继则出现上半身汗出较多，汗后如常，精神紧张，天气闷时加重。近 1 个月发作愈加频繁，多则一日数次，伴失眠多梦、月经不调、烦躁易怒。脉细缓，舌红，苔薄白。西医诊为更年期综合征，曾服谷维素、安神口服药等疗效不显。

处方：桂枝 12g　炒白芍 12g　生龙骨（先煎）25g　生牡蛎（先煎）25g　合欢皮 15g　炒枣仁 20g　甘草 9g　生姜 3 片　大枣 3 枚

水煎服，每日 1 剂，服上方 5 剂后烘热汗出次数明显减少，睡眠较前改善，舌脉同前，原方再服 7 剂而愈。

按　马老示患者年且 48 岁，处更年期，肝气失调，阴阳逆乱。《素问·阴阳别论》云"阳加于阴谓之汗"，故治以调疏肝气，调整阴阳。王泰林言："桂枝汤外感用之能祛邪和营卫，内伤用之能补虚调阴阳，加龙骨、牡蛎，收敛其浮越之神，固摄其散亡之精。"

第四节　真武汤的临床应用

真武汤，为祛湿剂，具有温阳利水之功效。临床常用于治疗慢性肾小球肾炎、心源性水肿、甲状腺功能低下、慢性支气管炎、慢性肠炎、肠结核等属脾肾阳虚，水湿内停者。

组成：茯苓、芍药、生姜（切）、附子（炮，去皮，破八片）各9g　白术6g

用法：以水八升，煮取三升，去滓，温服七合，日三服。现代用法：水煎服。

功用：温阳利水。

主治：阳虚水泛证。畏寒肢厥，小便不利，心下悸动不宁，头目眩晕，筋肉眴动，站立不稳，四肢沉重疼痛，浮肿，腰以下为甚；或腹痛，泄泻；或咳喘呕逆。舌质淡胖，边有齿痕，舌苔白滑，脉沉细。

方义：本方为治疗脾肾阳虚，水湿泛溢的基础方。盖湿之制在脾，水之主在肾，脾阳虚则湿难运化，肾阳虚则水不化气，小便不利，而致水湿内停，泛溢于四肢，肢体浮肿，沉重疼痛；水渍筋肉，则身体筋肉眴动，站立不稳；水湿流于肠间，则腹痛下利；上逆肺胃，则或咳或呕；水气凌心，则心悸；水湿中阻，清阳不升，则头眩。故治疗当以温阳利水为基本治法。本方以附子为君药，辛甘性热，用之温肾助阳，化气行水，兼暖脾土，以温运水湿。臣以茯苓利水渗湿，白术健脾燥湿。佐以生姜之温散，既助附子温阳散寒，又合苓术宣散水湿。白芍亦为佐药，其义有四：一者利小便以行水气，《神农本草经》言其能"利小便"，《名医别录》亦谓之"去水气，利膀胱"；二者柔肝缓急以止腹痛；三者敛阴舒筋以解筋肉眴动；四者可防止附子燥热伤阴，以利于久服。

本方为温阳利水之基础方。若水饮射肺而咳者，加干姜、细辛以温肺化饮，五味子敛肺止咳；阴盛阳衰而下利甚者，去芍药，加干姜以助温里散寒；水寒犯胃而呕者，重用生姜，酌加吴茱萸、半夏以助温胃止呕。

临床应用：

1. 眩晕

韩某，男，55岁，职员。2011年12月5日初诊。

患者述反复眩晕，发作时头晕目眩，如坐舟车，一日数发，少则数分钟，多则数小时，多可自行缓解，伴面色青白，四肢不温，喜饮热水，四肢疲乏，大便稀溏。脉细弱，舌淡润，苔稍腻。

处方：茯苓25g　白术20g　桂枝12g　生黄芪40g　炙甘草9g　灵磁石（先煎）30g

水煎服，每日1剂，连服7剂。

二诊：眩晕有所改善，每日发作1次，其他症状未见明显好转，遂改用真武汤加味。

处方：制附片10g　茯苓25g　白术20g　桂枝10g　生黄芪30g　白芍12g　远志9g　灵磁石（先煎）30g　炙甘草6g　生姜3片

三诊：服上方7剂后，眩晕不再发作，余症亦明显好转，苔薄白润，脉缓，改用香砂六君丸以善其后。随访数年未复发。

按　马老言眩晕多责于痰，古有"无痰不作眩"之说，又有"无虚不作眩"之说，说明眩晕与虚有关。临床亦常见"阳虚水泛"所致眩晕，从阳虚水泛论治，多可获良效。

2. 血栓闭塞性脉管炎

李某，男，53岁，工人。2011年5月15日初诊。

2年前因冬泳时间过长诱发双下肢发凉，麻木，行走不利，继则出现左足紫暗，左足二趾有一小破溃口，难以愈合，经某省级医院诊断为血栓闭塞性脉管炎。经多方治疗，病情无明显好转，遂求治于中医。临证所见：双下肢麻木，冷痛，屈曲受限，温之疼痛稍减，夜寐差，左足二趾破溃已1个月余，足背动脉搏动微弱，腘动脉、股动脉搏动较弱，下肢汗毛脱落，皮肤干燥，面色萎黄，小便清长，夜寐差。脉沉细，苔白厚。

此为肾寒脾虚之证，治宜温肾健脾。方用真武汤加减。

处方：制附子（先煎）15g 干姜6g 桂枝10g 生白术18g 白芍15g 茯苓20g 细辛3g 炙黄芪30g 党参12g 当归6g 生甘草6g

水煎服，每日1剂，上方加减共服50余剂，疼痛消失，温度色泽基本恢复正常，溃面愈合，临床基本治愈而出院。

按 现代医学认为，此病为四肢周围血管内皮细胞增生，或斑块形成，或继发血栓形成，导致血管腔严重狭窄，外周组织缺血缺氧，故见四肢厥冷、紫暗，甚则组织坏死破溃等病理表现，用真武汤加减治疗后，四肢转温，疼痛明显缓解，这说明真武汤具有扩管通脉、促进炎症吸收、改善外周微循环的作用。马老体会，临床运用时只要具备了真武汤的适应证，就可大胆应用。尤其要注重掌握现代医学的病理学知识，将辨病和辨证结合运用于广泛的临床领域，发皇古意，融会新知，古为今用，洋为中用，不断挖掘价值，寻找优势，开创局面，服务临床。此外，真武汤内附子一药辛热有毒，常用量为15~30g，其用量要根据病情及患者的体质不同而确定，应用时应嘱其先煎以减其毒性。

第五节 栀子豉汤的临床应用

栀子豉汤，出自《伤寒论》，为清热方，具有清热除烦之功效。

组成：栀子9g（劈开） 香豉4g（绵裹）

用法：上二味，以水四升，煮栀子取二升半，去滓，内豉，更煮取一升半，去滓。分二服，温进一服，得快吐者，止后服。

功用：清热除烦。

主治：

（1）伤寒汗吐下后，虚烦不眠，剧者反复颠倒，心下懊憹。

（2）大下后身热不退，心下结痛，或痰在膈中。

（3）加减运用。

1）本方加甘草，名栀子甘草豉汤，治前证兼少气者。

2）本方加生姜，名栀子生姜豉汤，治前证兼呕者。

3）本方去淡豉，加干姜，名栀子干姜汤，治伤寒误下，身热不去，微烦者。

4）本方去淡豉，加厚朴、枳实，名栀子厚朴汤，治伤寒下后，心烦腹满。

5）本方加大黄、枳实，名栀子大黄汤，治酒疸发黄，心中懊憹或热痛，亦治伤寒食复。

6）本方加枳实，名枳实栀子汤，治伤寒劳复。

7）本方加薤白，名豉薤汤，治伤寒下利如烂肉汁，赤滞下，伏气腹痛诸热证。

8）本方加犀角、大青，名犀角大青汤，治斑毒热甚头痛。

方义：方中栀子味苦性寒，泻热除烦，降中有宣；香豉体轻气寒，升散调中，升中有降。二药相合，共奏清热除烦之功。

临床应用：

1. 夜啼

殷某，女，11个月。2011年11月14日初诊。

患儿入夜则啼哭，躁动不安，曾经用导赤散治疗未见明显效果，遂来就诊，患儿除哭闹外，尚伴有纳差，小便短赤，大便秘结。指纹紫红，舌尖红，苔薄黄。

此属热扰胸膈，治以清热除烦为法。

处方：炒山栀4g　淡豆豉8枚

水煎服，每日1剂，分3次服。2剂后，哭闹顿减，继服7剂而愈。

按　马老云患者为婴儿，不会诉说，医者难知，古称儿科为哑科，医治有难度。本例为入夜啼哭躁动，伴纳差，小便短赤，大便秘结，舌红，苔薄黄等，应当想到热扰胸膈虚烦证，故投方即效。

2. 神经官能症

金某，女，58岁，干部。2013年5月22日初诊。

患者述胃脘部不适多年，伴胸闷不舒，食少，嗳气吞酸，甚则恶心呕吐，时有咽部异物感，吞之不下，吐之不出，头晕乏力，心悸少寐，烦躁不安，大便干结。脉弦，舌苔薄黄。

此证当为肝郁气滞，郁久化热，热扰胸膈。治宜清热解郁除烦。

处方：栀子12g　豆豉12g　茯神15g　丹皮9g　姜半夏10g　柴胡9g　香附12g　合欢花10g

上药水煎服，每日1剂，分2次服。

水煎服，每日1剂，服上药10剂后咽部异物感渐消，头晕乏力、心悸少寐等症状亦明显好转，精神愉悦。续服21剂，诸恙悉平，随访未再复发。

按　马老云患者肝胃不和多年，气滞痰阻于胃脘、咽喉和胸膈，感胃脘部不适，胸闷不舒，食少，嗳气吞酸，甚则恶心呕吐，时有咽部异物感，吞之不下，吐之不出。日久肝郁气滞进一步加剧，郁久化热，热扰胸膈，心悸少寐，烦躁不安，热扰胸膈证明显，故投方清热解郁除烦即效。

3. 鼻衄

林某，女，51岁，职员。2011年3月14日初诊。

患者述近10日来，每日上午10点左右自觉心烦胸闷，胸中如有物塞，随后鼻出血，约半小时鼻出血可渐止，心烦胸闷症状亦减轻，经他医治疗数次未见明显效果，今日特来就诊。刻下鼻出血，血色较鲜红，纳可，二便基本正常。脉弦数，舌红，苔薄黄。

证属邪热内扰胸膈，热伤血络，迫血妄行。治宜清热除烦，凉血止血为法。

处方：炒山栀12g　淡豆豉15g　白茅根30g

上药水煎服，每日1剂。2剂血止，继服10剂以善其功。

按　马老言，此病为定时鼻衄，临床并不多见。血出、血止与心烦胸闷症状相关，提示此鼻衄是由邪热内扰胸膈，热伤血络所致。故投本方加白茅根一味，即热退血止，药证切合，疗效显著。

第六节　六味地黄汤的临床应用

六味地黄汤是补肾名方，称谓来自钱乙所著的《小儿药证直诀》。六味地黄汤最早是"八味"，见于张仲景的《金匮要略》。后来，宋代名医、儿科专家钱乙把里面的附子和桂枝这两种温性的药物去掉了，就变成了现在的六味地黄汤，并用于治疗小儿先天不足，发育迟缓等病症。

组成：熟地黄240g　山茱萸120g　牡丹皮90g　干山药120g　茯苓90g　泽泻90g

用法：为末，炼蜜为丸，如桐子大，空腹温开水服下3丸（9g），日服2～3次。若作汤剂，酌减其量。

功用：滋阴补肾。

主治：用于肾阴亏损，头晕耳鸣，腰膝酸软，骨蒸潮热，盗汗遗精，消渴。若腰膝疼痛，则加入杜仲15g、牛膝12g、桑寄生12g；若小便频数，则去泽泻，加覆盆子10g、益智仁12g；若肝血虚，可加入白芍12g、当归15g；兼有咳嗽气促者，可加麦冬10g、五味子9g。

临床应用：

1. 鼻渊

赵某，女，27岁，教师。2013年5月10日初诊。

患者述鼻中流脓涕数年，伴有头胀痛，眩晕，腰膝酸软绵绵。脉沉细，舌红苔少。曾多方求治，他医每用芳香理气之品以升清通窍，亦未见明显缓解。特来求诊。

马老察看后，考虑以肾阴不足证论治。

处方：熟地20g　山萸肉15g　枸杞子15g　茯苓20g　丹皮15g　山药20g　辛夷（包煎）9g　泽泻12g　麦冬12g　五味子9g

水煎服，每日1剂，连服7剂。

二诊：鼻中脓涕减少，头部胀痛及腰膝酸痛均有所缓解。脉细，舌尖红，苔少。予以上方加栀子12g，继服7剂。

三诊：谓鼻中脓涕骤减，易于擤出，头目清爽，精神亦佳。嘱其继服六味地黄丸半年，以善其后。

按　马老言鼻渊者，脑漏也。《素问·解精微论》曰："脑渗为涕。"涕渗日久，致髓海虚空，鼻为肺窍，鼻漏既久，肺气亏虚。不宜再用芳香辛散之品。清代李用粹的《证治汇补》有云："凡鼻渊疮痔久不愈者，非心血亏，则肾水少，养血则阴生火降，补肾则水升金自清。"麦味地黄汤即六味地黄汤合麦冬、五味子为方。《医级宝鉴》称其有滋补肺肾、益气敛阴之功，微加之辛夷以宣通鼻窍，清利头目。

2. 呃逆

张某，男，49岁，干部。2011年3月6日初诊。

半个月前无故突发呃逆，持续约3小时方才渐止。前日发作数次，每次达半小时之久，声不洪亮，较频繁，伴口燥咽干，烦渴不安，夜间潮热。脉细数，舌红，苔少。他医考虑其胃阴不足，以益胃汤合橘皮竹茹汤加减治之。

处方：沙参12g　麦冬15g　陈皮12g　玉竹12g　生地12g　竹茹10g　生甘草9g

水煎服，每日1剂，连服7剂。

二诊：烦渴已止，但呃逆发作仍较频，病家颇有不快，马老言其夜间潮热，恐肾阴亦有不足，故投以六味地黄汤治之。

处方：熟地 20g　山萸肉 15g　山药 15g　茯苓 20g　丹皮 9g　泽泻 12g　五味子 12g

水煎服，每日 1 剂，连服 7 剂。

三诊：服上方 3 剂，呃逆发作次数减半，病患大喜。效不更方，继服上方 15 剂告痊。

按　呃逆一证，盖因阴不敛阳，阳气升腾，胃失和降，气不摄纳，上逆而发为呃逆，临床每从胃阴不足治之，多获良效。本例以六味地黄汤加五味子为方，《张氏医通》谓之都气丸，方中六味以滋补肾阴，五味子味酸善收，可摄气化源。肾者，气之根也，肾气不浮，关门何犯，呃逆自止也。古言胃者，肾之关，此之谓也。

3. 系统性红斑狼疮

王某，女，46 岁，工人。2012 年 5 月 20 日初诊。

患者面颊部蝶形红斑 1 年余，伴有午后低热，卧不能安，烦躁心悸，失眠多梦。曾就诊于皮肤病医院，确诊为系统性红斑狼疮（盘状型）。诊时所见：患者精神衰少，形瘦虚汗，头昏乏力，少气懒言，发脱齿干，低热不退，唇口溃疡，脱屑，表面有少许黄色渗出液，双手冷痛，便如羊屎，粒粒难解，夜卧烦躁。脉细无力，舌质红，苔薄黄。复查红斑狼疮细胞（+），免疫荧光抗核抗体（+）。

马老辨为肝肾不足，阴虚火旺之证，拟六味地黄汤合二至丸加味治之。

处方：熟地 20g　山萸肉 15g　山药 15g　茯苓 20g　丹皮 9g　泽泻 12g　生白芍 20g　秦艽 15g　山栀子 12g　青风藤 15g　淡豆豉 20g　女贞子 15g　旱莲草 15g　生黄芪 15g

水煎服，每日 1 剂，连服 10 剂。

二诊：服上方后，热退神清，诸症皆轻。继服上方加减 40 余剂，红斑变淡，患者喜形于色，连连称奇。随治 1 年，斑消形壮，医患同乐。

按　系统性红斑狼疮为人体对自身组织产生免疫反应，结果造成组织损伤和生理功能障碍的一种自身免疫性皮肤病。马老明示：根据本病的症状表现，中医多从先天禀赋不足、肝肾亏虚、虚火、湿热、邪毒等方面进行辨证论治。大胆施以六味地黄汤为基本方，结合一些可以提高人体免疫功能的药物，如青风藤等传统中草药，对提高系统性红斑狼疮患者的生活质量和存活时间等大有裨益。

第七节　乌梅丸的临床应用

乌梅丸为驱虫剂，具有缓肝调中、清上温下之功效。用于治疗蛔厥、久痢、厥阴头痛，症见腹痛下痢，巅顶头痛，时发时止，躁烦呕吐，手足厥冷。

组成：乌梅 300 枚　细辛 90g　干姜 150g　黄连 240g　当归 60g　附子（炮，去皮）60g　蜀椒（去汗）60g　桂枝 90g　人参 90g　黄柏 90g

用法：上十味，异捣筛，合治之，以苦酒渍乌梅一宿，去核，蒸之五升米下，饭熟，捣成泥，和药令相得，内臼中，与蜜杵二千下，丸如梧桐子大，先食饮，服十丸，日三服，稍加至二十丸。禁生冷、滑物、臭食等。

功用：缓肝调中，清上温下。

主治：蛔厥，久痢，厥阴头痛。症见腹痛下利，巅顶头痛，时发时止，躁烦呕吐，手足厥冷。

性状：本品为黄褐色的水丸或棕黑色至黑色的大蜜丸；味苦，酸（水丸）；味微甜、苦、酸（大蜜丸）。

方义：方中乌梅酸温安蛔，涩肠止痢，为君药。花椒、细辛性味辛温，辛可伏蛔，温能祛寒，并用共为臣药。附子、干姜、桂枝温脏祛寒；黄连、黄柏清热；人参、当归养气血，共为佐药。共奏缓肝调中、清上温下之功。

临床应用：

1. 盗汗

贾某，女，48岁，干部。2011年6月21日初诊。

反复盗汗已3个月余，伴有腰膝冷痛，心悸多梦，气短乏力，夜间口燥咽干，烦渴多饮，阵发潮热心烦。脉弦细尺部弱，舌红，苔薄白。

处方：乌梅20g 细辛3g 制附子9g 当归12g 川椒4g 黄连15g 黄柏10g 干姜6g 桂枝8g 人参10g 茯神15g 生甘草6g 生姜10片

水煎服，每日1剂，连服10剂，诸症消失。

按 患者年近五旬，阴气自半，则见3月余反复盗汗；阴虚火旺，则咽干口渴，潮热心烦；心肾不交，上热下寒，故心悸多梦，气短乏力，腰膝冷痛，脉弦细尺部弱，舌红，苔薄白。予以乌梅丸清上温下，疗效立显。

2. 干燥综合征

林某，女，47岁，工人。2014年5月18日初诊。

患者述口眼干燥异常，入夜尤甚，感觉憋闷，夜夜失眠，难受异常。脉沉，舌质淡，苔白。既往有血小板减少性紫癜病史。血常规提示：血小板计数 61×10^9/L。免疫学检查：自身抗体（+），抗SSA抗体（+），抗SSB抗体（+）。

处方：乌梅25g 党参15g 当归15g 制附子6g 川椒4g 桂枝8g 黄连3g 黄柏9g 干姜3g 细辛3g

水煎服，每日1剂，连服5剂后，口干症状明显缓解，连服14剂后失眠症状明显改善，复查血小板升至 87×10^9/L。

按 马老言干燥综合征是一个重要累及外分泌腺体的慢性炎症性自身免疫性疾病，属中医"消渴"范畴，口渴又为六经辨证中的厥阴病主症，以此为辨证论治的切入点，而用乌梅丸治之，效如桴鼓。

3. 反流性食管炎

李某，男，35岁，干部。2014年3月9日初诊。

患者述患胃病多年，每年春季胸骨后烧灼不适，伴有口干多饮，夜间饥饿感，但不欲饮食，胃镜检查提示：食管炎、食管裂孔病。脉弦，舌质淡，苔薄白。

处方：乌梅15g 当归12g 制附子6g 桂枝6g 黄连6g 黄柏12g 川椒3g 干姜3g 枳壳9g 竹茹9g 赤芍、白芍各10g 甘草6g

水煎服，每日1剂，连服7剂后，烧灼感有所缓解，继加减服用2个月余，诸症若失，随访1年未见复发。

按 马老言本例虽无明显的寒热错杂表现，但具备心后灼热不适、饥不欲食、口干渴等症状，当属厥阴病范畴，予以乌梅丸，效果显著。

第八节 葛根芩连汤的临床应用

葛根芩连汤出自《伤寒论》，为表里双解剂，具有解表清里之功效。主治协热下利。症见身热下利，胸脘烦热，口干作渴，喘而汗出，舌红苔黄，脉数或促。临床常用于治疗急性肠炎、细菌性痢疾、肠伤寒、胃肠型感冒等属表证未解，里热甚者。

组成：葛根 15g 黄连 9g 甘草 6g 黄芩 9g

用法：上四味，以水八升，先煮葛根，减两升，内诸药，煮取二升，去滓，分温再服。

功用：解表清里。

主治：协热下利。身热下利，胸脘烦热，口干作渴，喘而汗出，舌红苔黄，脉数或促。

方义：本证多由伤寒表证未解，邪陷阳明所致，治疗以解表清里为主。表证未解，里热已炽，故见身热口渴，胸闷烦热，口干作渴；里热上蒸于肺则作喘，外蒸于肌表则汗出；热邪内迫，大肠传导失司，故下利臭秽，肛门有灼热感；舌红苔黄，脉数皆为里热偏盛之象。方中葛根辛甘而凉，入脾胃经，既能解表退热，又能升脾胃清阳之气而治下利，故为君药，黄连、黄芩清热燥湿，厚肠止利，故为臣药，甘草甘缓和中，调和诸药。

本方为外疏内清、表里同治之方，主要用于协热下利证，虚寒下利者忌用。腹痛者，加炒白芍以柔肝止痛；热痢里急后重者，加木香、槟榔以行气而除后重；兼呕吐者，加半夏以降逆止呕；夹食滞者，加山楂以消食。

临床应用：

1. 痿证

杨某，女，58 岁，工人。2012 年 6 月 25 日初诊。

患者述 3 日前外出淋雨，雨地热气很重，到家后即感两脚乏力，倒床即沉沉睡去，第 2 日竟不能起床走路，二便失禁，肌肉酸痛，重胀异常，头项部僵硬疼痛，伴有口渴多饮，多汗，气短嗜卧。舌红苔黄腻，脉细数寸旺。他医初用李氏清暑益气汤加味治之，7 剂而未效。

马老察看后以葛根芩连汤加味治之。

处方：葛根 20g 苍术 12g 黄芩 12g 白术 15g 黄连 6g 白芍 20g 木瓜 15g 黄芪 18g 生苡仁 20g 生地 12g 白鲜皮 10g 地肤子 10g 川芎 10g 甘草 6g

水煎服，每日 1 剂，连服 7 剂，竟可起床下地站立。继服汤剂 2 个月余，基本告愈。

按 马老言告本例虽属痿证，但合并有肌肉酸痛，重胀异常，头项部僵硬疼痛，伴有口渴多饮，多汗，气短嗜卧，二便失禁，脉细数寸旺，故用葛根芩连汤加味治之。清代柯琴的《伤寒来苏集·伤寒附翼》曰："邪束于表，阳扰于内，故喘而汗出；利遂不止者，此暴注下迫，属于热……表热虽未解，而大热已入里，故非桂枝、芍药所能和，亦非厚朴、杏仁所能解矣。"清代尤怡的《伤寒贯珠集》云："葛根解肌于表，芩连清热于里。治表者，必以葛根之辛凉；治里者，必以芩连之苦寒也。"又因病起于淋雨，故加用白鲜皮、地肤子、川芎以祛风除湿。

2. 口疮

王某，男，3 岁。2012 年 7 月 22 日初诊。

患儿口舌生疮 3 日，口腔及舌尖可见数个散在黄白色溃烂点，进食即哭，伴有咳嗽，鼻流清涕，唇色鲜红，大便一日数次，色黄质软，腥臭异常，小便短赤。指纹青，舌红，苔薄黄。

处方：葛根 6g 麦冬 6g 黄芩 3g 玄参 7g 生地 9g 地骨皮 3g 板蓝根 6g 川连 2g

竹叶 3g　蝉蜕 2g　荆芥 3g

外以冰硼散吹敷。服上药 3 剂后，口疮减少，饮食增加，5 剂后口疮基本痊愈。继服 10日，以善其后。

按　马老言随着人民生活水平的提高，目前我国城镇儿童饮食以高蛋白、高脂肪、高能量为主，即中医认为的肥甘厚味之品。由于小儿脏腑娇嫩，形气未充，多食肥甘厚味之品，势必导致食滞脾胃，加之小儿为纯阳之体，食滞气郁，又易化热生火，故临床上儿科疾病胃肠食滞郁热的病证多见。葛根芩连汤外疏内清，表里同治，方证切合，故而获效。

3. 阴道炎

孙某，女，37 岁，农民。2010 年 6 月 3 日初诊。

患者述冒雨后出现带下色黄量多近 5 个月，加重 1 个月余，带下量多而黏稠，腥臭异常，外阴瘙痒难忍，伴腰酸腿软，口干口苦，小便短赤，大便秘结。曾就诊于当地县医院，诊断为阴道炎，多次静脉输注及口服抗感染药物，症状可以缓解，但效果均不能持续。脉滑数，舌红，苔黄腻。

证属表邪未解内陷，下焦湿热，拟葛根芩连汤加味。

处方：葛根 12g　苍术 12g　黄芩 12g　黄柏 15g　黄连 3g　土茯苓 30g　焦山栀 15g　龙胆草 18g　生米仁 20g　甘草 6g

水煎服，每日 1 剂，服上药 7 剂，黄带量少，色味转常，阴痒明显好转，余症缓解，续服14 剂，诸症悉平。

按　此患冒雨后出现带下色黄，经久不愈，量多而黏稠，腥臭异常，伴外阴瘙痒难忍，腰酸腿软，口干口苦，小便短赤，大便秘结，脉滑数，舌红，苔黄腻。实属表邪未解内陷而致下焦湿热所为，予葛根芩连汤加味清热透邪，表里同治。辨证精准，疗效确切。

第九节　大黄甘草汤的临床应用

大黄甘草汤出自《金匮要略》，具有清热通便之功效。主治胃肠积热，浊腐之气上逆，食已即吐，吐势急迫，或大便秘结不通，苔黄，脉滑实者。

组成：大黄（锉，炒）四两　甘草（炙）一两

用法：上二味，以水三升，煮取一升，分温再服。

功用：通便止呕。

主治：主治胃肠积热，浊腐之气上逆作吐，或大便秘结不通，苔黄，脉滑实者。

临床应用：

1. 呕吐

张某，男，32 岁，工人。2011 年 6 月 12 日初诊。

患者胃脘热痛伴呕吐半个月，精神一般，面色晦暗，并伴口臭，口渴喜饮，小便短黄，大便干燥。脉弦滑有力，舌红，苔薄黄。他医以胃热上逆治之，方用连苏饮加竹茹、甘草。连服5 剂，未见明显效果，仍餐后即吐，不吃不吐。

马老切脉望诊后，以大黄甘草汤证治之。

处方：大黄 12g　炙甘草 3g

水煎服，每日 1 剂，上方连服 3 剂后，食后不吐，大便通畅，服完 7 剂，诸症皆消。

按　马老言《金匮要略》有云"食已即吐者，大黄甘草汤主之"。本例系积热在胃肠，腑气不通，胃热上冲之呕吐。大黄甘草汤泻热和胃，恰合病机，应手得效。

2. 偏头痛

林某，女，39岁，农民。2012年3月17日初诊。

患者左侧偏头痛2年余，曾于多家医院就诊，诊断为神经性头痛，曾服索米痛片、布洛芬、川芎茶调散等中西药物治疗，疗效不能持久。近1周，患者偏头痛症状加重，痛势较剧，伴心烦易躁，畏光畏响，纳寐欠佳，小便调，大便干而不畅。脉弦微涩，舌红，有瘀斑。

辨为瘀热内阻，上扰清窍证。以泻热破瘀、行血止痛治之。方用大黄甘草汤。

处方：制大黄15g　炙甘草9g　川芎15g

上药水煎服，每日1剂，连服10剂后，头痛症状明显缓解，1个月后又复作，原方又进14剂，诸症若失，随访1年未再发作。

按　马老言本例偏头痛乃瘀热互结，上扰清窍所致。以大黄甘草汤泻热破瘀，佐川芎行血，使瘀散血行热除，头痛自止矣。

3. 鹅口疮

黄某，女，3岁。2011年11月16日初诊。

患儿近1周来口舌生疮，口腔、舌面布满白屑，周边红，面赤唇红，呼吸稍促，拒食，哭闹不安，小便短赤，大便秘结，4日未解。指纹紫滞，舌苔黄厚。曾服清热解毒中药及涂搽冰硼散等，效果均不明显。

证属心脾积热。治宜清热通腑。予以大黄甘草汤。

处方：制大黄5g　炙甘草3g　藿香3g　茵陈5g

上药水煎服，每日1剂，连服3剂后，大便通畅，口疮渐退，神清体安。继服7剂，溃疡点逐一愈合，诸症悉除。嘱其调理饮食，少食辛热厚味之品，随访半年，未见复发。

按　马老言小儿鹅口疮，又名雪口。多由胎热、饮食不洁，或者嗜食糕点、牛奶、油煎等辛热厚味，胃肠积热化燥熏蒸上犯所致。大黄甘草汤可清热通腑，导热下行，有"釜底抽薪""上病下治"之意。

第十节　增液汤的临床应用

增液汤出自《温病条辨》，有增液润燥之功，为治疗津亏肠燥所致大便秘结之常用方，又是治疗多种内伤阴虚液亏病证的基础方。临床应用以便秘，口渴，舌干红，脉细数或沉而无力为辨证要点。常用于温热病津亏肠燥便秘，以及习惯性便秘、慢性咽喉炎、复发性口腔溃疡、糖尿病、皮肤干燥综合征、肛裂、慢性牙周炎等证属阴津不足者。

组成：玄参30g　麦冬（连心）24g　细生地24g

用法：水八杯，煮取三杯，口干则与饮，令尽。不便，再作服。

功用：增液润燥。

主治：阳明温病，津亏便秘证。

方义：阳明温病不大便，不外热结、液干两端。若阳邪炽盛之热结实证，则用承气汤急下存阴；若热病阴亏液涸，《温病条辨》所谓"水不足以行舟，而结粪不下者"，当增水行舟。本方所治大便秘结为热病耗损津液，阴亏液涸，不能濡润大肠，"无水舟停"所致。津液亏乏，不能上承，则口渴；舌干红，脉细数为阴虚内热之象；脉沉而无力者，主里主虚之候。治宜增液润燥。方中重用玄参，苦咸而凉，滋阴润燥，壮水制火，启肾水以滋肠燥，为君药。生地甘苦而寒，清热养阴，壮水生津，以增玄参滋阴润燥之力；又肺与大肠相表里，故用甘寒之麦冬，滋养肺胃阴津以润肠燥，共为臣药。三药合用，养阴增液，以补药之体为泻药之用，使肠燥得润、大便得下，故名之曰"增液汤"。本方咸寒苦甘同用，旨在增水行舟，非属攻下，欲使其通便，必须重用。

临床应用：

1. 便秘

陈某，女，29 岁，教师。2011 年 11 月 16 日初诊。

患者大便干结数年，平均 4～5 日一行，伴口干咽燥，月经先期，量少，小便基本正常，纳尚可。脉细数，舌红，苔薄。他医治疗如下。

处方：生地黄 30g　玄参 30g　麦冬 30g　砂仁（后下）3g　肉苁蓉 18g　瓜蒌 20g　麻子仁 25g

水煎服，每日 1 剂，连服 7 剂，未见明显效果。马老察色诊脉后予以调整。

处方：玄参 15g　生地黄 12g　当归 12g　生白术 30g　炙紫菀 20g　麦冬 15g　生麦芽 20g　郁李仁 15g　黑芝麻 30g　肉苁蓉 20g

水煎服，每日 1 剂，继服 7 剂，大便 2 日一行，腹部胀气不适。脉弦细，舌红，苔薄白。

处方：玄参 12g　生地 12g　当归 12g　肉苁蓉 12g　生白术 40g　黑芝麻 30g　炙紫菀 15g　郁李仁 15g　炒枳壳 15g　生麦芽 20g　莱菔子 15g　杏仁 10g

水煎服，每日 1 剂，继服 7 剂，大便 1 日一行，胀气得舒。脉弦缓，舌淡红。又续上方14 剂以善其后。

按　六腑以通为用，以降为和，所以腑气失调病变当在对证用药的同时考虑脏腑功能特点。便秘病因不离腑气呆滞不降的基本病机，对于治疗阴虚便秘的重要方剂增液汤，吴鞠通在《温病条辨》中云："阳明温病，无上焦证，数日不大便，当下之，若其人阴素虚，不可行承气者，增液汤主之。"并注曰："元参、麦冬、细生地三者合用，作增水行舟之计，故汤名增液，但非重用不为功。"后世医家用增液汤时总逃不脱此规矩。马老强调缓补阴液兼以行气，因大量滋阴药反倒抑制肠蠕动，同时又加用紫菀、杏仁以宣降肺气，此为欲通下窍先开上窍，再加枳壳、莱菔子、生麦芽等以复六腑以通为用之常。

2. 唇炎

赵某，女，13 岁，学生。2013 年 10 月 22 日初诊。

患者口唇及其周围皮肤干燥、微痒、搔抓脱屑、灼痛半年，曾服抗生素、维生素、抗过敏药物，外涂复方倍氯米松樟脑乳膏，均未见明显效果。诊时所见：唇周皮肤色暗，上唇干燥，脱屑，少许渗出液，颌下淋巴结肿大、压痛，扁桃体呈Ⅰ度肿大。脉细数，舌红，苔薄黄。

马老诊视后言此患当属脾胃积热上冲，外受风邪侵袭所致。

处方：生石膏（先煎）20g　生地 20g　玄参 12g　麦冬 12g　防风 6g　藿香 9g　栀子 12g　桔梗 9g　生甘草 9g

水煎服，每日 1 剂，连服上方 7 剂，皮损面积缩小，脱屑灼痛症状亦有所减轻，继服 14剂，诸症消除，随访 1 年未再复发。

按　马老言剥脱性唇炎属中医"唇风"范畴，《医宗金鉴·外科心法要诀》曰："此证……由阳明胃经风火凝结而成。初期发痒，色红作肿，日久破裂流水，痛如火燎，又似无皮，如风盛则唇不时眴动。"唇风一证多由饮食不节、情志失宜、脾胃积热、风邪外袭，以致风火相搏，循经上犯，结于口唇而发。方中石膏、栀子、甘草以泻胃热，藿香、防风以散脾火，火郁发之，生地、玄参、麦冬滋阴润燥，壮水制火。方证相符，故而疗效确切。

第十一节　逍遥散的临床应用

逍遥散，出自《太平惠民和剂局方》，为和解剂，具有调和肝脾、疏肝解郁、养血健脾之功效。主治肝郁血虚脾弱证，两胁作痛，头痛目眩，口燥咽干，神疲食少，或月经不调，乳房胀痛，脉弦而虚者。临床常用于治疗慢性肝炎、肝硬化、胆石症、胃及十二指肠溃疡、慢性胃炎、胃肠神经官能症、经前期紧张症、乳腺小叶增生等属肝郁血虚脾弱者。

组成：柴胡、当归、白芍、白术、茯苓、生姜各15g　薄荷、炙甘草各6g

用法：上为粗末，每服两钱，水一大盏，烧生姜一块切破，薄荷少许，同煎至七分，去渣热服，不拘时候。现代用法：共为粗末，每服6～9g，煨姜、薄荷少许，共煎汤温服，日3次。亦可作汤剂，水煎服，用量按原方比例酌减。亦有丸剂，每服6～9g，日服2次。

功用：疏肝解郁，养血健脾。

主治：肝郁血虚脾弱证。两胁作痛，头痛目眩，口燥咽干，神疲食少，或月经不调，乳房胀痛，脉弦而虚者。

方义：逍遥散为肝郁血虚，脾失健运之证而设。肝为藏血之脏，性喜条达而主疏泄，体阴用阳。若七情郁结，肝失条达，或阴血暗耗，或生化之源不足，肝体失养，皆可使肝气横逆，胁痛、寒热、头痛、目眩等症随之而起。《灵枢·平人绝谷》云"神者，水谷之精气也"，神疲食少，是脾虚运化无力之故。脾虚气弱则统血无权，肝郁血虚则疏泄不利，所以月经不调，乳房胀痛。此时疏肝解郁，固然是当务之急，而养血柔肝，亦是不可偏废之法。本方柴胡疏肝解郁，使肝气得以调达，为君药。当归甘辛苦温，养血和血；白芍酸苦微寒，养血敛阴，柔肝缓急，为臣药。白术、茯苓健脾祛湿，使运化有权，气血有源，炙甘草益气补中，缓肝之急，为佐药。加入薄荷少许，疏散郁遏之气，透达肝经郁热；生姜温胃和中。

临床应用：

1. 黄褐斑

李某，女，38岁，家庭主妇。2013年10月22日初诊。

患者自述面颊部黄褐斑1年余，多方求治，未见明显效果，呈淡黄褐色斑，边界不清，肤色晦暗，伴有心烦、忧郁，失眠多梦，神疲乏力，月经紊乱。脉弦缓，舌质淡，苔薄白。

治以疏肝解郁健脾为主。投逍遥散加党参。

处方：柴胡10g　炒白术15g　炒白芍12g　茯苓12g　当归12g　薄荷5g　党参20g　生甘草9g　生姜3片

水煎服，每日1剂，上药水煎服，每日1剂，连服10剂后，斑色明显变浅。效不更方，续服14剂后，黄褐斑基本消退。

按　马老言黄褐斑多为肝脾气血失调所致。方用逍遥散，以疏肝解郁补脾为主，药证相符，多获良效。

2. 阴痒

林某，女，52岁，农民。2012年11月15日初诊。

患者 2 周以来外阴干痒异常，有烧灼感，夜间尤甚，夜夜难眠，伴心悸乏力，口干目涩。脉弦细，舌红，苔薄黄。

诊为阴痒，证属肝阴亏虚，予以逍遥散加减治之。

处方：柴胡 9g　白芍 20g　当归 20g　炒白术 6g　薄荷 6g　生地黄 15g　白蒺藜 15g　茯苓 12g　土茯苓 15g　苦参 10g　甘草 6g

上药水煎服，每日 1 剂，连服 7 剂后，阴部灼痛感明显减轻，白带量色转常，继服 10 剂而愈。

按　马老认为阴痒一证与肝经密切相关。肝经绕阴器，肝郁日久而化热，邪热客于阴窍，肌肤失养，伤血化燥，血燥生风而致痒。逍遥散疏肝理脾，养血敛阴，加白蒺藜既助柴胡疏肝解郁，又能祛风止痒。

3. 失音

袁某，女，42 岁，农民。2010 年 6 月 14 日初诊。

患者述 1 个月前与他人发生口角，情绪失控，声音嘶哑，渐至失音，神情呆滞，纳寐较差，二便尚调。脉弦滑，舌暗红，苔薄白。当地医院喉镜检查提示：声带及喉部无器质性病变。西药治疗无效，特来就诊。

证属肝气郁结，痰浊上扰。治宜疏肝散结，化痰开窍。方选逍遥散加减。

处方：炒柴胡 12g　当归 15g　炒白术 15g　白芍 12g　茯苓 15g　法半夏 10g　陈皮 12g　枳壳 12g　生山栀 12g　广郁金 12g　石菖蒲 10g　胆南星 8g　浙贝母 10g　甘草 6g

上药水煎服，每日 1 剂，连服 10 剂，声音转强，效不更方，继服 14 剂，声音基本恢复。

按　马老言本例失音为精神刺激，情绪失控导致，其病机正如《素问·举痛论》所言"百病生于气也，怒则气上"气郁生痰，痰随气上，上扰清窍，发为失音。逍遥散以疏肝理气解郁，加石菖蒲、郁金以开心气，胆南星以化痰开窍，生山栀以清心降火，使神窍清爽，渐至康复。

第十二节　麻黄汤的临床应用

麻黄汤出自《伤寒论》，为解表剂，具有发汗解表、宣肺平喘之功效。主治外感风寒表实证。临床常用于治疗感冒、流行性感冒、急性支气管炎、支气管哮喘等属风寒表实证者。

组成：麻黄（去节）9g　桂枝（去皮）6g　杏仁（去皮尖）6g　甘草（炙）3g

用法：上四味，以水九升，先煮麻黄，减二升，去上沫，内诸药，煮取二升半，去滓，温服八合。覆取微似汗，不须啜粥，余如桂枝法将息。

功用：发汗解表，宣肺平喘。

主治：外感风寒表实证。恶寒发热，头身疼痛，无汗而喘，舌苔薄白，脉浮紧。

方义：本方证为外感风寒，肺气失宣所致。风寒之邪外袭肌表，使卫阳被遏，腠理闭塞，营阴郁滞，经脉不通，故见恶寒、发热、无汗、头身痛；肺主气属卫，外合皮毛，寒邪外束于表，影响肺气的宣肃下行，则上逆为喘；舌苔薄白，脉浮紧皆是风寒袭表的反映。治当发汗解表，宣肺平喘。方中麻黄苦辛性温，归肺与膀胱经，善开腠发汗，祛在表之风寒；宣肺平喘，开闭郁之肺气，故本方用以为君药。由于本方证属卫郁营滞，单用麻黄发汗，只能解卫气之闭郁，所以又用透营达卫的桂枝为臣药，解肌发表，温通经脉，既助麻黄解表，使发汗之力倍增；又畅行营阴，使疼痛之症得解。二药相须为用，是辛温发汗的常用组合。杏仁降利肺气，与麻黄相伍，一宣一降，以恢复肺气之宣降，加强宣肺平喘之功，是为宣降肺气的常用组合，为佐药。炙甘草既能调和麻、杏之宣降，又能缓和麻、桂相合之峻烈，使汗出不致过猛而耗伤正气，是使药而兼佐药之用。四药配伍，表寒得散，营卫得通，肺气得宣，则诸症可愈。

临床应用：

1. 三叉神经痛

金某，女，46 岁，农民。2013 年 8 月 24 日初诊。

三叉神经痛 1 年余，左脸胀痛，脸肿发亮，眼裂变小，纳寐欠佳，心烦易怒，伴微恶风寒，无汗。脉浮紧，舌淡红，苔淡黄，根白厚腻。

马老认为此证属太阳伤寒表实证范畴，拟麻黄汤加味治之。

处方：麻黄 10g　桂枝 10g　法半夏 10g　杏仁 10g　炙甘草 9g　羌活 10g　僵蚕 10g　白附子（先煎）10g

上药水煎服，每日 1 剂，7 剂后脸肿痛感有所缓解，纳食转香，夜寐安，效不更方，继服 21 剂基本告痊。

按　马老言此例不必拘泥于头痛日久多属内伤之常规，但着眼于"微恶风寒，无汗"的证候，以太阳伤寒表实证论治，获得疗效。

2. 呃逆

王某，男，35 岁，干部。2010 年 3 月 18 日初诊。

患者 3 日前外出感冒，回家后即低热，头痛，周身酸楚，腹胀，无汗，恶心欲呕，频繁呃逆。自服感冒灵、桑菊饮等药物，发热头痛症状明显缓解，但仍呃逆频作，声音响亮，发无定时，伴有神疲乏力，腹胀，头昏身重。脉浮稍紧，舌淡，苔白。

此为太阳表寒未解，郁闭于里，气逆上冲所致。治宜发汗解表，宣肺止呃。予麻黄汤加味治之。

处方：麻黄 9g　杏仁 15g　桂枝 10g　柿蒂 30g　枳壳 15g　炙甘草 6g

上药水煎服，每日 1 剂，3 剂后周身汗出，呃逆有所减少。原方再进 7 剂，呃逆渐止。

按　马老言告疾病的治疗还应固守治病求因之则，该患者为外感后并发呃逆频作，声音响亮，舌淡，苔白，脉浮稍紧，说明太阳伤寒表实证未去。手太阳经贯膈，络胃属肠，风寒束表，肺卫闭遏，太阳经输不利，故膈动呃逆。方用麻黄汤以治其本，重加柿蒂以治其标，标本兼治，疗效确切。

3. 无汗证

赵某，女，23 岁，学生。2011 年 7 月 17 日初诊。

患者全身皮肤无汗出近 10 年，在炎炎夏季或剧烈活动后只有少许汗出，伴全身躁热难耐，纳寐一般，二便尚调。脉浮稍紧，舌淡暗，苔白。

证属邪闭肌腠，营卫失宣，津液不能外达。拟麻黄汤加味治之。

处方：麻黄 9g　桂枝 12g　杏仁 9g　荆芥 9g　防风 9g　川芎 10g　红花 9g　羌活 10g　紫苏 9g　丝瓜络 30g　柴胡 9g　炙甘草 9g

上药水煎服，每日 1 剂，7 剂后皮肤感觉清爽，继服 14 剂，汗液增多，皮肤潮湿，后以扶正加减，服至 30 余剂，汗出基本正常。

按　本例全身无汗出近 10 年，曾多方求治无效。马老认为，无汗证发病机理是邪闭肌腠，肺气不宣，津液不得外达肌表，遂宗仲景之法，以麻黄汤发汗宣肺，加羌活、荆芥、防风、苏叶以疏散透邪外达，川芎、红花以活血通络，丝瓜络疏经透络，俾营卫和，肺气宣，肌腠开，无汗证除。

第十三节 桂枝芍药知母汤的临床应用

桂枝芍药知母汤，为祛湿剂，具有祛风除湿、温经散寒、滋阴清热之功效。临床常用于治疗风湿性关节炎、类风湿关节炎等属病久正虚，风寒湿侵入筋骨关节，营卫不利，气血凝滞引起以头晕气短、身体瘦弱、关节肿大变形、疼痛剧烈为主要表现者。

组成：桂枝 12g 芍药 9g 甘草 6g 麻黄 12g 生姜 15g 白术 15g 知母 12g 防风 12g 附子（炮）10g

用法：上九味，以水 700ml，煮取 210ml，每次温服 70ml，日三服。

功用：祛风除湿，温经散寒，滋阴清热。

主治：风寒湿为病。面黄少华或色微黄及青黑，四肢畏冷怕热，或沉重转侧不利，或灼热肿胀，或在气候变化时症状加重，苔白腻或黄腻，脉浮数，浮滑或弦滑。

方义：本方出自《金匮要略》，善治久痹历节，因病久正虚，风寒湿邪侵入筋骨关节，营卫不利，气血凝滞引起，以头晕气短、身体瘦弱、关节肿大变形、疼痛剧烈为特征。风寒湿邪侵入日久，渐次化热，桂枝芍药知母汤可祛风除湿，温经散寒，滋阴清热。本方为麻黄汤、桂枝汤、甘草附子汤诸方化裁而成，方用麻黄、桂枝、防风温散寒湿于表；芍药、知母和阴行痹于里；附子、白术助阳除湿于内；甘草、生姜调和脾胃于中。合而用之，表里兼顾，阴阳并调，气血同治，实为治风湿历节反复发作之良方。

临床应用：

1. 痹证

古某，男，55 岁，纺织厂工人。2014 年 6 月 19 日初诊。

患者 3 个月前突发左侧颈部疼痛连及肩背，近 1 周逐渐加重，夜间尤甚，患者自述平时夜间睡眠汗出较多，疼痛尚轻，近日无汗，疼痛加重明显，二便正常，无头晕、耳鸣，偶有泛恶欲吐感。脉沉弦细，舌淡白嫩，苔白腻。行颈椎 MRI 检查示：颈椎曲度变直并略向后屈，各椎体前缘见有不同程度骨质增生，各椎间盘信号降低，$C_5 \sim C_6$、$C_6 \sim C_7$ 椎间盘向右后方突出，硬膜囊受压。$C_3 \sim C_4$、$C_4 \sim C_5$ 椎间盘轻度后突，硬膜囊前缘见浅压痕。

辨病为项痹，当属风寒侵入颈项部，渐次化热。治宜祛风除湿，温经散寒，滋阴清热。予以桂枝芍药知母汤加减。

处方：嫩桂枝 15g 白芍 20g 知母 15g 制附子（先煎）10g 麻黄 8g 防风 10g 生白术 30g 炙甘草 10g 生姜 15g

水煎服，每日 1 剂，7 剂后颈肩部疼痛症状明显好转。

二诊：疼痛明显好转。脉沉细，舌淡白紫嫩，苔白腻。方中加重附子用量，改为制附子15g，4 剂，水煎服，每日 1 剂。

三诊：疼痛大减，已可安睡。脉沉细，舌淡紫，苔薄白腻。上方续进 4 剂，水煎服，每日1 剂。

四诊：肩部疼痛基本消失，但近日夜汗，眠差，头痛，胃部不适，唇干，不欲饮。脉沉弦，舌淡白嫩，苔白腻。改为制附子 5g、嫩桂枝 10g，加木瓜 15g、陈皮 8g、砂仁 6g，续服 2 周后，诸症悉除。

按 马老指出，颈椎病是中老年人的常见病及多发病，其发病率越来越高，且呈低龄化趋势。它是由于颈椎长期劳损，椎间盘组织或关节发生退行性改变，影响邻近的神经根、脊髓、椎动脉及颈部交感神经等组织而引起的颈肩、上肢及背部出现僵直、疼痛、麻木、功能活动受限及头昏、眩晕等症状为特点的综合症候群。祖国医学对此病早有认识，与其相应的描述主要散见于"痹证""眩晕""项强""痞证"等条目。《类证治裁·痹证》曰："诸痹……良由营卫先虚，腠理不密，风寒湿乘虚内袭，正气为邪所阻，不能宣行，因而留滞，气血凝涩，久而成痹。"患者因感受寒邪，寒性收引，寒性凝滞，所以汗窍闭而痹，予以桂枝芍药知母汤祛风除湿，温经散寒，滋阴清热，疗效佳。

2. 历节病

张某，男，41岁，干部。2010年3月29日初诊。

患者系两手指掌关节肿胀（对称性）、强直、疼痛10余年，加重3个月，曾多次就诊于三级甲等综合医院，诊断为类风湿关节炎，多方求治，收效甚微，疼痛日渐加重，屈伸不利，不能工作，入住医院要求接受中医针灸治疗，予以燥湿祛风之剂无效，后改用清热化湿之品合并西药激素类药物，病情时轻时重。停用激素病情如故，处方几经变化，病情仍无明显好转，后求诊于马老。诊察可见面色青黑，呈痛苦貌，四肢关节肿胀疼痛、强直，两手尤甚，得温痛减，遇寒加重，阴雨天气疼痛加剧。脉沉细，舌质淡，苔白腻。

辨病为历节病，为风寒湿邪流注经络。治当温阳散寒，祛风除湿。投以桂枝芍药知母汤，以观其效。

处方：桂枝15g　白芍18g　知母15g　防风12g　苍术15g　黄柏10g　麻黄8g　炮附子（先煎）10g　炒白术12g　当归10g　薏苡仁30g　生黄芪30g　生姜12g　老鹳草15g　炙甘草6g

上方服用4剂后，疼痛缓解，病有转机，守前方继服1个月，疼痛基本消失，关节屈伸自如，肿胀消除，临床治愈出院。随访5年未复发。

按 马老指出虽然在祖国医学中，未有称为类风湿关节炎的病名，但根据类风湿关节炎的临床表现，其多隶属于中医学"痹证"范畴，由于其病情顽固，久延难愈，且疼痛遍历周身多个关节，有别于一般的痹证，为痹证中的特殊类型，故又称之为"骨痹""周痹""顽痹""痛风""鹤膝风""历节病""白虎历节"等，以与其他痹证区别。风寒湿之邪侵袭，流注关节经络，气血运行不畅，故关节拘急疼痛。本方温阳散寒，祛风除湿，加苍术、老鹳草、黄柏、薏仁加强除湿之力，黄芪尤有妙用，既能助桂枝温阳化气，又能配附子温阳固表；寒重于湿，应加大桂枝、附子用量，共奏温阳散寒、祛风除湿之功。

3. 肩凝证

刘某，男，48岁，工人。2013年12月9日初诊。

患者系右肩疼痛伴活动受限8个月余，既往患者有肩部外伤史，疼痛以夜间为重，夜间常痛醒，影响睡眠，天气变化时症状加重。脉细弦，舌淡胖。曾经接受推拿、针刺、理疗等方法治疗，效果不显，遂来求治。

辨病为肩凝证，为寒凝络阻，阳闭血瘀所致。治当温阳散寒，活络除湿。给予桂枝芍药知母汤加减。

处方：桂枝10g　麻黄6g　生黄芪15g　淡附片（先煎）9g　知母12g　炒白术15g　防风10g　白芍20g　赤芍10g　川芎10g　片姜黄10g　当归10g　生姜10g　生甘草6g

水煎服，每日 1 剂，5 剂后疼痛减轻，夜寐转安，以原方随症加减，继进 30 剂，疼痛消失，肩活动功能明显改善，唯有时感觉酸楚。

按 肩周炎，俗称"肩凝证""五十肩"，属中医"痹证"范畴，多发于中老年人。气虚血弱，肝肾不足为其内因；寒湿凝聚，阳气郁遏为其外因。本病起病缓慢，病程绵长，疼痛多昼轻夜重，后期常出现肩部肌肉痿缩。《金匮要略》桂枝芍药知母汤，仲景以之治"诸肢节疼痛"之"历节病"。马老在临床上援引本方加减治疗肩周炎疗效较佳。

第十四节 黄连阿胶汤的临床应用

黄连阿胶汤出自《伤寒论》，为补益剂，是治疗阴虚火燥、动血伤津的代表方。其中黄连、黄芩同用，可清心除烦，可解火邪引起的心下痞闷。白芍、阿胶、鸡蛋黄可滋阴润燥、凉血解毒，配合黄连、黄芩有清上滋下、交通心肾的作用。本方为治少阴阴虚火旺证的常用方。

组成：黄连 12g　黄芩 6g　芍药 6g　鸡子黄 2 枚　阿胶 9g

用法：上五味，以水六升，先煎三物，取二升，去滓，内胶烊尽，小冷，内鸡子黄，搅令相得，温服七合，日三服。

功用：滋阴降火安神。

主治：心肾不足，阴虚火旺较重的心烦失眠，舌红苔燥，脉细数者。

方义：方中黄连泻心火，阿胶益肾水，黄芩佐黄连，则清火力大；芍药佐阿胶，则益水力强。妙在鸡子黄，乃滋肾阴、养心血而安神，数药合用，则肾水可旺，心火可清，心肾交通，水火既济，诸症悉平。

临床应用：

1. 更年期失眠

陆某，女，53 岁，工人。2014 年 5 月 5 日初诊。

患者入睡困难、多梦易醒 3 年余，加重 6 个月余。入睡困难或凌晨两三点早醒，近 6 个月以来甚至通宵失眠，每晚服用安眠药，药物剂量逐渐加大，致白天精神不振，头昏沉，痛苦不堪。在外院诊断为更年期综合征合并睡眠障碍。予以口服养血安神片、谷维素、天王补心丹、六味地黄丸等，效果皆不佳。时有面烘潮热、出汗，遇热更甚，伴腰膝酸软、耳鸣、心烦易怒、情志异常。脉细数，舌红，苔少。

辨病为不寐，证属阴虚阳亢，心肾不交。药用黄连阿胶汤加味。

处方：黄连 10g　黄芩 15g　白芍药 10g　阿胶（烊化）10g　知母 10g　柴胡 9g　酸枣仁 15g　鸡子黄（兑服）1 枚　煅牡蛎（先煎）15g

5 剂，每日 1 剂，水煎服。服药后睡眠改善，每晚能睡眠 5～6 小时，继服 15 剂，已能正常睡眠，舌脉复常，潮热、汗出、面烘热诸症均除。

按 更年期失眠多以肾阴虚为主，属阴不敛阳，以致虚火上扰心神，发为失眠。当肾阴虚时，水不能涵木，阴虚则肝阳上亢，上扰心神或肝失疏泄，可表现为更年期综合征的诸多症状。故治疗此病当以滋阴潜阳，交通心肾为大法。临床实践发现以黄连阿胶汤为基础方加减运用，能有效改善更年期综合征患者的睡眠及其他症状。方中黄连泻心火，黄芩善泻里热，二者配合泻心胸之郁热；白芍养阴收敛，阿胶益血润燥；鸡子黄育阴清热，养心安神；柴胡疏肝理气；酸枣仁养心安神，敛阴止汗，镇静催眠；知母苦甘寒，滋阴清热泻火；煅牡蛎平肝潜阳；诸药共奏滋肾阴、降心火、养血安神之效，甚合病情。实践证明临床中治疗长期失眠而阴血亏耗，心火亢盛，心中烦扰疗效甚好。

2. 神经官能症

刘某，男，35 岁，职员。2013 年 11 月 5 日初诊。

患者既往有神经官能症病史，发作时彻夜不眠，坐卧不宁，每年都发作 1～2 次，持续时间均不相同。本次发作已近 70 日，病情呈渐进性加重趋势，患者及家人都非常痛苦，多方求治，收效甚微。家人代述，2 个多月前由于家事不顺，患者情绪被扰，痼疾复发。一直予以抗焦虑药物治疗，疗效欠佳，近日患者烦躁甚，病情呈加重趋势。3 日来，患者不思饮食，睡卧不宁，甚至彻夜不眠，日间神不守舍，时而发呆，时而默默自语，时而自觉屋室狭小，欲奔走于外。临诊时可见患者神清语乱，词不达意。脉弦细数，舌质光红，舌面无苔。

辨病为神经官能症，为火邪内扰，心肾不交所致。予黄连阿胶汤泻火除烦，交通心肾。

处方：黄连 10g　黄芩 15g　白芍 20g　阿胶（烊化）15g　鸡蛋黄（兑服）3 枚

根据仲景原书所载，嘱咐患者把阿胶烊化最后兑入。鸡蛋黄需待药液稍凉后搅匀倒入，目的是不使其过熟，以确保疗效。水煎服，每日 1 剂，服 15 剂后患者夜能入睡，余症消除。

按　神经官能症临床上颇为常见。病症表现千姿百态，很难有一个理想的治疗方法。该患者能够收到良好的疗效，主要是方证辨得准。仲景方中与黄连阿胶汤作用相似的方剂还有栀子豉汤、猪苓汤、三黄泻心汤。四个方剂的共同点是都可以用来治疗火邪内扰所引起的心烦、不眠、如狂等神经症状。但栀子豉汤主要治疗火邪郁于上焦，扰乱心胸而导致的"虚烦不得眠，若剧者，必反复颠倒，心中懊恼"，一般并未伤及心肾津液，所以只用栀子、豆豉两味宣散胸间的郁热即可，如果加入阿胶等品，反添滋腻，不利于郁热的宣散。猪苓汤虽然也可以治疗虚烦不得眠，但因其病机是热与水结，伤及阴血，所以一定会有"脉浮发热，渴欲饮水，小便不利"或"淋漓尿血"等症。而三黄泻心汤证的病机为火邪充斥三焦，实热阻滞胃肠，其烦扰不眠一般较重，必须用大黄与芩、连相伍，导滞泻下，清心除烦。

3. 心悸

孙某，男，57 岁，工人。2014 年 9 月 2 日初诊。

患者素体阴虚，复患感冒，服辛温发散的药物，因汗出较多致阴虚更甚，遂出现心悸而烦，夜不入寐，咽干口燥，手足心热。脉细而数，舌红，苔少。心电图示：窦性心动过速。

辨病为心悸，证属阴虚火动，心神失养。治宜养阴清热，滋阴降火。方用黄连阿胶汤加味。

处方：黄连 6g　黄芩 10g　白芍 9g　阿胶（烊化）9g　苦参 9g　柏子仁 18g　紫石英 18g　鸡子黄（兑服）1 枚

每日 1 剂，水煎服。药进 2 剂，诸症悉减，连服 5 剂而愈。

按　马老指出该患者素体阴虚，复以外感，误以辛温发汗，耗伤心液。心阴不足，虚热内生，热扰心神，故心悸难寐。方中黄连、黄芩清热除烦；白芍养阴收敛神明；鸡子黄育阴清热；阿胶补血养心；加苦参清热养阴；紫石英重镇安神。诸药合用，滋阴清热，养心宁神，故能收效。

第十五节　小半夏汤的临床应用

小半夏汤为止呕剂，具有祛痰降逆之功效。临床常用于和胃降逆，燥湿化痰，治疗不同原因引起的各种呕吐，均获良效。此亦体现了中医学"异病同治"的临床辨治特点，被后世尊为"止呕之祖方"。

组成：半夏 15g　生姜 10g

用法：上二味，用水七升，煮取一升半，分温再服。

功用：和胃降逆，燥湿化痰。

主治：痰饮内停，胃失和降之证。主治痰饮停胃，胃气上逆所致的呕吐。

方义：《金匮要略》书中论述小半夏汤的条文有三："呕家本渴，渴者为欲解，今反不渴，心下有支饮故也，小半夏汤主之""黄疸病，小便色不变，欲自利，腹满而喘，不可除热，热除必哕。哕者，小半夏汤主之""诸呕吐，谷不得下者，小半夏汤主之"。由此可见，仲景运用小半夏汤，主以治疗痰饮内停，胃失和降之证。方中半夏辛温，归脾胃经，主化痰饮、降逆气；生姜辛温，归肺、胃、脾经，既解半夏之毒，又善止呕，半夏、生姜两药配伍，则化痰和胃、降逆止呕之功更著。

临床应用：

1. 呕吐

刘某，男，52 岁，干部。2012 年 9 月 23 日初诊。

患者因生食黄瓜后呕吐，每日 10 余次，呕吐清水或胆汁 2 日。胃溃疡穿孔行胃大部切除手术 3 年余，术后饮食无味或进食后腹胀，嗳气，恶心，泛吐清水，身体消瘦。胃镜检查示：慢性胆汁反流性胃炎。血常规示：白细胞计数 11.5×10^9/L。血电解质示：钾 3mmol/L，钠 128mmol/L。诊断为胃大部切除术后，慢性胃炎急性期。给予抗炎、保护胃黏膜、补充电解质、肌注甲氧氯普胺等对症治疗。3 日后呕吐症状无明显好转。脉滑，舌质淡红，苔白腻。遂求诊于马老门诊。

辨病为呕吐，当属痰饮内阻证。治宜温中降逆，益气生津。方用小半夏汤加味。

处方：法半夏 10g　生姜 9g　陈皮 10g　竹茹 15g　茯苓 15g　枳壳 10g　炒白术 12g　枇杷叶 9g

每日 1 剂，浓煎 50ml，分 2 次服。服药后呕吐次数明显减少，再服 5 剂未再呕吐。后随访未见复发。

按 马老认为痰饮内阻之呕吐，系素体中阳不健，或病后年老体衰，脾胃腐熟运化功能减弱，水谷不能正常化生精微，反变为痰饮、停冷，或忧思劳倦太过，或服寒凉药物太多，导致脾胃受伤，中阳不足，寒从内生，运化无力，以致谷物入胃，停而不化，逆而吐出。

2. 恶阻

杜某，女，34 岁，职员。2013 年 8 月 14 日初诊。

患者妊娠 3 个月，呕吐痰涎月余，脘闷不思饮食，精神萎靡，口淡不欲饮，心悸气促，疲乏无力。脉滑，舌胖，苔白腻。

辨病为恶阻，属痰滞中焦证，治宜化痰降逆，健脾除湿。方以小半夏汤加减。

处方：法半夏 10g　生姜 15g　茯苓 15g　陈皮 10g　藿香 6g　苏梗 6g　甘草 3g

水煎服，每日 1 剂，服 3 剂而愈。

按 马老认为本病亦有痰饮，怀孕之后冲脉之气夹痰湿上逆而作呕，或因脾胃虚弱，脾阳不振，运化失职，湿聚成痰，痰随冲气上涌而致呕吐。脾阳不运，湿阻中焦，水谷不化，则脘闷不思食，口淡不欲饮。饮邪上凌心肺，则心悸气促。脾虚湿困，故疲乏无力。舌胖苔白腻，脉滑为痰湿内停之征。

3. 呃逆

刘某，男，32岁，教师。2015年1月5日初诊。

患者呃逆10日余，呈逐渐加剧趋势，刻下呃逆频作，胃部胀闷隐痛，纳少，时吐酸水，口苦而干，头痛头胀。脉濡细，舌质淡带青。

辨病为呃逆，因起居失宜，情绪不舒，以致肝气夹痰，逆阻中焦，胃失和降症见呃逆泛酸，胃脘胀闷隐痛，口干苦，头胀痛。治宜理气化痰，和胃降逆。方以小半夏汤加减。

处方：姜半夏12g　生姜12g　丁香6g　代赭石（先煎）20g　柿蒂6g　竹茹15g　陈皮10g　旋覆花（包煎）6g　黄连6g　麦芽15g　苏叶6g　炒吴茱萸3g

水煎服，每日1剂，服3剂而愈。

按　本案病由情志抑郁而起，以致肝气郁结，痰滞交阻，上逆犯胃。症见呃逆泛酸，胃脘胀闷隐痛，口干苦，头胀痛。治宜理气化痰，和胃降逆。马老指出呕吐、反胃、呃逆、恶阻，症虽不同，病因病机同属胃失和降。按异病同治的治疗原则，拟小半夏汤加减，故均生效。马老常说，小半夏汤可随症演变为大半夏汤、半夏干姜散、半夏泻心汤、黄芩加半夏生姜汤、吴茱萸汤、橘皮汤等。临证加减得当，就会方小而功大也。

第十六节　阳和汤的临床应用

阳和汤为温里剂，具有温阳补血、散寒通滞之功效。临床常用于治疗骨结核、腹膜结核、慢性骨髓炎、骨膜炎、慢性淋巴结炎、类风湿关节炎、血栓闭塞性脉管炎、肌肉深部脓肿，以及慢性支气管炎、支气管哮喘、坐骨神经痛等证属阳虚血亏、寒凝痰滞者。

组成：熟地黄30g　麻黄2g　鹿角胶9g　白芥子6g　肉桂3g　生甘草3g　炮姜炭2g

用法：水煎服。

功用：温阳补血，散寒通滞。

主治：阳虚血亏，寒凝痰滞之阴疽，如贴骨疽、流注、阴疽、脱疽、痰核、鹤膝风等。症见患处漫肿无头、皮色不变，酸痛无热，口不渴，舌淡苔白，脉沉细或沉迟。

方义：阴疽系指阴寒邪毒内伏，发于筋骨之间或肌肉深部的阴证疮疡，多由素体阳虚，营血不足，寒凝痰滞所致。以漫肿无头、皮色不变，酸痛无热为特点，可伴有全身虚寒症状，如口不渴，舌淡苔白，脉沉细。治宜温阳补血，散寒通滞。方中重用熟地补养阴血，填精益髓；鹿角胶可温补肾阳，补益精血。二药合用，温阳补血，相得益彰，共为君药。肉桂、干姜温阳散寒，温通血脉，为臣药。白芥子辛温，直达皮里膜外，温化寒痰，通络散结；少量麻黄宣通毛窍，同为佐药。生甘草为使，解毒而调诸药。

临床应用：

1. 慢性支气管哮喘

周某，女，68岁，退休工人。2007年11月21日初诊。

患者既往有哮喘反复发作病史20余年，因感受风寒复发哮喘20日就诊。症见咳喘频作，气急胸闷，痰多而黏，咳吐不利。面色晦暗，小便清长。脉沉细，舌体胖，苔白而滑。胸部X线片示：两肺纹理增多。

辨病为喘证，当属邪气伏肺，久病及肾，由外感风寒引发宿痰，而致肺失宣降，肾失摄纳。治宜宣肺化痰，温肾纳气。方用阳和汤合小青龙汤加减。

处方：麻黄 3g　桂枝 3g　干姜 3g　细辛 3g　大熟地 30g　苏子 10g　白芥子 10g　陈皮 10g　姜半夏 10g　杏仁 10g　生白芍 12g　鹿角胶（烊化）10g　生甘草 3g

5 剂，每日 1 剂，水煎服。

药后诸症减轻。在原方的基础上去桂枝，加五味子 12g 继服。10 剂后咳喘平，其余诸症亦不显。嘱服金匮肾气丸巩固之，注意饮食，畅情志，少劳累，防寒保暖，以防止复发。

按　治顽痰，应紧扣"虚寒""百病皆因痰作祟"。然其本为肾阳之虚，标则脾失健运，水湿滞留，气机遇邪，而使肺失宣肃，水失通调，亦为宿疾之根。本例患者肾气（阳）虚衰，津凝为痰。故选阳和汤化裁，重用熟地"重、镇、甘、守"之性，偕鹿角胶峻补肾阳，而收纳气于下之效；麻黄合苏子、杏仁宣肺于上；合小青龙汤温肺散寒化饮，取其"散尽陈寒，方可言补"之旨。

2. 老年退行性关节炎

陆某，男，65 岁，退休教授。2010 年 9 月 15 日初诊。

患者左膝关节疼痛进行性加重 10 日余。3 年前患者出现左下肢酸痛，重着难移，登阶梯困难，曾在外地就诊诊为左膝关节骨性关节炎。查体：右侧肢体自臀部向大腿后侧沿小腿呈放射性疼痛，直达足跟。脉沉细，舌质淡红。X 线片示：左膝关节间隙变窄，骨质增生。

辨病为痛痹，当属风寒湿三气杂至，合而为痹，属寒邪。拟温阳散寒，通络化痰。方用阳和汤加减。

处方：麻黄 3g　炮姜 3g　肉桂 3g　白芥子 10g　白芍 8g　熟地 30g　当归 10g　鹿角胶（烊化）10g　制川乌（先煎）5g　制草乌（先煎）5g　炙甘草 10g

水煎服，每日 1 剂，服用 5 剂后疼痛减轻，步履较轻松，再依原方加土元 10g，山萸肉、川牛膝各 15g。之后随症加减，1 个月而愈。

按　治痛痹，恪守温阳。仲景云："病历节不可屈伸，疼痛，乌头汤主之。"马老指出本例患者年过半百，"阴气自半"，而寒邪久羁。故取阳和汤加二乌，增强温阳之功，"以消阴翳"；加当归、白芍、炙甘草养血和营，解痉以止痛。二诊加土元以化瘀止痛；山萸肉、川牛膝培肝肾之阴以壮筋骨。全方刚柔相济，攻补兼施。阳气振奋，脉络畅通，疾病获愈。

3. 股骨头缺血性坏死

高某，男，58 岁，农民。2006 年 10 月 15 日初诊。

患者因双侧髋关节活动受限伴疼痛 1 年余就诊。患者长期从事体力劳动，患有腰椎间盘突出症、骨关节炎等疾病，腰腿疼痛时自服止痛片、泼尼松等药物多年，近 1 年来双髋关节活动受限，疼痛加重。脉沉细，舌质淡，苔薄白。X 线片及 CT 示：双侧股骨头坏死（早期）。

辨病为痹证（股骨头坏死），当属寒湿凝聚。治宜温经散寒，活血通络，补肾壮骨。方以阳和汤加味。

处方：麻黄 6g　炮姜 6g　肉桂 6g　白芥子 10g　红花 10g　土元 10g　桃仁 10g　鹿角胶（烊化）10g　续断 10g　川牛膝 10g　丹参 10g　大熟地 25g　骨碎补 20g　生甘草 3g

水煎服，每日 1 剂，服用 1 个月后，诸症减轻，活动尚可。再在原方基础上加党参 10g、生黄芪 20g、当归 10g，调理治疗 3 个月后活动如常。

按　股骨头缺血性坏死属祖国医学"骨蚀"范畴。"骨蚀"为骨被侵蚀之意，以两足不能支撑身体，行走不利为特点。中医认为"肾主骨生髓，肾强则骨健，肾虚则骨枯髓槁"，《血证论·吐血》指出"气为血之帅，血随之而运行，血为气之守，气得之而静谧"。马老认为该患者证属阳虚寒凝，肝肾阴亏，久而痰癖阻络。治以温经散寒、活血通络、补肾壮骨。方以阳和汤为主，加桃仁、红花、续断、川牛膝、土元等正符合病机，故病告痊愈。

4. 类风湿关节炎

吴某，女，65 岁，工人。2008 年 7 月 25 日初诊。

患者双膝畸形，疼痛，不能行走 10 余年，加重 2 个月就诊。既往有类风湿关节炎病史，自述病初起时，晨起双手肿胀，近端指间关节疼痛，难以握拳，数日后不治自愈。以后每隔数月发作 1 次，均是几日内自行好转。5 年前又添双膝、踝关节红肿疼痛，行走艰难，住院后确诊为类风湿关节炎，经抗炎等综合治疗后肿消痛除、行走正常，但常反复发作，怕冷怕湿，冬春季节多发，虽多方治疗，病情呈逐年加重趋势。刻下患者关节肿大、疼痛，尤其是双膝关节。患者体态呈腹形肥胖，两腿偏瘦，上下身不相称。双手近端指间关节肿大，不能弯曲，双膝及双踝关节肿大变形，两下肢呈弯曲状，下肢肌肉明显瘦削，不能行走，扶物站立数分钟便疼痛难忍，肿大的关节处触之冰凉，疼痛以夜间为甚，白天稍轻，膝关节及跟腱旁可见多个风湿结节。脉沉细，舌淡苔白。查类风湿因子（＋）；X 线片提示：双手近端指间关节及膝、踝关节间隙明显变窄，并见骨质侵蚀。

辨病为鹤膝风，当属寒凝痰滞，痹阻筋骨。治宜温阳散寒，化痰祛湿，通络止痛。方选阳和汤合乌头汤。

处方：熟地黄 20g　白芥子 10g　炮姜炭 6g　鹿角胶（烊化）10g　杭白芍 10g　炙黄芪 20g　生麻黄 8g　制川乌（先煎）7g　生甘草 6g　肉桂末（冲服）2g

水煎服，每日 1 剂，服 6 剂后，关节疼痛明显减轻，能拄杖站立 10 多分钟，效不更方，续服 18 剂后，患者能在室内拄杖活动，关节疼痛轻微。之后，服以阳和汤合乌头汤为主方，或少佐益气药，或少佐活血药，或少佐祛风湿药治疗 3 个月有余，患者能弃杖步行，生活起居基本自理，关节不痛，但关节畸形仍存。

按　本方最初用于阴疽、附骨疽、脱疽、流注、鹤膝风、痰核等外科疾病。马老根据本方有温阳养血化痰之功将其扩展用于内科、妇科、儿科、皮肤科等多科疾病的治疗，且取得了满意的临床疗效。应用本方的关键是抓住"阳虚寒凝"这一病机。临床上病机往往错综复杂，因此在关注阳虚寒凝的病机的基础上还应兼顾兼有的病机配伍其他药物。配伍得当是否还能扩展本方的应用范围，这要求我们去认真研究其配伍技巧、作用原理，从而揭示方剂配伍之奥妙。

第十七节　当归芍药散的临床应用

当归芍药散具有健脾祛湿、调气养血之功效。临床常用于治疗月经不调、痛经、不孕症、习惯性流产、闭经、带下、子宫及附件炎、子宫发育不良、更年期内分泌失调等属于虚寒体质，湿热聚集，气血失调者。

组成：当归 15g　川芎 10g　芍药 18g　白术 15g　茯苓 20g　泽泻 15

用法：每服方寸匕，酒和服，日三次。

功用：健脾祛湿，调气养血。

主治：妇女属于虚寒体质，具有贫血、腹部疼痛、手足冰凉等症状。症见脸色苍白、身体乏力、脚部冰凉、头部眩晕、耳鸣、腰膝酸软、小便频繁并且尿量过多、下腹胀痛、脉沉或弱者。

方义：当归芍药散的药物分为两组：一组是茯苓、白术、泽泻，起到健脾化湿的功效；二组是当归、芍药、川芎，能起到调血疏肝的功效，两组药方配伍得当，既能起到补的效果又能起到止泻的效果，并且具有调节肝脾、运化气血、祛湿行血及活血止痛的作用。

临床应用：

1. 妊娠下血

段某，女，34 岁，公务员。2011 年 3 月 20 日初诊。

患者因"停经 150 余日，阴道出血 1 周"就诊，患者半个月来因家庭纠纷致情绪不佳，1 周前出现阴道出血，量少色暗红，淋漓不尽，无血块，伴有腰胀，少腹胀痛，胃纳尚佳，无呕吐泛酸，口不干，略苦，二便正常。在妇科使用黄体酮等保胎止血之剂治疗后，血量稍少，但仍有阴道出血。脉弦，舌质淡红，苔薄白。妊娠试验阳性。

辨病为妊娠下血，当属肝脾不和，湿滞内停。治宜调和肝脾，化湿止血。以当归芍药散加味。

处方：当归 10g　白芍 15g　川芎 5g　云茯苓 10g　泽泻 10g　炒白术 10g　阿胶 9g　桑寄生 15g　杜仲 10g　苎麻根 10g

水煎服，每日 1 剂，共服 10 剂，血止，随诊，足月顺产一男婴。

按　本方可用于胎动不安，但目前临床医生惧而不用，多用寿胎丸。据研究，本方对母子健康无不良影响，此外，在产后母体恢复和小儿发育方面未见到任何有害作用的迹象。现代医学认为，在受精卵分裂旺盛的妊娠初期服药，畸形发生率高；从本方的使用来观察，在胚胎尚未形成以前给药，改善母体内环境，使受精卵形成胚胎的发育过程获得良好影响，未见致畸，而且对儿童的健康起着积极的作用。马老遇类似病例，用当归芍药散加味，大多数获满意疗效，足见经方疗效之可靠。

2. 不稳定型心绞痛

朱某，女，50 岁，环卫工人。2005 年 3 月 16 日初诊。

发作性胸闷、胸痛 3 个月。患者 3 个月前因与人发生争吵后出现间断发作性胸闷痛，数日 1 次至 1 日数次不等，休息后稍好转。患者体形偏胖，时有头晕、头昏，下肢微肿，口渴而苦。脉沉细弦，舌质淡胖，苔白稍厚。血糖正常；心电图示：前壁心肌缺血，心肌梗死可能，建议住院观察。患者拒绝住院，遂予中药治疗。

辨病为胸痹，当属阳气虚衰，胸阳不振。治宜辛温散寒，温通心阳。治宜当归芍药散化裁。

处方：当归 15g　川芎 10g　白芍 30g　茯苓 15g　泽泻 18g　炒白术 10g　夏枯草 20g　女贞子 12g　制首乌 15g　全瓜蒌 24g　生山楂 20g　丹参 20g　陈皮 12g

水煎服，每日 1 剂，服 3 剂后胸痛未发作，下肢水肿消失。再服 3 剂头晕胸闷亦愈。续上方 15 剂后随访，未再发胸痛胸闷，可正常劳动。

按　不稳定型心绞痛有发展为急性心肌梗死的危险。马老用当归芍药散加减，纯中药治疗数例，缓解心绞痛有效，且能增加运动耐量，减少发作。治疗心绞痛的经方甚多，本方辨证要点为胸痹、微肿、脉弦、苔厚。本方功效特点：可间断长期服用，能有效减少心绞痛发作次数，可作为心绞痛巩固善后之方。

3. 高三酰甘油血症

宋某，男，48 岁，自由职业。2009 年 6 月 8 日初诊。

患者头晕、头昏伴视物旋转 2 周就诊，既往有血脂增高病史 2 年余。曾服用血脂康胶囊和他汀类药物，并配合低脂饮食、减肥操等方法治疗，均无效。患者刻下体胖头晕，神疲乏力。脉沉细，舌偏红，苔白厚微黄。辅助检查：三酰甘油 11.22mmol，胆固醇 8.76mmol/L。

辨病为高三酰甘油血症。当属气损及阳，脾肾阳虚，治宜补益脾肾，温阳化气，并嘱其适度运动。

处方：当归 60g　川芎 60g　茯苓 30g　炒白术 30g　泽泻 100g　白芍 200g　夏枯草 30g　女贞子 60g　制首乌 60g　生山楂 60g　决明子 60g　荷叶 20g　陈皮 15g

上药粉碎，炼蜜，和药粉，手工制丸，丸约 10g。每服 1 丸，日 2 次，数日后加至 2 丸，日 2 次。1 个月后复查：三酰甘油 3.81mmol/L，胆固醇 5.60mmol/L。再服 1 个月，多次化验三酰甘油、胆固醇正常。

按　高三酰甘油血症患者多数为肥胖者，降血脂宜选择丸剂，另须坚持生活调养（低脂饮食、少吃糕点、适度运动），否则血脂不易降至正常，或降至正常后又会升高。马老指出当归芍药散在临床上可广泛应用，正确合理使用本方，要以表里、阴阳、虚实、寒热八纲来分类，本方证从表里来说属里证，从阴阳来讲属阴证（足厥阴肝、足太阴脾），从虚实来看属虚实夹杂证，从寒热来谈偏于寒证。病因为肝郁脾虚，湿邪内停，病位在肝脾，可出现血虚症状（面色萎黄、头昏、月经量少色淡、舌质淡等）和脾虚有湿症状（大便软而不爽、小便不利、口黏），以及脉弦等。从气血而言，是湿邪兼入血分的方剂。其应用的重点为腹部疾病，除此之外，只要是肝脏所居、肝经所循和肝脏所主器官出现异常，辨证属肝脾不调，湿邪内停，兼入血分者，就可使用本方。本方临床应用，也符合祖国医学异病同治的治疗原则。

第十八节　少腹逐瘀汤的临床应用

少腹逐瘀汤，为理血剂，具有活血祛瘀、温经止痛之功效。临床常用于治疗神经官能症、癫痫、早期精神分裂症、急性或慢性胃炎、溃疡病、慢性肝炎、月经不调、痛经、冠心病等证属寒凝血瘀者。

组成：小茴香（炒）7 粒　干姜（炒）3g　延胡索 3g　没药（研）6g　当归 9g　川芎 6g　官桂 3g　赤芍 6g　蒲黄 9g　五灵脂（炒）6g

用法：每日 1 剂，水煎，分 2～3 次服。

功用：活血祛瘀，温经止痛。

主治：少腹寒凝血瘀证。少腹积块疼痛或不痛，或经期腰酸，少腹作胀，或月经不调，其色或紫或黑，舌质暗或有瘀斑，脉涩或弦紧。

方义：本方源于《医林改错》，主治少腹寒凝血瘀证，疼痛或不痛，或痛而无积块，或少腹胀满，或经期腰酸、小腹胀，或月经 1 个月见三五次，接连不断，断而又来，其色或紫或黑，或有血块，或崩或漏，兼少腹疼痛，或粉红兼白带者，或瘀血阻滞，久不受孕等证，治宜逐瘀活血，温阳理气为法。下焦包括肝肾在内，由肝肾等脏功能失调，寒凝气滞，疏泄不畅，血瘀不适，结于少腹，故症见少腹积块作痛，或月经不调等杂病。治宜逐瘀活血，温阳理气为法。故方用小茴香、肉桂、干姜，味辛而性温热，入肝肾而归脾，理气活血，温通血脉；当归、赤芍入肝，行瘀活血；蒲黄、五灵脂、川芎、延胡索、没药入肝，活血理气，使气行则血活，气血活畅故能止痛。共成温逐少腹瘀血之剂。

临床应用：

1. 子宫下垂

朱某，女，57 岁，退休工人。2005 年 9 月 2 日初诊。

患者下腹部胀痛进行性加重 1 周，既往有子宫下垂病史 30 余年，缘于患者多孕多产，加之产后劳作休息不好引起，反复发作，十分痛苦。因惧怕手术，要求中医治疗。接诊时主诉子宫脱出阴道口外 1 周，近日分泌物增多，腹痛腰酸。脉沉涩，舌淡暗，苔白腻。在外院已服补中益气中药治疗 1 个月余，收效甚微。

辨病为子宫下垂，当属少腹寒凝血瘀证，治宜活血祛瘀，温经止痛。予以少腹逐瘀汤加味。

处方：炒茴香 7 粒　干姜 6g　延胡索 3g　没药 6g　当归 9g　川芎 6g　官桂 3g　赤芍 6g　蒲黄（包煎）9g　银花 10g　连翘 10g　五灵脂（包煎）6g

水煎服，每日 1 剂，7 剂后复诊，分泌物已减少，腹部疼痛及腰酸均好转，继用少腹逐瘀汤合补中益气汤加川断、杜仲、狗脊治疗 1 个月，下垂子宫回缩到阴道内，患者十分满意。

按　少腹逐瘀汤在妇科领域中应用十分广泛，远远不止上述范围。只要有瘀的存在，用之就会见效。有的病症，不要症状改善就停药，要坚持效不更方，直至痊愈。如慢性盆腔炎、卵巢囊肿等。有的病症，要适可而止，如崩漏（子宫内膜过度增生），待经血止，子宫内膜基本正常，即可停药。有的病症，需要效即更方，如产后恶露不净，或产后胎盘残留，药后经血止，B 超检查子宫内膜异常回声消失，即可转用益气养血，健脾调理。不孕患者孕后要适度安胎。痛经患者，痛止即可停药。总之，掌握好病机和用药分寸，关系到治疗成败，十分重要。治疗慢性盆腔炎、痛经、不孕等应用本方时，药宜偏温，切莫一见炎症就佐清凉。治疗崩漏、恶露不净等不宜偏温，根据各病症的特点，适当加减即可。本方对胃有一定的刺激性，药后胃不适者去没药，加木香、砂仁。药后大便次数增多者，加炒白术、炮姜。

2. 崩漏（子宫内膜过度增生）

杜某，女，42 岁，职员。2008 年 5 月 22 日初诊。

患者近半个月月经未净，月经量多，有血块，无腹痛，在外院行 B 超检查示：子宫内膜厚度为 3cm。行诊断性刮宫术，术后经量减少，仍不干净，半个月后又增多，去某省级医院诊治，复查 B 超示：子宫内膜厚度为 2.2cm。排除肿瘤、再生障碍性贫血及其他血液病后再行诊断性刮宫术，术后经量减少，20 日后仍不净，到医院要求接受中医治疗。接诊时患者已有 50 余日月经未净，因子宫内膜过度增生曾二度刮宫治疗，经血不止，色紫暗，有小血块排出，不痛，伴眩晕、乏力、心悸。脉细涩，舌质红，苔薄白。B 超示：子宫内膜厚度为 1.75cm。血红蛋白 90g/L。

辨病为崩漏，当属瘀阻胞宫，瘀血不去，出血不止，出血过多，气血两亏。治疗予以先祛邪，活血化瘀，以净其经血，后扶正以复其气血。以少腹逐瘀汤加减。

处方：延胡索 3g　炮姜 6g　没药 6g　炒茴香 7 粒　当归 9g　川芎 6g　赤芍 6g　蒲黄（包煎）9g　益母草 20g　银花 10g　连翘 10g　怀牛膝 15g　三棱 12g　莪术 12g　制香附 10g　五灵脂（包煎）6g　泽兰 10g　卷柏 12g

水煎服，每日 1 剂，7 剂后复诊，月经已净，去三棱、莪术、卷柏、泽兰，加黄芪、党参各 15g。14 剂后，头晕心悸好转，复查 B 超示：子宫内膜厚度为 1.0cm。再次月经来潮，服二诊方 7 剂，7 日净，净后复查 B 超示：子宫内膜厚度为 0.4cm。血红蛋白 110g/L。追访 2 个月，月经周期、经量正常。

按 崩漏是妇科常见病症之一。少腹逐瘀汤源于《医林改错》，主要用于治疗少腹寒凝血瘀证，经期腰酸、疼痛或不痛，或月经一月见三五次，接连不断，断而又来，其色或紫或黑，或有血块，或崩或漏等，为瘀血结于下焦少腹。其病因多由肝肾等脏功能失调，寒凝气滞，疏泄不畅，血瘀不适，结于少腹，故见月经不调或崩漏等。治宜逐瘀活血，温阳理气为法。故方用小茴香、肉桂、干姜味辛而性温热，入肝肾而归脾，理气活血，温通血脉；当归、赤芍入肝，行瘀活血；蒲黄、五灵脂、川芎、元胡、没药入肝，活血理气，使气行则血活，气血活畅故能止痛，共成温逐少腹瘀血之剂。

第十九节　小柴胡汤的临床应用

小柴胡汤为和解剂，具有和解少阳之功效。临床常用于治疗发热、感冒、流行性感冒、慢性胃炎、胆囊炎、胆石症、胰腺炎、抑郁症、躁狂症、流行性乙型脑炎、流行性脑脊髓膜炎、月经不调、更年期综合征等属邪踞少阳者。

组成：柴胡24g　黄芩9g　人参9g　半夏9g　甘草（炙）9g　生姜9g　大枣（劈）4枚

用法：上七味，以水一斗二升，煮取六升，去滓，再煎，取三升，温服一升，日三服。现代用法：水煎服。

功用：和解少阳。

主治：伤寒少阳证。症见往来寒热，胸胁苦满，默默不欲饮食，心烦喜呕，口苦，咽干，目眩，舌苔薄白，脉弦；以及疟疾、黄疸等病而见少阳证者。

方义：小柴胡汤出自东汉张仲景的《伤寒杂病论》，清代柯琴在《伤寒来苏集》中谓"此为少阳枢机之剂，和解表里之总方也"。主治邪踞少阳证，方由辛开、苦降、甘温三组药组成。其中柴胡轻而升浮，重用柴胡轻清升散既能透达少阳半表半里之邪，又能畅达气机之郁，为君药。黄芩清泻少阳半表半里之热，为臣药。柴芩合用，一透一清，一为半表而用，一为半里而设，是为和解少阳的基本组成。半夏味辛气平，为"治呕吐胸满之要药"，合生姜化痰开结，降逆和胃，生姜尚助柴胡透邪，并制半夏之毒。参草枣从中斡旋调停，补而和之，使邪不得直趋入里。如此升降同调，清补并用，兼以益气和中，从而少阳之邪得以外透内泻，郁达结开，上下、内外气机得以调和。

临床应用：马老临证喜用柴胡剂，认为此方能疏利三焦、通达上下、宣通内外、调畅气机、平胆和胃，作用广泛。现将小柴胡汤证的临证发微阐述如下。

1. 瘿痛

刘某，男，39岁，司机。2006年5月11日初诊。

患者出现甲状腺部位反复交替疼痛4个月余，当地诊断为亚急性甲状腺炎，曾使用激素治疗1个月余。近1周左侧甲状腺部位疼痛，咽干不适，轻微乏力，无低热，无心悸心慌，时而口腔溃疡，入睡偏慢，夜卧早醒，急躁易怒，形体偏瘦。脉弦滑，舌质暗红，苔薄黄。甲状腺彩超示：两侧甲状腺多发结节。

辨病为瘿痛，当属邪郁少阳。治宜透邪解郁。予小柴胡汤加减。

处方：柴胡15g　黄芩9g　法半夏9g　党参6g　青蒿15g　连翘15g　浙贝母10g　夏枯草15g　生姜3片　大枣10g　炙甘草6g

水煎服，每日1剂，连服14剂后自诉左侧甲状腺疼痛消失，左颌下颈部淋巴结按之微痛，口腔溃疡偶作，乏力不明显，形体偏瘦，脉弦小数，舌质暗红，苔薄微黄。继守上方，将柴胡减至 10g。续服 14 剂，诸症皆消。

按　此病位为胆经循行之处。邪犯少阳，经气循行不利，气郁日久，化火炼津为痰，痰火结于颈部，不通则痛，故见颈前疼痛；胆郁化火伤津见咽干；胆火上炎见口腔溃疡；痰火扰心则失眠、急躁易怒。方选小柴胡汤，重用柴胡并加青蒿以清解透邪；黄芩苦寒清泻邪热；浙贝母、连翘合法半夏化痰散结；参、草、姜、枣益气和中，扶正祛邪。诸药合用和解少阳，调达枢机，少阳经气得利，疼痛渐失。

2. 慢性胰腺炎

欧某，男，54 岁，干部。2013 年 12 月 15 日初诊。

患者既往有慢性胰腺炎反复发作史 17 年。自诉 1996 年胰腺炎第 1 次发作，2003 年因饮食不规律再次发作，期间 5 个月内反复发作 7 次，2013 年 5 月及 11 月又复发 2 次。2007 年腹部 CT 示：胰头囊肿。既往史：血脂异常、糖尿病半年，空腹血糖 12.3mmol/L。刻下左上腹胀痛不适，面色暗红，时而口干口渴，平时进食肉类较多。脉弦，舌质暗红，苔薄黄干。

辨病为腹痛，当属中焦湿热，肝胆枢机不利。治宜疏肝利胆，和解少阳。予小柴胡汤加减。

处方：柴胡 12g　黄芩 9g　清半夏 9g　炒白芍 10g　炒枳实 15g　金钱草 30g　生地榆 30g　丹参 20g　茵陈 15g

水煎服，每日 1 剂，连服 14 剂。

2013 年 12 月 29 日二诊：自诉腹不痛，时而口干口苦，食欲正常，大便正常。脉弦，舌质暗红，苔薄黄干，有裂纹。空腹血糖：10.8mmol/L。2013 年 12 月 26 日外院腹部 CT 示：胰腺大小形态及密度正常。辨证为肝胆湿热，夹有血瘀。中药守上方，去茵陈，加郁金 10g、蒲公英 30g。14 剂，水煎服，每日 1 剂。

2014 年 1 月 12 日三诊：自诉口干口苦，近 2 个月入睡困难，矢气偏多，无腹胀，二便调，无急躁易怒。脉弦滑，舌质暗红，苔灰黄。辨证为肝胆湿热，胆火扰心。守二诊方加赤芍 10g、栀子 10g、败酱草 20g、生龙牡（先煎）各 30g。14 剂，水煎服，每日 1 剂。

药后患者诸症皆消，无口干口苦，夜寐安，饮食二便正常，继服 10 剂痊愈。

按　嗜食酒肉者，湿热内生，土壅木郁，而肝胆疏泄不利。方以小柴胡汤加减清利肝胆湿热，疏解中焦气机。去原方参枣姜草之温，加炒枳实辛散苦降，破气导滞；加金钱草、茵陈等清利肝胆湿热；蒲公英、败酱草解毒消痈，败酱草善化腐生新；丹参、赤芍凉血；生龙牡潜阳安神；郁金辛苦寒，《本草汇言》谓"其性轻扬，能散郁滞，顺逆气，上达高巅，善行下焦，为心肺肝胃气血火痰郁遏不行者最验"，以之凉血活血，清利肝胆湿热。前后服药 4 个月，病情稳定，随访 2 年未再发作。

3. 潮热

李某，女，59 岁，退休工人。2009 年 7 月 12 日初诊。

患者潮热汗出 10 余年，2 周前潮热汗出症状加重，夜卧手足灼热，夜间怕热明显，两膝发凉，纳呆，入睡困难，周身乏力，易感冒，二便调，形体偏胖，右后背带状疱疹 8 个月，疱疹部位夜卧疼痛。脉沉弦数，舌质红，质偏嫩，苔薄黄。胸部 X 线片示：两肺散在陈旧性小结节。心电图示：窦性心动过速，T 波改变。

辨病为潮热，当属阴虚内热，兼有血瘀。治宜养阴清热，活血化瘀。予六味地黄汤加减。

处方：熟地黄 15g　山萸肉 10g　生山药 15g　忍冬藤 30g　全虫 6g　黄柏 6g　生杜仲 10g　知母 10g　丹参 20g

水煎服，每日1剂，连服14剂。

二诊：自诉服药后便溏，仍夜间手足灼热，两膝发凉，轻微盗汗，乏力，夜间口苦，小便不黄。脉沉弦，舌质偏红，苔薄微黄。辨证属少阳枢机不利。

处方：柴胡12g　黄芩9g　法半夏9g　炒白芍12g　茵陈15g　忍冬藤30g　片姜黄10g　炒枳壳10g　丹参15g

水煎服，每日1剂，连服14剂。

三诊：自诉夜间灼热已好转，潮热汗出减轻，仍两手灼热喜凉，两膝关节发凉较前减轻，但仍不适，体力较前增加，纳可，大便正常。脉弦，舌质嫩，苔薄黄。守上方，加青蒿15g、地龙10g，水煎服，每日1剂，连服14剂后基本痊愈。

按　患者初诊阴虚内热，予以养阴清热活血反增便溏。二诊思其"夜卧手足灼热，两膝发凉"为少阳枢机不利，郁热不得宣畅所致。少阳胆火上炎故见"潮热汗出，口苦"，当宗《黄帝内经》"火郁发之""木郁达之"，予以小柴胡汤加减。无中焦气虚，故去参枣草；加炒白芍柔肝和阴，忍冬藤、片姜黄以通络；丹参以活血；茵陈清热利湿。三诊时见诸症减轻，故效不更方，加青蒿以芳香透邪，清解胆热。后调理月余而愈。

4. 耳鸣

赵某，女，67岁，退休职工。2009年4月19日初诊。

患者两侧耳鸣3个月。左重右轻，听力、睡眠正常，面色偏红，伴有急躁易怒，大便正常，泌尿系感染反复发作，活动时汗出量多。脉弦，舌质暗红，苔薄黄。听力检测示：两侧感音神经性听损。

辨病为耳鸣，当属痰火上扰耳窍。治宜清热化痰，疏肝利胆。

处方：柴胡12g　黄芩9g　清半夏9g　生龙骨（先煎）30g　石菖蒲15g　太子参10g　醋香附9g　生牡蛎（先煎）30g　炙甘草6g

水煎服，每日1剂，7剂后自诉耳鸣有所减轻，右侧耳部按之疼痛已不明显，耳胀，时而走窜至左耳及头部，急躁易怒较前减轻，时有嗳气，无胃痛。脉弦滑数，舌质淡红，苔薄黄。当属少阳胆火上冲，上扰耳窍。守上方去太子参加炒枳实10g、川芎9g、生姜3片。14剂后患者耳鸣渐消，诸症痊愈。

按　老年女性患者初诊见"耳鸣，面色偏红，时而急躁易怒，时而汗多，脉弦，舌质暗红，苔薄黄"，为胆火夹痰上扰之征。故以小柴胡汤合通气散，柴芩苦寒清降；半夏辛开散邪；菖蒲《神农本草经》谓之能"开心孔，补五脏，通九窍，明耳目，出音声"，加之以化痰开窍；枳实破气行滞；醋香附、川芎"上行头目"活血行气开郁；龙牡重镇潜阳。诸药同用，少阳痰火得清，气机调畅，耳鸣渐消。前后调理2个月，右侧耳鸣已轻微，后以六味地黄汤加味补肾治本。

总之，小柴胡汤临床应用广泛，方书多以和解剂论述，马老结合临床多年实践，认为小柴胡汤应以作为解热剂为主旨，临床用大剂柴胡退热有效。作为和解剂在于调和肝胆脾胃之不和，用于内伤杂病的治疗，用柴胡在于疏肝，故用量宜小。

第二十节　芍药甘草附子汤的临床应用

芍药甘草附子汤具有复阳益阴之功效。临床常用于治疗阳虚外感汗多恶寒者，或用于治疗风寒湿痹阳气虚之关节疼痛、周身恶寒汗出者，亦可用于汗后亡阳证、腰痛、肠痉挛、腓肠肌痉挛等证属肌肤失温，筋脉失养者。

组成：芍药、甘草（炙）各 9g　附子（炮，去皮，破八片）3g

用法：上三味，用水五升，煮取一升五合，去滓，分温三服。

功用：复阳益阴。

主治：阴阳两虚证。体虚外感，发汗后病不解，反增恶寒者，舌苔薄白，脉微细。

方义：本方出自《伤寒论》，由芍药、甘草、附子三药组成。原书指出："发汗，病不解，反恶寒者，虚故也，芍药甘草附子汤主之。"成无己释云："今发汗病且不解，又反恶寒者，营卫俱虚也，汗出则营虚，恶寒则卫虚，与芍药甘草附子汤以补营卫。"方中芍药、甘草酸甘化阴以养营，附子、甘草辛甘化阳以益卫，阴阳两补，营卫得养，则"虚"者可实。然而，本方功效并不只此。因芍药、甘草能缓急止痛，附子又能温经止痛，三味相伍，实为一首具有止痛作用的良方。本方治痛，附子散寒扶阳，寒散则经脉不为邪客；阳运则经气自通，芍药、甘草缓经脉之拘急而止痛，且芍药、附子相伍，一入阴一走阳，缓急之中又通经，相得益彰，《陈逊斋医学笔记》盛赞本方的止痛效能，云本方对腰部神经痛、坐骨神经痛及关节强直等有良效。

临床应用：

1. 头痛

谭某，男，52 岁，农民。2012 年 1 月 6 日初诊。

患者头痛反复发作 10 年余，加重 2 周。既往头痛发时绵绵作痛，不能见风，尤其遇冷迎风尤甚。因惧怕复发一年四季均喜用毛巾包裹头部或戴帽子，睡觉亦用帽子将头蒙盖，平素动则汗出，纳差，神疲乏力，手足麻木，腰酸便秘。脉细涩，面色白，舌淡而胖。头颅 CT 示：腔隙性脑梗死。

辨病为头痛，当属阳气虚弱，清阳失煦，加之寒凝血滞，阴血不足所致。治当补阳益气，散寒止痛，兼以养血。

处方：炒白芍 30g　炙甘草 15g　附片（先煎）15g　党参 15g　炒白术 10g　肉苁蓉 10g　细辛 3g

水煎服，每日 1 剂。患者服药 3 剂后，头痛即止，诸症大减，继以十全大补丸 2 瓶，善后调治而愈。

按　临床上马老常以本方加味治疗头痛、胃脘痛、下肢关节痛等多种痛证。如本方适用于胃脘痛喜温喜按，遇寒冷而发作痛者。若呕吐清水者，可加生姜、吴茱萸；胃胀满者，加砂仁、木香、枳实；中气虚者，加党参、白术；瘀血者加蒲黄、五灵脂。治肩痛，则多为强力负重或受寒所致，症见一侧肩关节处冷痛，痛则肩关节活动受限，尤以抬举困难，受寒痛加，得温痛减者，可加羌活、桂枝、姜黄等药。本方对腰部扭伤、腰肌劳损、风湿性腰痛，审证属寒者，均有一定的止痛作用。可根据临床表现不同，酌加活血祛瘀、强腰壮肾及祛风胜湿之品，并以生姜、葱白共捣热敷患处。

2. 痛经

计某，女，21 岁，餐厅职员。2007 年 11 月 3 日初诊。

患者诉因 2 年前月经来潮时贪食生冷寒凉，后每于行经时即出现腹痛，时轻时重，近半年来逐渐加重，经期痛剧如针刺刀割样，每次月经将至精神都非常紧张，曾在多家医院屡治无效。脉沉而弦紧，舌淡红，苔白润。妇科超声检查示：子宫内膜异位。

辨病为痛经，当属寒凝胞中，寒凝血阻，阳气不运，胞脉失养。治宜温经散寒，活血止痛。

方用芍药甘草附子汤加味。

处方：制附子（先煎）15g　炒白芍 40g　小茴香 10g　吴茱萸 5g　炮干姜 6g　桂枝 15g
炙甘草 15g

急煎频服，1剂痛止。继以温经汤加减，配合艾灸关元穴治疗4个月经周期，后再未复发。

按　①本方治痛证须是寒证里证，以痛时局部有冷感，兼见全身寒象为凭。若全身寒象不明显，但又无热象可寻者，亦可酌情使用。②治痛证，白芍、甘草分量要重，小儿用量均应酌减。③应随证加味。④本方偏温，热证、阴虚证，皆为所禁。若痛证阳虚至极或阳衰阴邪至盛时，本方亦不宜。

马老在临证中结合现代医学研究，用芍药甘草附子汤随证加减，广泛应用于治疗血管神经性头痛、胃肠痉挛性绞痛、坐骨神经痛、面肌痉挛、腓肠肌痉挛、妇科痛经及附件炎等多种痛证，均取得了较满意的效果。马老认为本方不仅适用于过汗、误下所致的阴阳俱虚之证，凡属寒证，无论虚实或虚实兼夹者，均可应用。辨证要点是有受凉病史，症见恶寒，得热痛减，遇寒加剧，脉沉细或弦紧。临证中可根据疼痛痉挛的症情、部位、性质的不同，对三药所用剂量进行加减。

第二十一节　四逆散的临床应用

四逆散为和解剂，具有调和肝脾、透邪解郁、疏肝理脾之功效。临床常用于治疗慢性肝炎、胆囊炎、胆石症、胆道蛔虫症、肋间神经痛、胃溃疡、胃炎等属肝胆气郁，肝脾不和者。

组成：甘草（炙）　枳实（破，水渍，炙干）　柴胡、芍药各6g

用法：上四味，捣筛，白饮和服方寸匕，日三服。现代用法：水煎服。

功用：调和肝脾，透邪解郁，疏肝理脾。

主治：①阳郁厥逆证。手足不温，或腹痛，或泄利下重，脉弦。②肝脾气郁证。胁肋胀闷，脘腹疼痛，脉弦。

方义：本方源于《伤寒论·辨少阴病脉证并治》，原文"少阴病，四逆，其人或咳，或悸，或小便不利，或腹中痛，或泄利下重者，四逆散主之。"由柴胡、白芍、枳壳、炙甘草组成，被誉为疏肝祖方。四逆散虽药物简单，但组方精良，方中柴胡疏肝解郁为君，白芍养血柔肝为臣，枳壳下气破结为佐，炙甘草益气健脾为使。其中，柴胡与白芍相配，为该方的核心药组，两药一疏一养，一散一敛，助肝用、养肝体，散气结、敛阴血，二者相互依赖，相互促进，相互治其短而展其长，最终能理气和血，使气血调和；柴胡与枳壳相配，一升一降，加强舒畅气机之功，并可升清降浊；三者配伍，可提升破结、解郁、调血之效。最后，使以甘草，配合白芍可使肝木平而脾土健、胃气和。综观全方，共奏疏气机、理肝脾之效，主治肝胆气机阻滞、脾胃升降受阻、阳热内郁等证。

临床应用：

1. 胃痛

李某，女，38岁，教师。2009年4月1日初诊。

患者因2日前与家人生气后出现胃脘部胀痛，四肢厥冷伴头昏，恶心，不思饮食。症见胃脘胀痛，嗳气、恶心，头昏，四肢厥冷，不思饮食，大便溏。脉弦，舌淡，苔白腻。胃镜示：慢性胃窦炎。腹部超声示：脂肪肝。

辨病为胃痛，当属肝气郁结，伤及脾胃。治以疏肝理气，调和肝脾。方拟四逆散加减。

处方：柴胡 12g　枳实 12g　炒白芍 12g　香附 12g　郁金 12g　炒白术 12g　川楝子 10g　川芎 10g　栀子 10g　姜半夏 10g　厚朴 12g　炙甘草 6g

水煎服，每日 1 剂，经上方 3 剂治疗后，胃脘疼痛减轻，头昏好转，能进饮食，续方 3 剂后，症状消失痊愈。

按　胃脘痛的病位在胃，但胃与脾相表里，而肝为刚脏，性喜条达，主疏泄，故而与肝脾关系密切。忧思恼怒，气郁伤肝，肝木失于疏泄，横逆犯胃，气机阻滞，因而发生胃脘疼痛。症见胃脘胀满，攻撑作痛，脘痛连胁，不思饮食，嗳气，大便不畅，常因情志因素而疼痛加重，脉弦，舌淡，苔白腻。治以疏肝理气，和胃止痛。以四逆散为基础方加减：方中柴胡、枳实、郁金、川楝子疏肝理气，芍药、白术健脾和胃，川芎、厚朴理气活血，香附、半夏、厚朴和胃消痞，降逆止呕，柴胡、栀子清热疏肝。若胃脘痛甚者加金铃子散；如伴有口干口苦，心烦易怒，脉数者，加夏枯草、川楝子、黄连；如胃痛遇冷加重，得热则舒者，与良附丸合用；有食滞纳呆者，加焦三仙；肝气郁结不舒甚者，合越鞠丸。

2. 腹痛

潘某，女，32 岁，银行职员。2008 年 11 月 6 日初诊。

患者因工作不顺情志不畅，复又外感寒湿后出现腹胀痛，有时疼痛难忍，时而痛无定处。刻下腹痛腹胀攻窜不定，嗳气后疼痛有所减轻，得热则疼痛缓解。脉弦涩，舌淡有瘀点。胃镜示：胃窦散在糜烂，小出血灶。腹部超声示：肝胆脾胰未见明显异常。

辨病为腹痛，当属气滞血瘀，外感寒湿。治以疏肝理气，温中散寒。方拟四逆散加减。

处方：柴胡 12g　枳实 12g　炒白芍 15g　官桂 8g　小茴香 9g　炒白术 12g　炙甘草 6g

水煎服，每日 1 剂，上方服用 3 剂后，腹痛症状明显减轻，再服用 3 剂疼痛消失而愈。

按　患者气滞血瘀，气机郁滞，气机升降失调，故而出现脘腹胀痛；寒为阴邪，其性收引，寒邪入侵，阳气不运，气血被阻故而出现腹痛。症状以气滞为主者见脘腹胀痛，攻窜不定，痛引少腹，嗳气失气后疼痛减轻；如恼怒气郁更甚者，则疼痛加重；以血瘀为主者，疼痛较重，痛处不移，脉弦涩，舌质青紫。以寒邪为主者，症见腹痛得热痛减遇冷更甚，口不渴，小便清利，大便溏，脉沉紧，舌淡，苔白腻。治以疏肝理气，活血化瘀，温中散寒。方拟四逆散加减，气滞重者加香附、川楝子、厚朴；血瘀重者加当归、川芎、五灵脂、延胡索；寒邪入侵者去枳实加官桂、小茴香；痰湿郁结者，加半夏厚朴汤以祛痰散结。

3. 抑郁症

刘某，女，42 岁，工人。2007 年 3 月 11 日初诊。

患者既往有精神抑郁、乏力、易疲劳病史 2 年余，近 1 个月加重。患者 2 年前因家庭琐事致心情不舒，精神抑郁，乏力，易疲劳。常感悲伤欲哭，觉生活无趣，各种检查无异常。西医诊断为抑郁症，服阿米替林效不显。后服用柴胡加龙骨牡蛎汤及甘麦大枣汤 50 余剂，症状稍有缓解。刻下症：乏力倦怠，精神萎靡，胸闷，干呕，纳呆，眠不实，噩梦纷纭。咽中如有物阻，吐之不出，咽之不下。月经延后，量少，经期自觉会阴部发凉。脉弦，舌淡红，苔薄白。心电图示：窦性心动过缓。颈椎 X 线片示：颈椎生理弧度变直，骨质增生，$C_3 \sim C_4$、$C_4 \sim C_5$ 椎间孔狭窄。腰椎 CT 示：$L_3 \sim L_4$、$L_4 \sim L_5$、$L_5 \sim S_1$ 椎间盘突出。

辨病为脏躁，当属肝气郁结，痰气交阻。治以疏肝理气，化痰开结。方选四逆散合半夏厚朴汤加减。

处方：柴胡10g　炒白芍10g　枳实10g　姜半夏9g　厚朴12g　茯苓15g　紫苏梗10g　炙甘草6g　生姜3片

水煎服，每日1剂。上药服用5剂后，干呕、胸闷症状消失，乏力倦怠及咽中物阻感减轻，心情较前舒畅，又续服7剂而愈。

按　《灵枢·本神》言："愁忧者，气闭塞而不行。"本例患者由于情志失遂，日久不得舒解，致肝郁气结，血行不畅，郁滞经脉，心神失于濡养，心神失守而致情绪低落，悲伤欲哭。气行则津行，气滞则津停，肝气不畅，津液输布失常停而为痰，痰气交阻而致"梅核气"。《医林改错》云："瞀闷，即小事不能开展即是血瘀。"肝气郁结，使冲任气血郁阻而致月经延时、量少。行经期间阴血亏虚，会阴失养，故而有发凉感。治以疏肝理气，化痰散结，以四逆散调气疏肝，半夏厚朴汤化痰理气开结。且方中白芍、甘草配伍为芍药甘草汤，滋阴养血，柔肝缓急，以缓会阴部不适感。总之，诸药合用使肝郁疏，气滞通，痰郁开，血行畅，故而病症向愈。

第二十二节　生脉散的临床应用

生脉散为补益剂，具有益气生津、敛阴止汗之功效。临床常用于治疗肺心病、冠心病、心律不齐、心力衰竭、肺结核、慢性支气管炎及各类休克、中暑，以及神经衰弱等证属心肺气阴两虚者。

组成：人参9g　麦冬9g　五味子6g

用法：长流水煎，不拘时服。现代用法：水煎服。

功用：益气生津，敛汗生脉。

主治：心肺气阴两虚证。心悸不寐，气短懒言，神疲乏力，自汗，或干咳少痰，口燥咽干，舌干红少苔，脉细弱。

方义：本方又名生脉饮，最早见于元代李杲的《内外伤辨惑论》，由人参、麦冬、五味子三味中药组成。《医方考》谓之"一补，一清，一敛，养气之道也，名曰生脉"。方中人参甘温，味苦，入肺、脾、心三经，具大补元气、补脾益肺、生津止渴之功，起经脉之细微，主治劳伤虚损，久虚不复及一切气、血、精、液不足之证；麦冬甘寒，微苦，入肺、胃、心三经，具养阴益胃、润肺清心的功效，主治肺燥干渴，热病津伤，口燥咽干之证；五味子酸甘温，入肺、心、肾三经，具有益气生津、补肾养心、收敛固津之功效，主治肺虚咳喘、口干作渴、自汗、劳损之证。三药合用，组方巧妙，配伍严谨，疗效显著，乃益气养阴、生津、敛汗的代表方。

临床应用：

1. 病态窦房结综合征

黄某，男，62岁，退休教师。2005年5月22日初诊。

患者心悸反复发作7年余，加重1个月。24小时动态心电图示：窦性停搏，最长达1.7秒。西医诊断：病态窦房结综合征。就诊于心内科，建议安装心脏起搏器，患者拒绝，遂来求中药治疗。症见心悸，胸闷，烦躁，气短懒言，口干，偶有黑矇。脉细弱，舌红少苔。

辨病为心悸，当属气阴两虚，痰瘀阻窍。治宜益气养阴，化痰，散瘀通窍。予生脉散加减。

处方：人参9g　麦冬30g　五味子15g　炙黄芪30g　茯苓15g　炒白术15g　黄连10g　炒当归15g　川芎15g　赤芍15g

每日1剂，水煎服，服用30日后，患者胸闷、心悸明显好转，复查24小时动态心电图正常，随访6个月，黑矇未再发作，病情稳定。

按 临床药理实验证明，生脉散能扩冠，改善心肌缺血，减少心肌耗氧量，增强心肌收缩力，改善左心室的功能，增加心排出量，提高心肌对缺氧的耐受性，延长心肌存活时间，同时改善微循环，降低体循环血管阻力，抗氧自由基，提高细胞内氢化酶的活性，对心脑血管有较好的保护作用。另外，能显著提高氧分压、血氧饱和度，改善低氧血症，提高机体免疫，强壮机体。上述研究结果为生脉散的广泛临床运用提供了强有力的理论依据。

2. 心房颤动

江某，男，65 岁，退休干部。2009 年 6 月 3 日初诊。

患者既往有心房颤动病史 10 余年，近 1 周发作频繁，伴有心慌，胸闷，烦躁，倦怠乏力，气短懒言，口干，五心烦热，偶有头晕头痛，纳呆食少，夜寐欠安，大便干，3～4 日 1 次。脉细弱，舌红少苔。血压 160/60mmHg，心率 92 次/分，律不齐，各瓣膜听诊区未闻及明显病理性杂音。心电图及 24 小时动态心电图示：心房颤动。

辨病为心悸，当属心脾两虚，痰瘀阻窍。治宜益气养阴，健脾化痰，散瘀止痛。方以生脉散合四君子汤加减。

处方：人参 9g　炙黄芪 30g　麦冬 30g　五味子 9g　茯苓 15g　炒白术 15g　黄连 10g　当归 15g　川芎 10g　赤芍 15g　郁金 15g　延胡索 15g　三七粉（包煎）3g　甘松 15g　葛根 30g　海风藤 15g

水煎服，每日 1 剂。2 周后复诊诉服药期间心房颤动只发作 1 次，持续时间为 1 小时，乏力、气短等症明显好转，偶有胸闷，脉细，舌红，苔薄。在上方基础上加蒲黄 12g，水煎服，每日 1 剂。又 2 周后三诊，心房颤动未再发，偶有乏力，未述其他不适。效不更方，嘱上方继服，以巩固疗效。

按 心房颤动属中医学"心悸"范畴，《丹溪心法·惊悸怔忡》曰："人之所主者心，心之所养者血，心血一虚，神气不守，此惊悸之所肇端也。"气短乏力，口干，五心烦热，脉细弱，舌红少苔为气阴两虚的表现，患者兼有纳呆食少，倦怠疲乏，素为脾虚之体质，脾为生痰之源，脾虚无力运化水液，湿聚成痰，痰蒙清窍，痰湿阻滞经络，则血液运行迟缓涩滞而为疲乏，即"心痹者，脉不通，烦则心下鼓"，头晕、头痛、胸闷也均是因痰瘀阻窍所致。此病案以气阴两虚为本，因虚致实，虚实夹杂，临床用药以益气健脾养阴为本，同时佐以活血化瘀通络。方中用生脉散益气养阴，生津止渴，敛阴，使气复津生阴存，气充脉复，则心悸止；茯苓、白术健脾祛湿；黄连清心火以除烦定悸；甘松理气止痛、醒脾健胃，现代药理研究其有显著的抗心律失常的作用；佐以川芎、赤芍、郁金、延胡索、三七粉活血化瘀，行气止痛；葛根、海风藤祛风通络。复诊时患者仍有胸闷，故加蒲黄增加本方化瘀止痛之效。综观全方，以补为主，补中有通，活血与行气配伍，行血分瘀滞，解气分郁结，气行血和，诸症好转。

3. 冠心病

张某，男，69 岁，退休医生。2011 年 3 月 27 日初诊。

患者反复发作性胸闷、憋气 5 年，加重 1 个月余，伴有活动后胸闷加重，乏力气短，劳累后心慌，口干，怕冷，自觉有痰难以咯出，纳少，食后腹胀，大便干，排便不爽，小便调，双下肢轻度浮肿。脉细涩，舌胖大，苔白微腻。心电图示：完全性右束支传导阻滞；ST-T 改变。

辨病为胸痹，当属心气不足，痰瘀阻络。治当益气复脉，豁痰化瘀。方以生脉散合瓜蒌薤白半夏汤加减。

处方：人参 9g　炙黄芪 30g　麦冬 30g　五味子 9g　瓜蒌 15g　桂枝 12g　枳壳 12g　法

半夏 10g　陈皮 10g　檀香 9g　丹参 30g　砂仁（后下）9g　白芍 15g　赤芍 15g　大腹皮 15g　三七粉（包煎）3g　泽泻 10g

14 剂，水煎服，每日 1 剂。复诊时患者胸闷、憋气明显好转，纳食较前增多，大便尚可，但仍自觉有痰，双下肢轻度水肿。效不更方，上方基础上改大腹皮 20g、泽泻 15g，加茯苓皮 25g、黄连 9g，水煎服，每日 1 剂。又 2 周后三诊，胸闷、憋气基本告愈，精神体力均可，双下肢无水肿。心电图示：ST-T 无明显下移。

按　冠心病当属中医学胸痹心痛范畴，《金匮要略》言："胸痹之病，喘息咳唾，胸背痛，短气，寸口脉沉而迟，关上小紧数。"其基本病机是"本虚标实"。本虚为心气虚，所谓"正气存内，邪不可干""邪之所凑，其气必虚"。《黄帝内经》云："年四十，而阴气自半也。"心气不足，心脉失于温运濡养，痹阻不畅，出现胸闷、憋气、怕冷，气虚无力行血，血瘀运行不畅。气机不利，气虚不运，均可使津液的输布失常而化生痰浊，痰可致瘀，瘀亦可致痰，痰瘀互结，痹阻心脉，不通则痛，舌苔脉象均为痰瘀之象。脾主运化，"诸湿肿满，皆属于脾"，脾气虚故纳少、腹胀、双下肢水肿。方中用生脉散加黄芪益气复脉，瓜蒌、半夏行气祛痰，配合枳壳、桂枝、檀香行气通阳散结能力更强，并能下气祛痰，消痞除满，陈皮、砂仁健脾和胃，脾旺则能祛湿，丹参、川芎、赤芍、三七粉活血化瘀止痛，大腹皮既能行气宽中，又能合泽泻、茯苓皮利水消肿，一诊时仍有痰湿内盛之象，故加大二者用量，同时加黄连燥湿除痞消肿。

第二十三节　荆防败毒散的临床应用

荆防败毒散为解表剂，具有发汗解表、消疮止痛的功效，治疗疮肿初起证。临床常用于感冒、支气管炎、过敏性皮炎、湿疹、疮疡肿痛等证属外感风寒湿者。

组成：柴胡 9g　前胡 9g　川芎 6g　枳壳 9g　羌活 9g　独活 6g　茯苓 9g　炒桔梗 6g　防风 6g　荆芥 6g　甘草 5g　生姜 2 片　薄荷 2g

用法：上药用水 300ml，煎至 240ml，温服。

功用：发汗解表，消疮止痛。

主治：治疗疮肿初起证。症见红肿疼痛，恶寒发热，无汗不渴，舌苔薄白，脉浮数等。

方义：出自《摄生众妙方》，主治外感风寒湿邪及时疫、疟疾、疮疡具有风寒湿表证者。本方为败毒散去人参、生姜、薄荷，加荆芥、防风而成。功擅发汗解表，消疮止痛。荆芥、防风发汗解表共为君药。羌活、独活发散风寒，祛湿止痛，为通治一身上下风寒湿邪的常用组合。川芎行气祛风，柴胡透邪行气，二药既可助君药解表逐邪，又可行气活血加强宣痹止痛之功，为臣药。枳壳宣降肺气，宽胸利膈；前胡化痰以止咳；茯苓渗湿以消痰；甘草调和药性，兼以益气和中，均为佐使之品。

临床应用：马老认为本方对于体质虚弱，尤以气虚明显，凡症见憎寒壮热，无汗，头项强痛，肢体酸痛，胸膈痞满，鼻塞身重，咳嗽有痰，舌苔白腻，脉浮重按少力者必效。

1. 虚寒感冒

马某，男，52 岁，公务员。2005 年 3 月 11 日初诊。

患者近日受凉后出现鼻塞、流涕、喷嚏、咳嗽、头痛，恶寒，全身疼痛，纳可，寐差。脉滑，舌质偏红，苔白腻微黄。自服感冒药无效，既往有慢性鼻炎病史。

辨病为感冒，当属感受触冒风邪，邪气袭表，引起肺卫功能失调。治宜祛风散寒除湿。以荆防败毒散加味为主方治疗。

处方：荆芥 10g　防风 10g　柴胡 10g　百部 10g　白芷 10g　桔梗 10g　炒枳壳 10g　川芎 6g　羌活 10g　独活 10g　前胡 15g　茯苓 15g　甘草 6g

水煎服，每日 1 剂，4 剂而基本痊愈。

按　感冒是由于感受触冒风邪，邪气袭表，引起肺卫功能失调，以鼻塞、流涕、喷嚏、咳嗽、头痛、恶寒、发热、全身不适、脉浮等为主要临床表现的一种外感病证。虚寒感冒的诊断依据：①自觉畏寒重，发热轻，无汗或自汗，头痛头晕，鼻塞，流涕，肢体骨节酸痛乏力，咽部不适，脉沉细无力，舌质淡苔白。②血常规检查白细胞正常或偏低，但淋巴细胞稍高或正常。本类感冒常服感冒药无效，特点是反复感冒，背畏寒重，恶心，纳呆。运用荆防败毒散加味为主方治疗。荆防败毒散与人参败毒散均能祛风散寒除湿，均可用于外感风寒湿之证。但荆防败毒散较之少人参、生姜、薄荷，而多荆芥、防风，故荆防败毒散祛风散寒除湿力较强而无扶正之功，多用于感受风寒湿邪而正气不虚者；人参败毒散则适用于正气不足，而感受风寒夹湿者。方中羌活、独活两药有发散风寒止痛作用；柴胡、前胡发散风寒退热，可散风邪于头面；桔梗、前胡宣肺化痰；枳实、茯苓化痰行气消滞；荆芥、防风、川芎等药加强祛风功效。此方合理紧凑，能散寒祛风祛邪。

2. 腮腺炎

古某，男，5 岁。2009 年 2 月 26 日初诊。

患儿出现畏寒发热，左腮肿痛 2 日。患儿 2 日前晨起后家人发现吃饭时咀嚼不便，头痛轻咳，未予以重视。今日出现左腮漫肿，即刻来医院就诊，局部灼热疼痛，咽部微充血，发热，纳差，就诊前呕吐过 1 次，呕吐物为胃内容物，口渴不多饮，精神倦怠，大便微结，小便色赤，但未并发睾丸炎。脉浮紧数，察舌苔薄腻微黄。

辨病为痄腮，当属外感时邪风温病毒所致。治宜疏风宣散，清热解毒。予荆防败毒散加减治疗。

处方：羌活 4g　柴胡 4g　前胡 4g　独活 4g　枳壳 3g　茯苓 5g　桔梗 3g　荆芥 4g　防风 4g　金银花 6g　连翘 5g　板蓝根 6g　薄荷 4g　赤芍 4g　牛蒡子 4g　生甘草 2g

因患儿拒做任何实验室检查，拟外用青黛频搽患部。中药内服 3 剂，嘱 1 剂 3 煎，日服 1 剂。3 日后复诊，双侧腮肿、灼热、疼痛减半，高热、呕吐、咳嗽近平，纳食转佳。再拟原方减荆、防、羌、独用量一半，3 剂后痊愈。

按　本病系感染腮腺炎病毒所致，冬春两季多见，散发为主，亦可引起流行，故现代医学称之为"流行性腮腺炎"。中医认为是外感时邪，风温病毒所致，病名为"伤寒发颐""痄腮"，俗称"抱耳风"，前贤认为本病为"伤寒汗下不彻，邪结耳下肿硬"，故《医宗金鉴》及《伤寒全生集》均治以连翘败毒散，虽组方药物略有出入，但主药皆同。故凡本病因感表邪所致者，以荆防败毒散加金银花、连翘、板蓝根治之，多获良效。

3. 痤疮

夏某，男，21 岁，学生。2009 年 10 月 17 日初诊。

患者面部出现米粒状粉刺 2 年余，加重 3 个月。粉刺主要分布在两颧部及额头，经常用手挤压出白色脓栓。3 个月来粉刺逐渐扩大，皮色发红，中间有脓点，可挤出脓液。服西药及多种护肤品未见好转而就诊，刻下面色油光，红色痘状突起并融合成片，中心有白色脓点，大便秘结。脉滑数，舌苔薄黄。

辨病为痤疮，当属湿热蕴结。治宜清解湿热，消疮散结。方予荆防败毒散加减。

处方：羌活 10g　柴胡 10g　前胡 10g　浙贝母 10g　枳壳 10g　茯苓 15g　桔梗 10g　荆芥 10g　防风 10g　川芎 8g　蝉蜕 10g　紫花地丁 15g　薄荷 10g　金银花 15g　赤芍 15g　生甘草 5g

7 剂，每日 1 剂，水煎，饭后服，每日 3 次。余药汁洗面部，早晚各 1 次。嘱患者忌食辛辣。服后皮肤脓点消退，大便每日 1 次。守方再服 14 剂，明显好转，皮疹消退，新疹未出。巩固治疗 1 个月，至今未复发。

按　《外科大成》论肺风酒刺曰："肺风由肺经血热郁滞不行而生酒刺。"肺经积热上冲颜面，熏蒸肌肤，致使局部血热蕴阻，气血瘀滞生痤疮。患者过食辛辣炙煿肥甘厚腻之品，使湿热内生，而气机不利，升降失调，结于内不能下达，而循经上逆颜面。予荆防败毒散清肺、除湿热、消疮散结。荆芥、薄荷、防风疏散风热，透疹消疮，还具有增强皮肤血液循环、抗炎杀菌的作用；蝉蜕清肺热；柴胡、桔梗、羌活引药上行头目，祛除湿邪；茯苓利水胜湿，湿邪随小便而去；枳壳使湿热之毒随大便而去；金银花、紫花地丁清热解毒，消痈散结，治疗气分之热毒；赤芍清热凉血散瘀，治疗血分之痈肿疮毒。

第二十四节　温胆汤的临床应用

温胆汤为祛痰剂，具有理气化痰、清胆和胃之功效。临床常用于治疗神经官能症、癫痫、早期精神分裂症、急慢性胃炎、溃疡病、慢性肝炎、慢性支气管炎、耳源性眩晕、冠心病等证属痰热内扰者。

组成：半夏 60g　枳实 60g　陈皮 90g　竹茹 60g　甘草 30g　茯苓 45g

用法：上锉为散。每服 12g，水一盏半，加生姜五片，大枣一枚，煎七分，去渣，食前服。

现代用法：加生姜 5 片，大枣 1 枚，水煎服，用量按原方比例酌减。

功用：理气化痰，清胆和胃。

主治：胆胃不和，痰热内扰证。胆怯易惊，心烦不眠，口苦，呕恶呃逆，或惊悸，或癫痫，苔白腻微黄，脉滑略数或弦滑。

方义：本方在唐代孙思邈的《备急千金要方》和王焘编撰的《外台秘要》中均有记载，《外台秘要》中其出于南北朝姚僧垣所撰的《集验方》，主治"胆寒之人病后虚烦不得眠"。其后温胆汤又见于陈无择之《三因极一病证方论》，药用即在《备急千金要方》原方基础上加茯苓、大枣，而生姜则由原来的四两减为五片，主治"气郁生痰变生的诸证"，云其可用于"心胆虚怯，触事易惊，或梦寐不详，或异象感惑，遂致心悸胆摄，气郁生涎，涎与气传，变生诸证，或短气悸乏，或复自汗，四肢浮肿，饮食无味，心虚烦闷，坐卧不安"。方中竹茹清热化痰，清胆和胃，为君药。半夏燥湿化痰，和胃降逆；陈皮、枳实行气化痰，和胃降逆，同为臣药。茯苓健脾渗湿，宁心安神；生姜、大枣益脾和胃，且生姜制半夏毒性，均为佐药。炙甘草和中调药，为使药。诸药合用，可使痰热得清，胆胃得和，诸症可解。

临床应用：

1. 中风

蔡某，男，56 岁，农民。2006 年 9 月 22 日初诊。

患者右侧肢体活动不利 3 日，伴眠差，烦躁，语言不利，大便不成形，右侧上肢肌力 3 级，下肢肌力 4 级。脉沉细滑，舌体胖质紫，苔白稍厚。急查头颅 CT 示：左侧基底节区脑梗死。既往高血压病史 10 余年，高血脂病史 3 年余，脑梗死病史 2 年。

辨病为中风中经络，中风之病因病机为风、痰、瘀导致脑脉瘀阻，此处当辨为风痰瘀阻脉络。治宜化痰通络。方用温胆汤加味。

处方：炒白术 15g　姜黄 10g　桑枝 10g　天麻 15g　桂枝 10g　制香附 15g　法半夏 10g　陈皮 10g　茯苓 20g　炒枳壳 12g　竹茹 12g　地龙 15g　郁金 10g　豨莶草 20g　夏枯草 20g　桂枝 10g　白僵蚕 15g　川牛膝 15g　炒苡仁 30g　炙甘草 6g

15 剂后患者肢体功能改善明显，继以原方加减内服治疗，并用水蛭、全蝎各 300g 分别装胶囊，均每日 3 次，每次 3 粒服用，1 个月为 1 个疗程，3 个疗程后基本痊愈。

按　治疗疾病先以辨主证为要，唯有辨证审因明确，方能为正确遣药把握大局。本案主方温胆汤化痰解郁通络，如肢体不遂者加姜黄、桑枝、天麻、桂枝、鸡血藤、豨莶草等活血通络；眠差者加焦栀子、夏枯草、薏苡仁、川牛膝等以清痰火；脑萎缩者加全蝎、水蛭、蜈蚣、地龙或入煎剂或装胶囊等以活血通窍；语言不利，苦笑失常者加远志、莲心、淡竹叶等以清心火。因中风后遗症实乃瘀血阻络，故须加大活血化瘀之力度，常加石菖蒲、郁金、丹参、三七等活血开窍之品。"凡髓虚实之应，主于肝胆""热则应脏，寒则应腑""髓虚者，脑痛不安；髓实者，勇悍"。脑为髓海，髓虚即为脑虚，即脑之正气不足也，故应治腑，即胆也。不难看出胆、髓、脑之间的关系，故温胆汤能治疗脑之正气不足。

2. 眩晕

吴某，男，58 岁，教师。2010 年 11 月 8 日初诊。

患者头痛、眩晕 5 年余，加重 1 个月就诊。5 年余前因劳累后出现头痛、眩晕，后反复发作，曾多次住院诊治，经检查排除内耳、颈椎等的疾病，诊为脑供血不足、脑动脉硬化。使用过中西药、针灸等治疗，效果均不明显。患者刻下可见形体肥胖，面色萎黄，眩晕时作，行走不稳，两侧太阳穴处疼痛，伴胸闷、腹胀、呕恶欲吐。脉弦滑，舌淡红，苔腻微黄。头颈部彩超示：椎-基底动脉供血不足。

辨病为眩晕，当属痰阻经络，痰蒙清窍。治宜燥湿祛痰，通络止痛。方用温胆汤加味。

处方：法半夏 10g　枳实 10g　川芎 10g　地龙 10g　僵蚕 10g　白芷 10g　苍耳子 10g　竹茹 15g　白蒺藜 10g　大枣 15g　茯苓 20g　陈皮 10g　炙甘草 6g　生姜 3 片

7 剂，每日 1 剂，水煎服。服 7 剂后复诊，头痛除，眩晕减轻，胸痹、脘胀、呕恶均减。效不更方，续上方再服。共服药治疗 1 个月余，诸症均除，5 年痛苦豁然而解。

按　眩晕是痰蒙清窍所致，中医学有"无痰不作眩"之说；头痛乃痰阻经络，不通则痛之故；胸闷是痰阻气机所为；脘胀、呕恶是胃失和降所生。本例患者痰湿表现明显，用温胆汤理气和胃，燥湿祛痰；用地龙、僵蚕除痰通络；川芎、白芷、苍耳子活血祛风止痛。药证相符，故疗效明显。

3. 心悸

朱某，女，63 岁，退休工人。2007 年 7 月 21 日初诊。

患者突发心悸、头晕、肢体活动不遂 2 日，平素气短，形体肥胖，下肢乏力，面目浮肿，口干，纳差，时呕吐痰涎，夜间耳鸣，血压 150/90mmHg，心率 58 次/分。脉略弦，舌体大有齿痕，质紫暗，苔腻稍黄。心电图示：ST-T 段缺血样改变。

辨病为心悸，当属痰瘀互阻，上蒙清窍。治宜燥湿祛痰，化瘀通络。方用温胆汤加味治之。

处方：黄连 10g　法半夏 10g　陈皮 10g　茯苓 30g　杏仁 10g　竹茹 15g　石菖蒲 12g　郁

金 10g　丹参 30g　葛根 15g　三七 10g　天麻 10g　炒白术 10g　桂枝 9g　川芎 9g　炙甘草 6g

水煎服，每日 1 剂，连服 7 剂后，患者自诉心悸，头晕，耳鸣，纳食明显改善，宗原方为主，辨证稍加出入，治疗 30 日，诸症消失。

按　心悸临床表现多为气短、心慌、眩晕等症互见，可用温胆汤加减治疗。一者心与胆关系密切，《素问·六节藏象论》云："凡十一脏皆取决于胆。"张志聪曰："五脏六腑，共为十一，享赋不同，情志各异，必资胆气，则各得其用。"胆为中正之官，主决断，胆气通于心，胆气不怯，心气不虚。《医学入门》曰："心与胆相通，心病怔忡，宜温胆汤。"另外从经络上二者亦相互联系，"足少阳之别贯心循胁里""少阳所谓心胁痛者，言少阳盛也，盛者，心之所表也"。张景岳云："少阳属木，木以生火，故邪之盛者，其本在胆，其表在心，表者，标也。"二者痰瘀交阻于心。方以黄连温胆汤清胆和胃，化痰通络；丹参、郁金、葛根、三七活血化瘀；因痰涎上扰，蒙蔽清窍发头晕耳鸣，故用半夏天麻白术汤燥湿化痰，理气和胃；桂枝温通心阳；川芎通解血郁。

第二十五节　甘草附子汤的临床应用

甘草附子汤，为温里剂，具有温阳补中化风湿、温经解表调营卫之功效。临床常用于治疗慢性胃炎、喘证、宫寒不孕、脱疽、类风湿性脊柱炎、慢性肾炎等属表里俱虚，风湿并重之证者。

组成：甘草（炙）30g　附子（炮，去皮，破八片）40g　白术 30g　桂枝（去皮）60g

用法：上四味，以水六升，煮取三升，去滓。温服一升，日三次。初服得微汗则解，能食，汗出复烦者，服五合。恐一升多者，服六七合为妙。

功用：温阳补中化风湿，温经解表调营卫。

主治：表里俱虚，风湿并重之证。风湿相搏，骨节疼烦，掣痛不得屈伸，近之则痛剧，汗出短气，小便不利，恶风不欲去衣，或身微肿者。

方义：《伤寒论》175 条："风湿相搏，骨节疼烦，掣痛不得屈伸，近之则痛剧，汗出短气，小便不利，恶风不欲去衣，或身微肿者，甘草附子汤主之。"本证是由风寒湿邪侵入筋骨关节，营卫不利，气血凝涩，导致筋骨剧痛拒按，不得屈伸。表虚则见汗出，恶风不欲去衣。风湿在身，则见小便不利、身肿。方中甘草补益中气，附子温阳散寒，桂枝温经发汗解表，白术健脾行水。合而为剂，既长于祛风，又长于祛湿，既能温经解表调营卫，又能温阳补中化风湿。

临床应用：

1. 胃脘痛

赵某，男，53 岁，农民。2012 年 5 月 10 日初诊。

自述患胃痛 2 年余，经县医院多次检查，诊断为胃下垂、慢性非萎缩性胃炎，但经多方治疗无效。刻下面色晦暗，形体消瘦，心悸气短，头晕目眩，胸腹胀满，疼痛吐酸，纳差，便溏溲短。脉沉细而缓，舌质淡，苔白腻。

辨病为胃脘痛，当属脾胃虚寒，中焦阻滞，气机不利。治宜温中散寒，健脾和胃，调理气机。予甘草附子汤加味。

处方：炙甘草 12g　炮附子（先煎）7g　炒白术 20g　桂枝 10g　川楝子 10g　炙黄芪 25g

炒山楂 30g　煨生姜 15g

水煎服，每日 1 剂，服方 6 剂，胃痛即止，饮食倍增，余症皆轻。药已中的，效不更方，故以前方加减续服。如此调服月余，临床治愈，至今随访良好。

按　马老认为，胃脘痛的常见病因有寒邪客胃，饮食伤胃，肝气犯胃，脾胃虚弱等。脾胃虚弱又有脾胃虚寒和胃阴不足之分。该患者属脾胃虚寒。患者面色晦暗，形体消瘦，心悸气短，头晕目眩，脉象沉细而缓乃气血不足之象；便溏，舌质淡，苔白腻为脾虚有湿；脾胃虚寒，中焦阻滞，气机不利则见纳差、胸腹胀满、疼痛吐酸。故予甘草附子汤温中散寒，炙黄芪补益中气，生姜温中，山楂消食开胃，川楝子行气止痛。诸药合用，共奏温中散寒、健脾和胃、调理气机之功。

2. 喘证

段某，女，47 岁，工人。2012 年 11 月 8 日初诊。

自述咳嗽气喘、心慌自汗月余，当地市医院检查诊为肺心病。经多方医治，收效欠佳。刻下颜面浮肿，面色萎黄，头晕目眩，心悸自汗，胸闷咳喘，痰稀色白，手足逆冷，失眠多梦，纳差，便溏。脉细滑而数，舌质绛，苔白腻。

辨病为喘证，当属心脾俱虚，肺宣失职，湿痰内结，气机不利。治宜养心补脾，宣肺平喘，温化痰湿，调和气机。予甘草附子汤加味。

处方：炙甘草 12g　附子（先煎）8g　焦白术 15g　桂枝 10g　葛根 20g　川贝母 10g　炙黄芪 20g　丹参 15g　瓜蒌皮 20g　茯苓 20g

水煎服，每日 1 剂，服药 4 剂，咳喘减轻，心悸亦止，饮食倍增，自汗消失。药投病所，前法续服。如此调治 2 周，临床症状消失。为善其后，令其每周服上方 2 剂，连用 4 周。半年后随访未见复发。

按　马老认为，喘证辨证首应审其虚实，《景岳全书·喘促》云："气喘之病，最为危候，治失其要，鲜不误人，欲辨之者，亦唯二证而已。所谓二证者，一曰实喘，一曰虚喘也。"该患者久病不愈，耗伤气血，属虚喘。面色萎黄，头晕目眩，心悸自汗，失眠多梦，脉细数，舌质绛乃心脾两虚，气血不足之证；颜面浮肿，胸闷咳喘，痰稀色白，手足逆冷，纳差，便溏，苔白腻为阳虚痰湿，气机不利。故予甘草附子汤温化痰湿，其中白术可固表止汗，燥湿利水，炙黄芪益气固表，利水消肿，丹参活血养血安神，瓜蒌皮行气宽胸，清肺化痰，葛根发表解肌，升阳止泻。诸药合用，共奏养心补脾、宣肺平喘、温化痰湿、调和气机之功。

3. 宫寒不孕

张某，女，25 岁，银行职员。2013 年 9 月 21 日初诊。

自述婚后 3 年未孕，夫妇检查无生理异常，曾经多处医治无效。刻下头晕目眩，面色黄白少泽，心悸气短，腰腹困痛，带下清稀；经来常错后，质稀色淡；手足逆冷，便溏溲短。脉沉迟，舌质淡，苔薄白。

辨病为宫寒不孕，当属脾肾阳虚，肝血不足，胞宫虚寒，冲任失养。治宜温肾补脾，养血疏肝，固摄冲任，濡养胞宫。予甘草附子汤加味。

处方：炙甘草 15g　制附子（先煎）10g　焦白术 15g　桂枝 15g　紫丹参 15g　菟丝子 20g　炙黄芪 30g　当归 20g　煨生姜 15g　炒白芍 20g　枸杞子 15g　川断 15g

水煎服，每日 1 剂，服方 5 剂，头晕气短，腰腹困痛减轻，饮食增加，带下减少。证药相投，令其续服前方，服药期间，嘱其节制房事，以固肾气。如此加减调服 2 个月后怀孕，次年足月顺产一男婴。

按 马老认为，宫寒与肾虚、脾气虚、血虚、肝郁、痰湿、湿热、血瘀等原因有关。该患者腰腹困痛，带下清稀，手足逆冷，便溏溲短，脉沉迟，舌质淡，苔薄白，为脾肾阳虚，胞宫虚寒之证；头晕目眩，面色黄白少泽，心悸气短，经来常错后，质稀色淡，为肝血不足，冲任失养之象。故予甘草附子汤温肾补脾，固摄冲任；炙黄芪、当归补气血，煨生姜温中，丹参、当归养血活血，菟丝子温肾补脾，固精缩尿。诸药合用，共奏温肾补脾、养血疏肝、固摄冲任、濡养胞宫之功。

4. 脱疽

王某，男，43岁，煤矿矿工。2013年3月9日初诊。

自述脚趾剧痛，麻木逆冷2年余，先后经省地等医院检查确诊为血栓闭塞性脉管炎，经多次治疗，收效欠佳。刻下面色晦暗，心悸自汗，腰酸腿困，右下肢肌萎，脚趾木冷剧痛，踇趾、次趾溃烂，脓水清稀，腥臭异常，足背及踝后动脉搏动消失，趾甲增厚，毛发脱落，不能久站长行，入夜疼痛难眠。脉弦滑，舌质绛，苔白腻。

辨病为脱疽，当属肝肾俱虚，寒湿内侵，经络阻塞，气血瘀滞。治宜调补肝肾，祛寒理湿，温通经络，活血化瘀。予甘草附子汤加味。

处方：炙甘草20g　焦白术15g　桂枝15g　炮附子（先煎）10g　炙黄芪30g　炒苡仁40g　银花30g　当归20g　红花15g　生姜10g

水煎服，每日1剂，服方7剂，腿部麻木逆冷大减，足痛减轻，夜能入睡。药投病机，前方加减续服，1个月后疼痛消失，伤口愈合。如此调治3个月后，临床症状消失。6个月后追访良好。

按 马老认为，脱疽病因主要有寒湿、湿热、血瘀。若病久不愈，可致气血耗伤，肝肾俱虚。该患者为寒湿内侵、久病不愈所致，面色晦暗，心悸自汗，腰酸腿困，右下肢肌萎，为气血耗伤，肝肾俱虚之证；脚趾木冷剧痛，入夜疼痛难眠，脉弦滑，舌质绛，苔白腻为寒湿内侵，经络阻塞，气血瘀滞，不通则痛。方中附子、桂枝、生姜温通经络，白术健脾化湿，薏苡仁健脾除湿利痹，黄芪、红花、当归补益气血，活血化瘀，银花、甘草清热解毒。诸药合用，共奏调补肝肾、祛寒利湿、温通经络、活血化瘀之功。

5. 类风湿关节炎

杨某，女，49岁，工人。2013年5月16日初诊。

患类风湿关节炎16年，在当地某医院诊断为类风湿关节炎。曾服中西药无数，效果欠佳。刻下面部及下肢浮肿，心悸，全身骨节疼痛，手足关节畸形，左上肢不能活动，腋下溃烂。脉沉滑，舌体微胖，苔白。心脏听诊心前区收缩期Ⅱ级杂音；辅助检查：血红蛋白70g/L，血沉164mm/h，类风湿因子（+）。

辨病为痹证，当属感受风寒湿邪日久，湿邪不能外达，寒湿凝滞筋骨，痹阻关节，累及脏腑，发为寒痹。治宜温经散寒，除湿消肿止痛。予甘草附子汤加味。

处方：炙甘草15g　炮附子（先煎）10g　炒白术15g　桂枝15g　木瓜15g　秦艽15g　防己15g

水煎服，每日1剂，服3剂后，全身微微汗出，手脚掌出汗如珠，肿退，疼痛稍减。上方去防己、秦艽，加寻骨风、松节各20g，水煎服，每日1剂，服8剂后，诸症大减，左上肢可活动。再去木瓜，加淫羊藿、巴戟天、黄芪、当归各20g。连服16剂后，患者来院自诉已无明显不适。继上方再服药 6 个月，畸形关节功能明显改善，心脏杂音消失，类风湿因子转阴，能做一般农活。随访未复发。

按　马老认为，痹证是由于正气不足，风寒湿邪侵入人体，注入经络，留于关节，使气血痹阻所致，日久寒湿凝滞筋骨，痹阻关节，造成关节肿大畸形、屈伸不利，并且耗伤气血、累及脏腑。甘草附子汤是治疗风湿表里阳气皆虚之重症的方剂。方中附子、白术温经散寒，祛除筋骨之风湿，桂枝宣行营卫，祛散肌表之风湿而发汗消肿，一表一里，使阴寒之邪得解，湿邪有出路。甘草缓急止痛。再配以祛风除湿、强筋健骨之药，使药力更佳；症状缓解后再加入活血化瘀、补益肝肾之药，着重调理脏腑以求治本，方可收功。

6. 慢性肾炎

章某，男，32 岁，干部。2015 年 5 月 19 日初诊。

患慢性肾炎多年，尿蛋白持续（++），尿中有少量红细胞，屡因感冒而复作，外院诊为肾病综合征，西医治疗效不显。近期浮肿甚，尿少，大便 2 日未解，头晕纳呆呕恶，面色无华，心悸气短，汗出肢冷，唇舌色暗。脉沉弦，浮取虚软，舌胖淡暗少苔。

辨病为水肿，当属肾阳虚衰，毒潴血瘀。治宜温肾活血，通便排毒。予甘草附子汤加味。

处方：炙甘草 15g　炮附子（先煎）10g　炒白术 15g　桂枝 15g　大黄 15g　炙黄芪 30g　水蛭 10g　川芎 12g　地龙 20g　益母草 20g

水煎服，每日 1 剂，7 剂后症状减轻，继服 1 个月病情大为好转。

按　马老认为，水肿一病，正如《景岳全书·肿胀》指出："凡水肿等证，乃肺脾肾三脏相干之病，盖水为至阴，故其本在肾；水化于气，故其标在肺；水唯畏土，故其制在脾。今肺虚则气不化精而化水，脾虚则土不制水而反克，肾虚则水无所主而妄行。"其中以肾为本，以肺为标，以脾为制水之脏。此外，瘀血阻滞，损伤三焦水道，可使水肿顽固不愈。该患者久病不愈，气血不足，故面色无华、心悸气短、脉浮取虚软、舌胖淡少苔；气不行血，则血瘀，故唇舌色暗；肾阳虚衰，则见浮肿甚、尿少、汗出肢冷、脉沉；水毒潴留在身，中焦阻滞，清阳不升，表现为头晕纳呆呕恶。方中附子、桂枝温肾助阳，白术健脾利水，水蛭、川芎、益母草活血，黄芪、地龙补气通络，大黄通便排毒，甘草补益中气，调和诸药。诸药合用，共奏温肾活血、通便排毒之功。

第二十六节　大承气汤的临床应用

大承气汤为泻下剂，具有峻下热结之功效。临床常用于治疗支气管哮喘、肺炎、肠梗阻、急性胰腺炎、脑出血、脑梗死等属实热积滞壅于肠中，腑气不通之证者。

组成：大黄（后下）15g　芒硝（冲）10g　枳实 15g　厚朴 15g

用法：以水一斗，先煮枳实、厚朴，取五升，去渣，内大黄，更煮取二升，芒硝溶服。

功用：峻下热结。

主治：阳明腑实证。症见不恶寒，反恶热，潮热谵语，矢气频转，腹痛，按之坚硬有块，大便不通，手足濈然汗出，口干舌燥，目中不了了，睛不和，脉沉实或滑实，舌苔焦黄起刺。

方义：本证为太阳表证已罢，邪入阳明，入里化热，与肠中燥屎相结，实热与积滞互结，浊气填塞，腑气不通之证。腹部痞满胀痛而不恶寒，是阳邪已入里化热；潮热谵语，手足濈然汗出，口干舌燥，腹痛拒按，大便不通，矢气频转，形证俱实者，是实热与积滞壅结于肠胃，灼伤津液，为阳明腑实之证。邪热伤阴，真阴欲绝，以致目中不了了，睛不和；脉沉实或滑实，舌苔焦黄起刺，为里实热证。治当急下存阴。方中大黄苦寒，清泻邪热，洁府祛瘀，攻下通便，荡涤肠胃积滞浊物，善疗邪热搏结肠胃之不大便等症，为君药；芒硝咸寒，泻热软坚，润燥通便，与大黄相合，泻热之中有润燥，通便之中有软坚，对阳明热结重症尤宜，为臣药；枳实辛、苦、寒，辛以理气行气破滞，苦以泻下消积结，寒以清热除满，与大黄、芒硝相合，一祛邪热畅经气，二助通便荡涤浊物，三助消满止痛；厚朴苦温而量大，苦则下气散结，并消除胀满，温则有利气机通畅运行，监制苦寒之品凝阻气机伤及中气，以免热未清且又为寒遏，与枳实共为佐使。诸药相合，泻下与行气并举，通便借以气行，气行借以温通，温通有利腑气通降，相辅相成，以达攻下实邪、泻热通便之效。

临床应用：马老根据"同病异治，异病同治"的原则，以此方应用于各种疾病见实热积滞壅于肠中，腑气不通之证。此方为治标之方，应用以腑气通为准，中病即止，不可久用，以免伤正。

1. 支气管哮喘

张某，女，46岁，工人。2012年8月11日初诊。

既往有哮喘病史7年，于每年的7～8月份发病。本次发病症见：咳嗽，喘促，腹满胀痛，两肺满布哮鸣音，大便3日未行。脉沉实有力，舌质红，苔黄燥。

辨病为哮证，当属燥屎结于大肠，腑气不通，上壅于肺引动伏痰而致。循"急则治其标"原则，治宜通里清热，止咳平喘。予大承气汤加减。

处方：大黄15g　芒硝（冲服）10g　枳实15g　厚朴15g　炙麻黄10g　桔梗10g　杏仁10g　白果10g　黄芩10g　桑白皮15g

水煎服，服药1剂，泻下干粪数枚，后又排出腥臭稀便，则咳嗽、喘促、腹满胀痛减轻。继以定喘汤加减调15日，诸症悉平。

按　马老认为，肺与大肠相表里，肺气的肃降，有助于大肠传导功能的正常发挥，大肠传导功能的正常，有助于肺气的肃降。本例患者燥屎结于大肠，腑气不通，上壅于肺引动伏痰而致哮喘。故以大承气荡涤肠中燥结，麻黄、桔梗、杏仁、白果、黄芩、桑白皮宣肺平喘，诸药合用使腑气通，肺气降而病愈。

2. 肺炎

王某，男，35岁，工人。2013年4月20日初诊。

因寒温不适和工作疲劳而致咳嗽、咳痰3日。伴有身热恶寒，头痛，胸痛，心烦不安，咳嗽，咯铁锈色痰，口干，呕吐，腹胀，尿黄，大便秘结。脉洪大滑数，舌赤，苔黄而干。查体：急性面容，呼吸急促，体温40℃，语音震颤增强，肺部叩诊浊音，可闻及支气管呼吸音，语音传导增强。化验检查：白细胞计数18.8×10^9/L。胸部X线片：肺部片状致密阴影。

辨病为肺痈，当属外感风热，邪热郁肺，蒸液成痰，邪阻肺络，血滞为瘀，痰热与瘀血互结，蕴酿成痈；痰热蕴肺顺传阳明，热结阳明，腑气不通。治宜通里清热，宣肺化痰。方用大承气汤加减。

处方：大黄15g　芒硝（冲服）10g　枳实15g　金银花15g　连翘10g　麻黄10g　杏仁10g　黄芩12g　黄柏10g　瓜蒌15g　郁金10g　炙甘草9g

水煎，即服100ml，2小时后又服100ml，14小时后症状与体征明显减轻，体温降至正常。继服7日，痊愈。

按　马老认为，肺痈的病因，《金匮要略》主要从外因立论，认为本病的形成，是因"风伤皮毛，热伤血脉，风舍于肺……热之所过，血为之凝滞，蓄结痈脓"。《诸病源候论》强调正虚是外邪乘袭致病的重要内因。本例患者是外感风热，邪热郁肺，蒸液成痰，邪阻肺络，血滞为瘀，痰热与瘀血互结，蕴酿成痈。痰热蕴肺顺传阳明，热结阳明，腑气不通。肺与大肠相表里，故以大承气汤泻热通腑；金银花、连翘、麻黄、杏仁、黄芩、黄柏、瓜蒌清热宣肺化痰，郁金活血解郁，清心凉血，甘草调和诸药。诸药合用，使腑气通、痰热化而病愈。

3. 肠梗阻

杨某，女，46 岁，教师。2012 年 3 月 10 日住院。

因同事家有事帮忙，酒席后出现腹痛，腹胀，恶心呕吐，呕吐物为胃内容物及黄绿苦水，且不排气排便。查体：体温 37℃，脉搏 86 次/分，呼吸 20 次/分，血压 110/70mmHg，痛苦病容，扶入病房，腹软，上腹部叩诊呈鼓音，下腹部叩诊呈浊音，肠鸣音亢进。2012 年 3 月 10 日胸腹部 X 线片示：心肺正常，膈下未见游离气体影，腹部见多个大小不等气液平面，呈阶梯状分布，未见阳性结石影。脉滑数，舌红，苔黄。

辨病为肠结，当属暴饮暴食后，食滞内停，蓄结肠胃，郁而化热，阻滞中焦。治宜通腑泻热，攻下内结。治疗除补液维持水电解质平衡、禁食、胃肠减压外，予大承气汤治疗。

处方：大黄 10g　芒硝 15g　枳实 15g　厚朴 10g

水煎，每日 1 剂，先煎枳实、厚朴，后下大黄，留取 150ml 药液冲化芒硝，从直肠点滴，每日 1 次，1 剂药后仍不排便排气，但恶心欲吐之症减轻，再进 1 剂，从胃管中注入，约 4～5 小时后排气，排便 5～6 次，腹痛、腹胀减轻，观察 2 日，从口中进食，未吐，腹痛、腹胀消失，病愈。

按　马老认为，"六腑以通为用""不通则痛"。本例患者为宿食积结胃肠，郁而化热，使其通降失常，而见腹痛、腹胀、恶心呕吐、便闭。应用大承气汤以通腑泻热，攻下燥结，使腑气通，则诸症平。现代药理研究证明，大承气汤具有刺激兴奋胃肠、增加肠蠕动的作用。

4. 急性胰腺炎

陈某，男，46 岁，自由职业。2014 年 3 月 12 日初诊。

因暴饮暴食、饮酒过度而致脘腹疼痛 1 日。刻下腹部胀痛而拒按，疼痛呈持续性，胃脘部痞塞不通，恶心呕吐，口干，尿少，大便秘结。脉滑数，舌质红，苔黄燥。查体：体温 39.2℃，血压 90/60mmHg，呼吸 30 次/分，上腹部有压痛、反跳痛，腹肌紧张。化验室检查：血淀粉酶 256U/L，尿淀粉酶 500U/L。腹部 X 线片示：肠管充气扩张。腹部超声示：胰腺肿大。

辨病为腹痛，当属暴饮暴食后食积中焦，腑气不通，邪热内结，气血阻滞，升降失常而致痛、胀，治宜通腑泻热，疏肝理气。予大承气汤加减。

处方：生大黄 15g　芒硝（冲服）10g　厚朴 12g　枳壳 12g　黄芩 12g　黄连 10g　白芍 15g　木香 9g　银花 30g　连翘 15g　元胡 9g　柴胡 15g

水煎 1 剂，日服 3 次，用药后出现腹泻，病情明显改善。

按　马老认为，急性胰腺炎出现腹痛、呕吐、便闭等症属于中医的六腑病变。中医学认为，六腑以通为用，以降为顺，凡外伤、食积、热郁、湿阻均导致腑气不通，邪热内结，气血阻滞，升降失常而痛、胀、呕、闭，故通腑泻热，理气活血为其治疗要务。予大承气汤通腑泻热，柴胡、白芍入肝经，疏肝解郁；木香、元胡行气活血止痛；银花、连翘、黄芩、黄连清热燥湿；诸药合用，共奏通腑泻热、疏肝理气、活血止痛之功。

5. 脑出血

程某，男，56 岁，农民。2012 年 1 月 2 日就诊。

患者下地收工后玩麻将，突然意识不清，口角流涎，呼唤无应答，右侧上下肢偏瘫，呕吐 1 次，小便失禁。查体：体温 36℃，脉搏 80 次/分，呼吸 20 次/分，血压 180/100mmHg，神志不清，面色潮红，呼吸平稳，偶有鼾声，呈昏睡状态，大声呼唤可睁眼，压眶反应存在，双瞳孔等大等圆，对光反应灵敏，双眼球向左侧凝视，颈软，右侧上下肢肌力 0 级，肌张力减低，左侧上下肢肌力 3 级，双膝腱反射减弱，右巴宾斯基征（+）。头颅 CT 示：左基底节区脑出血（量约 20ml）。急予脱水降颅压、镇静、脑保护、保护胃黏膜、抗炎等治疗 3 日后，血压仍为 170/100mmHg。刻下患者发热，体温 38℃，面红，四五日未大便。脉滑，舌红，苔黄少津。

辨病为中风中脏腑，当属肝阳上亢，气血逆乱，发为中风，且伴有阳明腑实证，治宜通腑泻热，平肝息风。以大承气汤加减。

处方：大黄（后下）10g　芒硝（冲服）15g　枳实 10g　厚朴 10g　天麻 10g　钩藤 15g　黄芩 12g　怀牛膝 12g

每日 1 剂，水煎 2 次，后下大黄，留取 200ml 冲化芒硝，鼻饲管注入，每日 1 次。药 1 剂后便下，体温降为 37.8℃，血压降为 150/96mmHg。后去芒硝，大黄不后下，加菊花 10g、杜仲 15g，共 7 剂，神清，血压降为 140/80mmHg，体温 36.8～37.2℃，半个月后出院。

按　马老认为，脑出血属中风中脏腑的范畴，该患者素体肝阳上亢，加之烦劳则张，肝阳暴胀，气血逆乱发为中风，但患者四五日不大便，发热，神昏亦为大承气汤证所相宜，正如《伤寒论》中曰："伤寒，若吐若下后，不解，不大便五六日，上至十余日，日晡所发热，不恶寒，独语如见鬼状，但发热谵语者，大承气汤主之。"由于中风后脱水，津液被夺，燥热内结入阳明，遂成腑实，故以大承气汤攻下实热、荡涤燥结，天麻、钩藤、黄芩平肝清热，怀牛膝补益肝肾，诸药合用，共奏通腑泻热、平肝息风之功。

6. 脑梗死

彭某，女，77 岁，退休干部。2013 年 5 月 3 日初诊。

因语言不清、右侧肢体不利 3 小时入院。患者 1 个月前曾在医院因脑梗死住院治疗，当时诊断为脑梗死、糖尿病、高血压。入院查体：体温 36℃，脉搏 100 次/分，呼吸 18 次/分，血压 160/80mmHg，神志清楚，精神萎靡，口角㖞斜，颈软，无抵抗，两肺可闻及痰鸣音，心率 100 次/分，律齐，未闻及明显病理性杂音，右侧肢体肌力 0 级，病理征（-）。头颅 CT 示：右侧基底节区、左顶叶多发性脑梗死。入院经降颅内压、控制血压、降糖、抗血小板聚集及中药活血化瘀等对症支持治疗 10 余日，右侧肢体肌力恢复至 3～4 级，精神仍萎靡，大便不解。脉弦滑，舌质红，苔黄腻。

辨病为中风中经络，属痰热互结证。治宜平肝化痰，通腑泻热。予以大承气汤合天麻钩藤饮加减。

处方：大黄（后下）10g　芒硝（冲服）15g　枳实 10g　厚朴 10g　石决明（先煎）15g　钩藤（后下）12g　天麻 10g　当归 10g　川芎 10g　怀牛膝 12g　石菖蒲 10g　僵蚕 10g　炙甘草 5g

水煎服，每日 1 剂，2 剂后大便仍不解，腹胀腹痛，脉细滑，舌质红，苔黄腻。再予南沙参、北沙参各 10g，天冬、麦冬各 10g，生白芍 15g。药后大便通畅，腹痛腹胀明显好转，精神转佳，能进半流质饮食。

按　马老认为，脑梗死属中医学"中风"范畴，该患者神志尚清，故属于中经络，患者大便不解，脉弦滑，舌质红，苔黄腻为肝风内动，痰热互结，阳明腑实之证。故予大承气汤通腑泻热，天麻、钩藤、石决明平肝息风，怀牛膝补益肝肾，当归、川芎活血化瘀，僵蚕、石菖蒲化痰开窍，甘草调和药性。诸药合用，共奏平肝化痰、通腑泻热之功。但由于患者津液亏损较甚，药后大便仍不解，此时加用南沙参、北沙参、天冬、麦冬、生白芍养阴补血，润肺化痰之品，症状明显缓解。

第二十七节　五苓散的临床应用

五苓散，为祛湿剂，具有利水渗湿、温阳化气之功效。临床常用于治疗眩晕、遗尿症、湿疹、急性泌尿系感染、呕吐等属外有表证，内停水湿者。

组成：猪苓 10g　泽泻 15g　白术 10g　茯苓 10g　桂枝（去皮）7g

用法：上五味，为末，白饮服方寸匕，日三服。多饮暖水，汗出愈。

功用：利水渗湿，温阳化气。

主治：外有表证，内停水湿。症见头痛，发热，烦渴欲饮，或水入即吐，小便不利，舌苔白，脉浮。或水湿内停的水肿、泄泻、痰饮等。

方义：本证是由于太阳表邪未解，内传太阳膀胱腑，致膀胱气化不利，水蓄下焦，而成太阳经腑同病。外有表邪，故见头痛、发热、脉浮；膀胱气化失常，故小便不利而成水蓄证；水蓄下焦，气不化津，水津不布，故烦渴欲饮；水气内停，饮入之水，不得输布，故水入即吐，而成水逆证；舌苔白为内有水湿。故治当利水渗湿，温阳化气。本方重用归肾、膀胱经的泽泻为主药，直达膀胱，渗湿利水；辅以茯苓、猪苓之淡渗，增强利水蠲饮之功；佐以白术健脾以助运化水湿之力；更佐桂枝，一则外解太阳之表，一则温化膀胱之气。五药合用，则水行气化，表解脾健，蓄水停饮之证可除。

临床应用：

1. 眩晕

王某，女，50岁，教师。2014年6月13日初诊。

患者反复发作性眩晕 11 年，外院诊断为梅尼埃病，每次发作时多用西药盐酸氟桂利嗪胶囊、曲克芦丁片等治疗。本次发作已 7 日，用西药未见好转。刻下患者视物旋转，如坐舟中，伴有恶心、呕吐、耳鸣，口渴不欲饮，胸满痞塞，纳差，夜寐一般，二便尚调。查体：血压 120/80mmHg，眼球有水平样震颤，心率 80 次/分，律齐。脉滑，舌质淡白，苔腻。颈椎 MRI 检查未发现异常。

辨病为眩晕，当属痰湿中阻，水饮上犯。治宜健脾利水，除湿化痰。予五苓散加味。

处方：泽泻 15g　茯苓 15g　桂枝 8g　炒白术 10g　猪苓 12g　石菖蒲 12g　车前子 15g　法半夏 10g　陈皮 10g　菊花 12g　天麻 10g　钩藤（后下）20g　生姜 3 片

水煎服，每日 1 剂，服药 7 剂后，眩晕明显减轻，余症渐消。效不更方，守方继服 7 剂，眩晕停止，诸症悉除。为巩固疗效，预防复发，又服 20 剂。随访 1 年无复发。

按　马老认为，眩晕是以头晕、目眩为主的一组病状。临床当细辨标、本、虚、实。标实多为痰、火、风等诸邪内扰，本虚则当以脾、肾之虚为主。该患者眩晕为脾失健运，痰湿中阻，水饮上犯所致。痰饮上犯清窍头目，则出现眩晕、视物旋转、耳鸣；痰湿阻遏中焦，干扰脾胃升降功能则出现恶心、呕吐、渴不欲饮、胸满痞塞；脉滑、舌质淡白、苔腻等主水湿停留。五苓散功专利水、健脾化湿，甚合此证，加车前子、法半夏、生姜、石菖蒲、陈皮以增加化湿和中之力；加菊花、钩藤、天麻清肝平肝以强化镇眩功能。诸药合用，使清阳得升、浊阴下降、阴阳调和，诸症得除。

2. 遗尿症

罗某，女，15岁，学生。2013年12月16日初诊。

患者遗尿1个月余，家人每于夜间叫醒起来排尿，仍时有遗尿。口不干，不怕冷，小腹不胀，纳食睡眠如常。观其发育良好，体形偏胖，智力正常，尿常规正常。脉滑而有力，舌淡红，苔白腻。

辨病为遗尿，当属膀胱失约，气化失常。治宜健脾利水，通阳化气。予五苓散加味。

处方：泽泻15g　猪苓10g　炒白术10g　桂枝10g　茯苓15g　石菖蒲10g　远志10g

水煎服，每日1剂，服7剂后，患者遂告知无遗尿，又服7剂后改为隔日1剂，共服30剂，至今未遗尿。

按　《素问·宣明五气》指出"膀胱不利为癃，膀胱不约为遗尿"。马老认为，遗尿的病因有先天禀赋不足、病后失调、湿热内蕴、饮食所伤、情志失调等，总属虚实二证。虚证分虚寒证及虚热证，虚寒证多为脾肾阳虚、肺脾气虚，导致水道制约无权而发生遗尿；虚热证多由心肾失交，水火不济，致夜梦纷纭，小便自遗。实证多由肝经湿热或脾失健运，痰湿内停引起，水湿下注膀胱，致膀胱开合失司而遗尿。该患者仅有遗尿一症，白日无所苦，看似常人，脉滑而有力，苔白腻，不是虚证，当属脾失健运，痰湿内停引起膀胱失约、气化失常，膀胱气化功能减弱，而于夜间自遗。故以五苓散以助气化，约束膀胱，石菖蒲、远志祛除痰湿。诸药合用，则痰湿除，气化行，阳气通，中土健，遗尿自止。

3. 湿疹

赵某，女，45岁，工人。2013年3月24日初诊。

患者近10年来双手手心反复出现湿疹，尤以夏季明显，经中西医治疗未见寸功。刻下患者双手手心散在水疱，颜色暗淡不红，瘙痒出水，部分皮肤裂开，形体偏瘦，面色萎黄，纳差，大便稀，小便微黄，有慢性肝病史，肝功能基本正常。脉弦滑，舌淡，舌质偏暗有瘀斑，苔白。

辨病为湿疮，当属脾虚湿盛，湿阻肌肤，久病入络。治宜健脾利水化湿，活血化瘀，托毒生肌，疏风止痒。予五苓散加味。

处方：猪苓15g　茯苓20g　泽泻15g　桂枝10g　炒白术10g　蝉衣6g　绵茵陈15g　苍术10g　砂仁（后下）6g　炒当归15g　生黄芪30g　白及片10g

水煎服，每日1剂，服药7剂后，未见新发水疱，原有水疱较前消退，脉弦滑，舌质偏暗，有少量瘀点。考虑其久病入络，加之有慢性肝病史，上方加赤芍12g、丹参12g、丹皮10g、桃仁10g，增加活血化瘀之功，又服7日后，双手水疱基本消失，皮肤开裂基本愈合，舌质偏暗有瘀斑。仍宗上方，赤芍、丹参加至20g，再服7剂后，湿疹基本消失，舌质瘀斑好转，为巩固疗效，预防复发，又服14剂。随访1年无复发。

按　马老认为，湿疮多由正气不足，风湿热邪内侵，阻于肌肤所致。临床可辨证分为湿热、脾湿、血热、阴伤等证型。该患者双手心水疱，颜色暗淡不红，形体偏瘦，面色萎黄，纳差，大便稀，脉弦滑，舌淡苔白为脾虚湿盛之证，舌质偏暗有瘀斑为久病入络，瘀阻血脉。故予五苓散健脾利水化湿，蝉衣疏风止痒，绵茵陈清利湿热，苍术、砂仁健脾燥湿，当归、黄芪补益气血，托毒生肌，又可活血化瘀，白及止血消肿生肌。诸药合用，共奏健脾利水化湿、活血化瘀、疏风止痒、托毒生肌之功。

4. 急性泌尿系感染

钱某，女，56 岁，农民。2014 年 9 月 6 日初诊。

患者反复尿道不适感 10 余年，反复发作。刻下症见：解小便时尿道不适，灼热微痛，尿频，尿有余沥，无明显尿急，口干，唇干，不欲饮，体温正常。查血常规正常。尿常规：白细胞（++），上皮细胞（++++），脓细胞、红细胞均（-）。脉缓，舌质淡，苔白腻。

辨病为淋证，当属膀胱湿热，病程日久，正气亏虚，而邪气不甚，膀胱气化无权。治宜清利湿热，温阳化气。予五苓散加味。

处方：茯苓 20g　猪苓 20g　泽泻 20g　桂枝 10g　炒白术 15g　滑石 30g　薏苡仁 30g

水煎服，每日 1 剂，服药 7 剂后，尿道不适灼痛感及尿频、尿有余沥均有所好转，仍感口干，小便时微感灼热。考虑久病湿热伤阴，故于上方中加生地 20g，同时加大茯苓、猪苓剂量均为 30g，再服 7 剂，症状明显缓解。后续上方继服 10 剂，症状基本消失，复查尿常规：白细胞 3～4 个/高倍视野，上皮细胞（++）。随访 2 个月，未复发。

按　淋证是指小便频数短涩，滴沥刺痛，欲出未尽，小腹拘急，或痛引腰腹的病证。究其病因，《金匮要略》认为是"热在下焦"，《证治要诀》曰："气淋，气郁所致。"马老认为，淋证病因可归纳为膀胱湿热，脾肾亏虚，肝郁气滞；其病机主要是湿热蕴结下焦，导致膀胱气化不利。若病延日久，热郁伤阴，湿遏阳气，或阴伤及气，可导致脾肾两虚，膀胱气化无权，则病证从实转虚，而见虚实夹杂。该患者即为湿热日久，湿遏阳气，正虚邪恋，膀胱气化不利。膀胱湿热，故见解小便时尿道不适，灼热微痛，尿频，尿有余沥；湿热不甚则无明显尿急；水津不得输布，则口干、唇干；水饮停聚则不欲饮。舌质淡、脉缓系阳气亏虚之象，苔白腻系兼有湿浊之证。

故予五苓散加味，方中茯苓、猪苓、泽泻、滑石、薏苡仁利水渗湿，其中泽泻、滑石、薏苡仁均可泻热，以清利膀胱湿热，薏苡仁、白术健脾化湿，桂枝温化膀胱之气。诸药合用，共奏清利膀胱湿热、温阳化气之功。

5. 呕吐

高某，女，45 岁，农民。2014 年 10 月 15 日初诊。

患者反复发作呕吐 5 年，每次均由情绪激动诱发，发时呕吐频频，滴水不进。西医给予镇吐及支持疗法等治疗，未见明显疗效。刻下患者目闭懒言，语声低微，蜷卧神衰，四肢欠温，恶心，入水即吐，胸胁胀闷，口干，小溲短少。脉滑，舌苔白厚而润。

辨病为呕吐，当属痰湿中阻，复因肝木犯胃，水饮上逆。治宜化湿利水降逆，疏肝解郁。予五苓散加味。

处方：泽泻 15g　猪苓 15g　茯苓 15g　炒白术 10g　桂枝 10g　法半夏 10g　陈皮 10g　藿香 10g　厚朴 10g　白豆蔻（后下）6g　砂仁（后下）6g　香附 15g　香橼皮 10g

水煎服，每日 1 剂，服药 7 剂后，呕吐大减，能进少量饮食，小便增多。原方去桂枝，加佛手 10g，炒谷芽、炒麦芽各 20g，再进 10 剂，病告痊愈。

按　关于呕吐的成因，《景岳全书·呕吐》云："或暴伤寒凉，或暴伤饮食，或因胃火上冲，或因肝气内逆，或以痰饮水气聚于胸中，或以表邪传里，聚于少阳阳明之间，皆有呕证，此皆呕之实邪也。所谓虚者，或其本无内伤，又无外感而常为呕吐者，此即无邪，必胃虚也。"马老认为，呕吐是由于外感六淫、内伤七情、饮食不节、劳倦过度耗伤中气，引起胃气上逆所致；临床有虚实之分，实证可分为外邪犯胃证、饮食停滞证、痰湿中阻证、肝气犯胃证；虚证可分为脾胃虚寒证、胃阴不足证。该患者痰湿中阻，复因肝木犯胃，故水饮上逆而呕吐频作。痰湿中阻，气机升降失常，则见恶心、入水即吐、胸胁胀闷；脉滑、舌苔白厚而润为痰湿之证；水津不得输布则口干、小溲短少；湿阻经络，耗伤阳气，则四肢欠温、目闭懒言、语声低微、蜷卧神衰。故以五苓散利水渗湿、温阳化气，法半夏、陈皮燥湿化痰，藿香、厚朴、白豆蔻、砂仁芳香化湿行气，香附、香橼皮疏肝解郁。诸药合用，共奏化湿利水降逆、疏肝解郁之功。

第二十八节　小青龙汤的临床应用

小青龙汤，为解表剂，具有解表散寒、温肺化饮之功效。临床常用于治疗慢性支气管炎、慢性阻塞性肺疾病、急性肾炎、过敏性鼻炎、胃炎呕吐涎沫等属外感风寒，内停水饮之证者。

组成：麻黄（去节）10～15g　白芍 10～15g　细辛 3～6g　干姜 10～15g　炙甘草 10～15g　桂枝（去皮）10～15g　五味子 3～6g　半夏 10～15g

用法：上八味，以水一斗，先煮麻黄，减二升，去上沫，内诸药，煮取三升，去滓。温服一升。

功用：解表散寒，温肺化饮。

主治：外感风寒，内停水饮之证。症见恶寒发热不渴，无汗，浮肿，身体疼重，胸痞，干呕，咳喘，脉浮。

方义：本证由风寒束表，卫阳被遏，表寒引动内饮所致。风寒束表，皮毛紧闭，故恶寒发热不渴，无汗，身体疼重，脉浮。内停水饮者，一旦感受外邪，每致表寒引动内饮。《难经·四十九难》曰："形寒肢冷则伤肺。"水与寒相搏，水寒射肺，故咳喘；水停心下，阻滞气机，故胸痞；水留胃中，故干呕；水饮外溢肌肤，则见浮肿、身重。对此外寒内饮之证，单纯解表则水饮不化，单纯化饮则外邪不解，唯解表散寒、温肺化饮并用，才能使外邪得以宣解，停饮得以蠲化。方中麻黄、桂枝相须为君，发汗散寒以解表邪，且麻黄又能宣发肺气而平喘，桂枝化气行水以利里饮之化；干姜、细辛为臣，温肺化饮，兼助麻黄、桂枝解表祛邪；然素有痰饮，肺脾本虚，若纯用辛温发散，恐耗伤肺气，故佐以五味子敛肺止咳；芍药和养营血；半夏燥湿化痰，和胃降逆，亦为佐药；炙甘草兼为佐、使之药，既可益气和中，又能调和辛散酸收之品。

临床应用：

1. 慢性支气管炎

朱某，男，56岁，干部。2014年3月12日初诊。

反复咳嗽咳痰 7 年，每因受凉后发作，外院诊为慢性支气管炎。3 日前因受凉上症又发，经用抗感染止咳药疗效不显。刻下患者恶寒，发热，咳嗽频作，咳痰稀白量多，胸闷气急，纳差，二便尚调。脉浮紧，舌质淡，苔薄白而腻。

辨病为咳嗽，当属素有痰饮内伏，风寒之邪从外入内，引动痰饮。治宜解表散寒，温肺化饮。予小青龙汤加减。

处方：炙麻黄 8g　桂枝 10g　干姜 5g　五味子 5g　姜半夏 10g　细辛 3g　款冬花 15g　蜜紫菀 15g　当归 10g　防风 8g　炒白芍 10g　炒白术 10g　炙甘草 6g

水煎服，每日 1 剂，服药 7 剂后，症状明显好转，表证已解，咳嗽咳痰明显减少，大便 2 日未行，原方加杏仁 10g、火麻仁 15g，续服 10 剂，症状消除。

按　《景岳全书·咳嗽》云："咳嗽之要，止唯二证？一曰外感，一曰内伤而尽之矣。"马老认为，咳嗽的病因有外感、内伤。外感咳嗽为六淫外邪侵袭肺系；内伤咳嗽为脏腑功能失调、内邪干肺。不论邪从外入，或自内发，均可引起肺失宣肃、肺气上逆而致咳。该患者久病伤肺，肺气不能布津，阳虚不运，饮邪留伏，感寒时触发，导致肺失宣肃、肺气上逆。恶寒、发热、脉浮紧为风寒表证；肺失宣肃、肺气上逆则咳；痰饮阻滞气机，则胸闷气急；舌质淡，苔薄白而腻为寒湿之证。故予小青龙汤解表散寒，温肺化饮，款冬花、蜜紫菀润肺化痰止咳，防风祛风解表，白术、白芍健脾固表和营，当归一则活血养血，二则可治喘咳气逆。诸药合用，则表邪解，表卫固，中土健，痰饮化，咳嗽自止。

2. 慢性阻塞性肺疾病

侯某，男，63岁，退休工人。2013年11月2日初诊。

患者咳喘反复发作20余年，再发1周，外院诊为慢性阻塞性肺疾病，予抗感染、平喘药效差。刻下患者面色黧黑，目窝深陷，张口抬肩，动则喘甚，可闻及喉中痰鸣之音，恶寒喜暖，咳吐大量白色泡沫痰。脉沉弦紧，舌体胖大，舌质淡润水滑，舌苔白腻。

辨病为喘证，当属久病不愈，耗伤精气，阳气不足，阴寒内盛，痰饮内生，又外感风寒，导致肺失宣肃而喘。治宜解表散寒，温肺化饮，止咳平喘。予小青龙汤加味。

处方：麻黄9g　桂枝10g　干姜8g　细辛3g　五味子8g　白芍12g　法半夏10g　款冬花15g　杏仁10g　炙甘草8g

水煎服，每日1剂，服药7剂后，患者诸症明显减轻，痰量减少，恶寒症状基本消失，精神状态明显好转，可轻度活动。脉沉弦细，舌质淡润，舌苔白腻。此为表寒已解，里饮仍盛。仍宗上方去麻黄、桂枝、白芍，加茯苓20g、陈皮10g，健脾化痰。再服7剂后，患者诸症均明显减轻，痰量已经极少，活动基本不受限，嘱继服上方7剂后停药，观察随访3个月，无复发。

按　马老认为，喘证以呼吸困难，甚至张口抬肩，鼻翼煽动，不能平卧为特征。可分实喘、虚喘两类；实喘在肺，为外邪入侵，痰浊内生，肝郁气逆，邪壅肺气，宣降不利；虚喘当责之肺、肾两脏，因精气不足气阴亏耗而致肺肾出纳失常，尤以气虚为主。故《临证指南医案·喘》云："在肺为实，在肾为虚。"病情复杂者每可下虚上实并见。该患者面色黧黑，为阴寒内盛，血失温养，经脉拘急，气血不畅所致；目窝深陷是五脏六腑精气已衰；动则喘甚，可闻及喉中痰鸣，恶寒喜暖，咳吐大量白色泡沫痰，脉沉弦紧，舌体胖大，舌质淡润水滑，舌苔白腻均为阳气虚衰、阴寒内盛、痰饮内停之证。故予小青龙汤解表散寒，温肺化饮；杏仁、款冬花宣肺止咳平喘；待表邪得解后，去解表之麻黄、桂枝及养血敛阴之白芍，因"脾为生痰之源"，故予茯苓、陈皮健脾化痰。诸药合用，则表邪解，痰饮化，中土健，咳喘自止。

3. 急性肾炎

燕某，男，48岁，农民。2014年5月9日初诊。

患者患慢性支气管炎8年，反复发作，不能劳动。此次因受寒而发病，咳逆倚息不得平卧，继而全身水肿，腹胀如鼓，查尿常规示：蛋白质（+++），脓球少许，颗粒管型（++），透明管型（+），外院诊断为急性肾炎、慢性阻塞性肺疾病。予西药治疗，但病势未减。刻下患者全身皆肿，按之凹而不起，咳嗽，咯白色泡沫痰，喘息不得平卧，纳差，夜寐不安，小便减少，大便偏稀。脉浮有力，沉取则弦，舌淡苔白。

辨病为水肿，当属外感风寒，内舍于肺，肺失宣降，水道不通，水饮内停，流溢肌肤。治宜解表散寒，温肺化饮，止咳平喘。予小青龙汤加味。

处方：麻黄10g　桂枝10g　炒白芍10g　姜半夏10g　干姜6g　细辛3g　五味子6g　杏仁10g　车前子15g　炙甘草6g

水煎服，每日1剂，服药7剂后，患者小便增多，肿消大半，咳喘减轻，已能平卧，脉已较前缓和，舌淡无苔。复查尿常规示：蛋白质（++），少数红白细胞。继服原方7剂后，患者肿消喘定，小便通顺，精神佳，脉缓舌润，效不更方，再用原方7剂后，诸症消失，饮食增进，脉象缓和，舌质红润，但夜间尿频，此系病虽愈而肾阳未复之故，改用金匮肾气丸，补肾阳以善其后；随访3个月，病情稳定。

按　马老认为，水肿是指体内水液潴留，泛溢肌肤，引起眼睑、头面、四肢、腹背甚至全身浮肿。其病因有风邪外袭、湿毒、水湿、湿热、脾阳虚衰、肾气衰微；以上病因均可导致肺不通调，脾失转输，肾失开合，终致膀胱气化无权，三焦水道失畅，水液停聚，泛溢肌肤，而成水肿。该患者为风邪袭表，肺失宣降，水道不通，水饮内停，流溢肌肤所致。外感风寒，肺失宣降，则见咳嗽、喘息，甚至不得平卧；脉浮为表证；水道不通，水饮内停，故浮肿、小便减少；水饮内停，脾失健运则纳差；脉弦、舌淡苔白、大便偏稀、咯白色泡沫痰均为寒饮之证。故予小青龙汤解表散寒，温肺化饮，止咳平喘，杏仁宣肺平喘，车前子利水退肿。诸药合用，共奏解表散寒、温肺化饮、止咳平喘、利水消肿之功。

4. 过敏性鼻炎

孙某，女，34岁，教师。2014年7月8日初诊。

患者6年来每遇冷风即流清水样鼻涕，继而鼻塞不通，喷嚏不止，嗅觉减退，伴畏寒，外院诊断为过敏性鼻炎，曾用大量的抗生素和鼻炎丸等中成药治疗终不愈。患者3日前受凉后再次出现畏寒，流清水样鼻涕，鼻塞，喷嚏不止，嗅觉减退。刻下患者精神疲倦，纳可，大小便正常。查体：鼻甲黏膜水肿，苍白湿润。脉沉细弱，舌淡，苔白。

辨病为鼻鼽，当属肺虚卫表不固，风寒入侵，肺气不得通调，津液停聚于鼻，导致鼻塞、喷嚏、流涕。治宜解表散寒，温肺化饮，宣通鼻窍。予小青龙汤加味。

处方：麻黄10g　桂枝10g　炒白芍15g　姜半夏10g　干姜6g　细辛3g　五味子6g　苍耳子10g　防风8g　辛夷10g　炙甘草6g

水煎服，每日1剂，服药10剂后，患者鼻痒、鼻塞、喷嚏、流涕明显好转。

按　马老认为，鼻鼽以突然和反复发作的鼻痒、喷嚏、流清涕、鼻塞为特征。《素问玄机原病式·卷一》曰："鼽者，鼻出清涕也。"《证治要诀》云："清涕者，脑冷肺寒所致。"马老指出，鼻鼽的病因主要是肺气虚弱、脾气虚弱、肾气不足和肺经伏热。该患者肺气虚弱，卫表不固，则腠理疏松，风寒乘虚而入，犯及鼻腔，邪正相搏，肺气不得通调，津液停聚，鼻腔壅塞，遂致喷嚏、流清涕。患者精神疲倦，脉沉细弱，舌淡，苔白为肺气虚寒之证；故予小青龙汤解表散寒，温肺化饮；防风祛风解表；辛夷、苍耳子散风寒，通鼻窍。诸药合用，共奏解表散寒、温肺化饮、宣通鼻窍之功。

5. 呕吐涎沫

冯某，男，40岁，职员。2014年3月12日初诊。

患者近1年来自觉全身疲乏，四肢倦怠，胃脘痞闷，不思饮食；继而出现头晕目眩，心悸，口不渴，每日呕吐唾沫，落地如同清水，不酸不苦，活动则重，静止则轻。脉弦紧，舌淡润，苔白腻。

辨病为呕吐涎沫，当属中阳不振，水停中脘。治宜温中蠲饮，降逆止呕。予小青龙汤加味。

处方：麻黄 6g　桂枝 8g　炒白芍 12g　法半夏 10g　细辛 3g　生姜 10g　五味子 6g　党参 10g　砂仁（后下）6g　白豆蔻（后下）6g　炙甘草 6g

水煎服，每日 1 剂，服药 7 剂后，患者吐涎沫大为减少，纳食改善；效不更方，再服药 10 剂后，其病痊愈。

按　马老认为，吐涎沫多由水饮内阻或脾胃虚弱所致。《金匮要略》曰："妇人吐涎沫，医反下之，心下即痞，当先治其吐涎沫，小青龙汤主之。"《张氏医通·卷四》云："盖脾为涎，脾虚不能约束津液，故涎沫自出。"该患者频生唾沫，不酸不苦，口不渴饮，为内无蕴热；中阳不振，水停中脘则胃脘痞闷，不思饮食；中气不足，清阳不升，脑失所养则全身疲乏，四肢倦怠，头晕目眩；气血不足，心失所养则心悸；脉弦紧，舌淡润，苔白腻为寒饮之证。故予细辛、生姜温肺化饮；麻黄、桂枝温散寒邪；党参、白芍补中益气，养血和血；五味子生津敛汗；半夏、砂仁、白豆蔻燥湿化痰，温中降逆止呕；甘草调和诸药。诸药合用，共奏温中蠲饮、降逆止呕之功。

第二十九节　苓桂术甘汤的临床应用

苓桂术甘汤，为祛湿剂，具有温阳化饮、健脾渗湿之功效。临床常用于治疗背部冷痛、手汗、眩晕、心悸、胸痹、泄泻等属中阳不足之痰饮证者。

组成：茯苓 20g　桂枝 10g　白术（去皮）10g　甘草 8g

用法：上四味，以水六升，煮取三升，去滓。分温三服。

功用：温阳化饮，健脾渗湿。

主治：中阳不足之痰饮证。症见胸胁胀满，眩晕心悸，短气而咳，舌苔白滑，脉弦滑或沉紧者。

方义：本方所治痰饮乃中阳素虚，脾失健运，气化不利，水湿内停所致。盖脾主中州，职司气化，为气机升降之枢纽，若脾阳不足，健运失职，则湿滞而为痰为饮。而痰饮随气升降，无处不到，停于胸胁，则见胸胁胀满；阻滞中焦，清阳不升，则见头晕目眩；上凌心肺，则见心悸、短气而咳；舌苔白滑，脉弦滑或沉紧皆为痰饮内停之证。《金匮要略》云："病痰饮者，当以温药和之。"故治当温阳化饮，健脾渗湿。本方重用甘淡之茯苓为君，健脾利水，渗湿化饮，既能消除已聚之痰饮，又善平饮邪之上逆。桂枝为臣，可温阳化气，平冲降逆。白术为佐，可健脾燥湿，苓、术相须，为健脾祛湿的常用组合，在此体现了治生痰之源以治本之意。炙甘草用于本方，其用有三：一可合桂枝以辛甘化阳，以襄助温补中阳之力；二可合白术益气健脾，崇土以利制水；三可调和诸药，功兼佐使之用。

临床应用：

1. 背部冷痛

王某，男，36 岁，农民。2012 年 3 月 3 日初诊。

患者背部寒冷疼痛 3 年余，屡治不效，十分痛苦。刻下患者除有胸背部寒冷疼痛外，无任何其他不适，疼痛时患处如置冰块，寒冷彻骨。疼痛范围约手掌大小，并可连及心前区隐痛，痛甚时有小汗出。脉迟紧，舌淡，苔白。

辨病为痰饮，当属寒痰积聚，阳气不通，不通则痛。治宜温阳化饮，健脾渗湿。予苓桂术甘汤加味。

处方：茯苓15g　桂枝10g　炒白术15g　片姜黄10g　香附10g　炙黄芪20g　当归15g
炙甘草6g

水煎服，每日1剂，服药7剂后，患者症状消除。为巩固疗效，又追加7剂，1年半后随
访未见复发。

按 马老认为，该患者背部冷痛属痰饮范畴，就其病因病机来说，多与寒痰积聚，阳气闭
塞有关。正如张仲景所云："夫心下有留饮，其人背寒冷如掌大。"故予苓桂术甘汤温阳化饮，
健脾渗湿；又予炙黄芪、片姜黄、当归、香附温补气血，理气活血止痛。诸药合用，可达健脾
阳、助气化、散寒除湿消饮之目的。

2. 手汗

张某，男，19岁，学生。2013年3月7日初诊。

患者手出冷汗1年余，平素伴有头昏心悸，食欲不振。刻下患者手汗频出如露珠，手帕擦
后数分钟即现。手脚发凉，汗出冰冷，精神萎靡，面色少华。脉沉迟，舌苔淡白。

辨病为汗证，当属阳气不足，表卫不固，腠理开泄而致自汗。治宜温阳固表，补益气血。
予苓桂术甘汤加味。

处方：茯苓15g　桂枝8g　炒白术15g　炙甘草10g　党参15g　炙黄芪15g

水煎服，每日1剂，服药7剂后，手汗渐止，精神好转，饮食增加。又进7剂而告痊愈。
随访2年未见复发。

按 马老认为，自汗主要由于阳气不足，表卫不固，腠理开泄而致。该患者久病气血虚弱，
不能远达四末，而致手脚发凉，冷汗频出。气血不足，故见精神萎靡，面色少华，舌苔淡白；
脉沉迟为里虚寒证；气血不足，心失所养，脾虚失健运则见头昏心悸，食欲不振。《注解伤寒
论》曰："阳不足者补之以甘，里气逆者，散之以辛。"故用茯苓、白术健脾益阳气，固表止汗，
用桂枝、甘草行阳散气。以达到阳气通而汗自止的目的，加党参、黄芪补气益阳，生津养血，
从而使阳气去之有路，生之有源。

3. 眩晕

患者，女，42岁，自由职业。2014年6月17日初诊。

患者自诉其头晕耳鸣1年余。刻下头晕耳鸣伴心慌气短胸闷，身倦无力，肠鸣，便溏，胃
纳不佳，喜热饮食，晨起恶心。脉沉而弦细无力，舌淡苔白而润，根部腻。颈部血管超声示：
椎-基底动脉供血不足。

辨病为眩晕，当属痰饮中阻，清阳不升。治宜温化痰饮，健脾益气。予苓桂术甘汤加味。

处方：茯苓30g　炒白术20g　桂枝15g　陈皮10g　葛根30g　川芎20g　赤芍20g　羌
活10g　党参30g　姜半夏10g　天麻15g　炙甘草10g

水煎服，每日1剂，服药7剂后，自觉耳鸣、头晕已减轻，余症同前，嘱原方再服7剂，
头晕明显改善。

按 马老认为，眩晕是以头晕、目眩为主的一组病证。《黄帝内经》有"诸风掉眩，皆属
于肝""上虚则眩"之论。《伤寒论》称之为"眩""目眩""身为振振摇"，并认为痰饮是重要
致病因素。后人又有"无风不作眩""无虚不作眩""无痰则不作眩"等古训。马老认为临床仍
当细辨标、本、虚、实。标实多为痰、火、风等诸邪内扰，本虚则当以脾、肾之虚为主。治疗
时当急则治其标，缓则治其本。因于风阳上扰者，当平肝息风；因于气虚者，清阳之气不能上
达，则当补中益气；因于肾虚者，则当分阴虚、阳虚而以左归丸、右归丸为治；因于瘀血者，

当活血化瘀；因于痰饮者，或温化，或清化，以治其标，待病情稳定后则当健脾补肾，以治其本。该患者头晕年余，伴有晨起恶心、舌淡、苔白而润、根部腻等痰饮之象，又兼便溏、纳差、喜热饮食等脾胃气虚之象，乃痰饮中阻，清阳不升之证。由于本病发作年余，病程久，又当注意活血化瘀之应用。故予苓桂术甘汤温阳化饮，健脾渗湿，党参补益中气，半夏、天麻也是治疗眩晕常用之品。古人云："痰厥头痛非半夏不能疗，目视黑蒙、头眩、虚风内动非天麻不能疗。"又半夏、白术、天麻同用有半夏白术天麻汤之意，葛根、陈皮既能鼓舞胃气，醒脾化湿，又能升太阳津液，与羌活合用可行太阳经以解项背强，赤芍活血化瘀，川芎上行颠顶为血中气药，对头脑诸疾有非凡之功。诸药对症，疾苦自消。

4. 心悸

韩某，男，71 岁，退休工人。2015 年 9 月 25 日初诊。

自诉心悸、气短 3 年余，呈阵发性，以夜间为高发，上午 10 点后基本缓解，自测心率多为 40～50 次/分，在其他医院确诊为窦性心动过缓，频发室性期前收缩（早搏），用多种西药治疗，效果不理想。刻下心悸气短，胸闷憋气，胃纳不佳，午后腹胀，恶心，便溏，背部畏寒。脉沉细结，舌淡体胖，有齿痕，苔白而润。

辨病为心悸，当属脾肾阳虚，水饮内停，阻遏心脉。治宜温化水饮，活血通脉，温补脾肾。予苓桂术甘汤加味。

处方：茯苓 30g　炒白术 20g　桂枝 15g　生黄芪 30g　当归 15g　赤芍 20g　淫羊藿 15g　桔梗 15g　枳壳 10g　党参 30g　五味子 10g　姜半夏 10g　炙甘草 15g

水煎服，每日 1 剂，服药 7 剂后，自觉心悸减轻，原方改党参 15g，加川芎 10g、巴戟天 15g，以增温化补益之功。经连续调治 2 个月余，心悸、腹胀、便溏均已消失，心率稳定于 60 次/分。

按　马老认为，心悸是指心中急剧跳动，惊慌不安，不能自持的一种病证。可分惊悸、怔忡，多呈阵发性，常伴有气短、胸闷、咳喘、眩晕等症状。马老治疗心悸，强调辨别虚实，认为活动后心悸加重，病史较长，多与心气虚、心阳虚、心血不足有关。若活动后心悸减轻，多与肝郁痰饮等因素有关。病症上表现为心慌气短、胸闷、少寐等单一心系症状时病情转轻，若表现为水肿喘促等多个脏腑的症状时，则病情较重。该患者年过古稀，久病体弱，脾肾阳虚，水饮内生阻遏心脉而见心悸气短，胸闷憋气，脉沉细结；胃纳不佳，午后腹胀，恶心，便溏，背部畏寒，舌淡、体胖，有齿痕，苔白而润均为脾阳不振，水饮内停，中焦失运之证。故予苓桂术甘汤温化水饮，温通血脉，淫羊藿补肾壮阳，黄芪、党参、当归、赤芍补益气血，活血通脉，桔梗、枳壳一升一降调畅气机，五味子敛肺滋肾，宁心定悸，半夏燥湿化痰，甘草调和诸药。诸药合用，共奏温化水饮、活血通脉、温补脾肾之功。

5. 胸痹

钱某，男，55 岁，干部。2014 年 5 月 11 日初诊。

自诉 5 年前胸痛、气短，确诊为冠心病，同年经冠脉造影后行搭桥术，术后胸痛、气短缓解。近日胸闷、心悸，动则加重，自汗畏寒，背后发凉，伴失眠，胃纳不佳，便溏，下肢轻度水肿。脉沉，舌淡，中心有裂纹，边有齿痕，舌苔白。

辨病为胸痹，当属阳气虚衰，痰瘀互结。治宜益气活血，化痰安神。予苓桂术甘汤加味。

处方：红参 10g　五味子 10g　山茱萸 30g　生黄芪 30g　当归 10g　桔梗 10g　枳壳 10g　茯苓 20g　桂枝 10g　炒白术 20g　赤芍 20g　川芎 10g　郁金 10g　炙甘草 10g

水煎服，每日 1 剂，服药 14 剂后，自觉胸闷气短减轻，下肢仍有水肿，舌脉同前。原方加酸枣仁 30g，继服 14 剂，心悸、胸闷、背寒、便溏均明显减轻，脉沉，舌淡有裂，苔白。后期以上方加淫羊藿 15g、巴戟天 15g、三七粉（冲服）5g 进行调理。

按 古训有云："胸痹总因阳虚，故阴得乘之。"阳气不足，阴乘阳位，是胸痹发作的主因。马老认为，胸痹是指胸部闷痛，甚则胸痛彻背，短气、喘息不得卧为主症的一种疾病。其病机分虚实两方面：实为寒凝气滞，血瘀痰阻等实邪闭遏胸阳，阻塞心脉；虚为心脾肝肾亏虚，心脉失养。该患者久病气血亏虚，阳气不足，表卫不固，则自汗畏寒，背中觉冷；脾肾阳虚，水饮内停，则胃纳不佳，便溏，下肢轻度水肿，脉沉；舌淡，中心有裂纹，边有齿痕，舌苔白为脾虚湿盛之证；心血不足，心失所养，心神不宁则心悸、失眠；痰浊盘踞，胸阳失展，故胸闷如窒而痛。治宜益气活血，化痰安神。予苓桂术甘汤加味。方中茯苓淡渗利水，桂枝辛温通阳，两药合用温阳化水；白术健脾燥湿，甘草和中益气，两药相协能补土制水；山茱萸、五味子补肾固涩；人参、黄芪、当归补益气血；赤芍、川芎、郁金、当归活血化瘀；酸枣仁养心益肝安神；朱丹溪有言"善治痰者，不治痰而治气"，故予桔梗、枳壳一上一下调理气机，使气得通畅，津液周流，痰饮自消。诸药合用，共奏益气活血、化痰安神之功。

6. 泄泻

张某，男，48 岁，工人。2013 年 4 月 2 日初诊。

大便稀溏 2 年余，脘腹胀闷，自觉如有物梗阻，少食懒言，腹中肠鸣，辘辘有声，时有心悸短气，体瘦。脉沉，舌质淡胖，苔白。

辨病为泄泻，当属脾胃虚弱，水谷不化，聚而成饮，清浊不分，混杂而下，遂成泄泻。治宜温阳健脾，化饮利水。予以苓桂术甘汤加味。

处方：茯苓 30g　桂枝 15g　炒白术 15g　炙甘草 10g　制附子（先煎）10g　法半夏 10g　生姜 3 片

水煎服，每日 1 剂，服药 14 剂后，大便稀溏明显减轻，继服 14 剂，大便成形，随访 3 个月无复发。

按 马老认为，泄泻的主要病变在于脾胃和大小肠；感受外邪、饮食所伤、情志失调、脏腑虚弱均可导致脾胃功能失常，而发生泄泻；该患者大便稀溏久病不愈，少食懒言，脘腹胀闷，脉沉，舌质淡胖，苔白均为脾胃虚弱，痰湿内停之证；水谷不化下流肠间则腹中肠鸣，辘辘有声；浊气上逆则心下逆满如有物梗阻，心悸短气。故予附子、桂枝温肾助阳，茯苓、白术健脾化饮利水，半夏燥湿化痰，降逆止呕，生姜温中止呕。诸药合用，共奏温阳健脾、化饮利水之功。

第三十节　炙甘草汤的临床应用

炙甘草汤为补益剂，具有益气滋阴、通阳复脉之功效。临床常用于治疗心律失常、冠心病、焦虑症、久热不退等属阴血阳气虚弱，心脉失养证者。

组成：炙甘草 12g　人参 6g　生地 30g　桂枝 6g　阿胶 9g　生姜 9g　大枣 10 枚　麦冬 10g　麻仁 12g

用法：上九味，以清酒七升，水八升，先煎八味，取三升，去滓，内胶烊消尽，温服一升，日三服。一名复脉汤。

功用：益气滋阴，通阳复脉。

主治：阴血阳气虚弱，心脉失养证。症见虚羸少气，心悸心慌，虚烦失眠，大便干结，舌质淡红少苔，脉结代或虚数。

方义：本方是《伤寒论》治疗心动悸、脉结代的名方。其证是由伤寒汗、吐、下或失血后，或杂病阴血不足，阳气不振所致。劳累过度或久病之后，气血不足，则见虚羸少气；气虚血少，心失所养，故心悸心慌、虚烦失眠；阴液不足，则大便干结；舌为心之苗，不得气血以奉养，故见舌质淡红少苔；脉结代或虚数，此所谓无阳以宣其气，无阴以养其心，亦心血不足，心气不振之象。治宜益气滋阴，通阳复脉。方中炙甘草甘温益气，缓急养心为主；人参、大枣益气补脾养心，生地、麦冬、麻仁、阿胶甘润滋养心阴，补益心血，均为辅药；佐以辛温的桂枝、生姜温阳通脉，使血气流通，则脉始复常。诸药合用，补而不滞，温而不燥，共奏益心气、养心血、振心阳、复血脉之功。

临床应用：

1. 心律失常

沙某，男，58岁，干部。2013年5月21日初诊。

患者心悸时作1年余，再发1周。刻下患者心悸时作无定时，伴胸闷隐痛，气短，四肢欠温，纳差，二便调，口干，耳鸣，夜寐欠安。脉沉而结，舌淡暗，苔白。心电图示：频发室性早搏，ST-T改变。

辨病为心悸，当属心气阴阳俱虚，心血瘀阻，心失所养。治宜益气滋阴，通阳复脉。予炙甘草汤加味。

处方：炙甘草12g　党参20g　桂枝12g　生地20g　阿胶12g　麦冬10g　麻仁12g　酸枣仁20g　丹参20g　郁金10g　红花10g　橘络9g　生姜9g　大枣10枚

水煎服，每日1剂，服药7剂后，诸症减轻，药已中的，效不更方，再服20剂后，患者早搏消失。心电图示：轻度ST-T改变。

按　马老认为，心悸是指患者自觉心中悸动、惊惕不安，甚则不能自主的病证，多呈阵发性，每因情绪波动或劳累过度而发作，常伴失眠、健忘、眩晕、耳鸣等症。究其病因，常与心虚胆怯、心血不足、阴虚火旺、心阳不振、水饮凌心、心血瘀阻有关。该患者胸中阳气不足，心失温养，则见心悸、胸闷、气短；中气不振，脾失健运则纳差；阳虚不能温煦经脉，则四肢欠温；肾阴不足，水不济火，不能上济于心，以致心火内动，扰动心神，故见耳鸣、口干、心烦失眠；脉沉而结、舌淡、苔白为阳气不足；舌暗是兼有血瘀。故予炙甘草汤补心阴助心阳，益气养血；丹参、郁金、红花、橘络活血化瘀，理气化痰；酸枣仁养心安神；诸药合用，共奏益气滋阴、通阳复脉之功。

2. 冠心病

刘某，女，77岁，退休教师。2013年12月1日初诊。

患者近3年经常出现胸部闷痛，外院诊为冠心病、心房颤动。予复方丹参滴丸及单硝酸异山梨酯片治疗可缓解病情，但病情时好时坏。刻下患者胸部闷痛，心慌，耳鸣如蝉，全身乏力，精神萎靡，卧床不起，面色苍白，双睑浮肿，恶心呕吐，不能进食，口唇紫暗，肌肤甲错。脉结代沉细无力，舌质暗，右侧有小瘀点，舌中间及左侧剥脱无苔。

辨病为胸痹，当属气血阴阳俱虚，心脉痹阻。治宜益气养血，滋阴和胃，通阳复脉，通络止痛。予炙甘草汤加减。

处方：炙甘草12g　党参15g　生地黄30g　桂枝10g　阿胶12g　麦冬15g　麻仁10g　红

花 10g　当归 12g　炒白术 10g　炙黄芪 15g　陈皮 10g　石斛 15g　黄精 15g　丹参 20g　赤芍 15g　大枣 10 枚

水煎服，每日 1 剂，服药 14 剂后，诸症递减，自觉有口水，舌面开始萌出新的薄白苔，前方加枳壳 10g，继服 10 剂。药后患者除偶感心悸外，胸部闷痛已基本消失，可坐起活动。效不更方，再服 14 剂后，病情已基本稳定。

按　马老认为，胸痹是指胸部闷痛，甚则胸痛彻背，短气、喘息不得卧为主症的一种疾病。其病机分虚实两方面：实为寒凝、气滞、血瘀、痰阻等实邪闭遏胸阳，阻塞心脉；虚为心脾肝肾亏虚，若阳气虚衰，无以行血，或阴血不足，则脉络不利，均可导致心脉失养、心脉痹阻。该患者心慌、耳鸣、脉结代为心肾阴虚，心脉失养之证；舌中间及左侧剥脱无苔为胃之气阴两伤之象；精神萎靡，卧床不起，全身乏力，面色苍白，双睑浮肿，恶心呕吐，不能进食，脉沉细无力为阳气虚衰，脾失健运，水饮内停之证；心脉痹阻则胸部闷痛；口唇紫暗，肌肤甲错，舌质暗，右侧有小瘀点为瘀血之证。故予甘草、党参、大枣、黄芪补气；桂枝温阳通脉；生地黄、阿胶、麦冬、麻仁、当归养阴血；白术、黄精健脾；石斛养胃生津；陈皮行气燥湿；丹参、赤芍、红花通络止痛。诸药合用，共奏益气养血、滋阴和胃、通阳复脉、通络止痛之功。

3. 焦虑症

楚某，女，52 岁，干部。2013 年 10 月 11 日初诊。

患者反复失眠、心慌 2 年余，曾在多家医院就诊，诊为焦虑症，予西药治疗，病情无明显改善。否认有高血压、糖尿病病史。刻下患者整日心中惕惕，多虑易恐，难以自制，且多梦早醒，心烦口干，面色少华，头晕乏力，纳差，二便尚调。脉细弱结代，舌体瘦薄，舌质淡红少津，苔少。查心电图示：频发房性早搏。心脏彩超、胸部 X 线片、血生化、血常规等均无明显异常。

辨病为郁证，当属气血两亏，心失所养，心神不宁。治宜益气养血，通阳复脉，宁心安神。予炙甘草汤加减。

处方：炙甘草 12g　太子参 20g　生地黄 20g　桂枝 8g　阿胶 15g　麦冬 20g　合欢皮 15g　黄连 6g　酸枣仁 15g　生龙齿 20g　生姜 9g　大枣 15 枚

水煎服，每日 1 剂，服药 14 剂后，诸症递减，喜形于色，诉夜间已能安然入睡 5～6 小时，心慌之症随之缓解。效不更方，再服药 20 剂后，诸症消失，复查心电图偶见房性早搏。随访 6 个月未见复发。

按　马老认为，郁证是由于情志不舒、气机郁滞所致，以心情抑郁、情绪不宁、胸部满闷、胸胁胀痛，或易怒易哭，以及咽中如有异物梗阻、失眠为主要临床表现的病症。其病机为情志不遂导致肝失疏泄、肝气郁结，常兼化火、痰结、食滞、血瘀，多属实证。故《丹溪心法·六郁》曰："气血冲和，万病不生，一有怫郁，诸病生焉，故人身诸病，多生于郁。"并提出"六郁"之说，即气郁、血郁、痰郁、湿郁、热郁、食郁等六种，以气郁为先。郁证日久不愈，耗伤气血阴阳，而致心脾肝肾亏虚。该患者多思善虑，耗伤气血，心脾两虚。心血不足，心失所养，心神不安则见心中惕惕，多梦早醒，心烦口干，脉细弱结代，舌体瘦薄，舌质淡红少津，苔少；脾胃为气血生化之源，脾虚失运，纳食减少，气血来源不足，则见面色少华，头晕乏力。治宜益气养血，通阳复脉，宁心安神。方中甘草、太子参、大枣补气；生地黄、阿胶、麦冬滋养阴血；桂枝、生姜温阳通脉；黄连清心除烦；龙齿镇惊安神；合欢皮解郁安神；酸枣仁养心益肝安神。诸药合用，共奏益气养血、通阳复脉、宁心安神之功。

4. 久热不退

吴某，女，59 岁，农民。2013 年 8 月 13 日初诊。

患者发热不退 2 个月余，体温波动在 37.9~38.8℃，朝轻暮重，始终难以退尽，西医检查排除伤寒、风湿、结核等病。予中西药物杂投，皆无功效。刻下患者低热，自汗盗汗，恶风，四肢酸楚冷痛，手指足趾发麻，头晕眼花，两耳蝉鸣，灼心嘈杂，时觉泛恶，口渴饮冷，所饮不多，心慌，烦躁不寐，大便干结，2 日一行，小便短赤，咳嗽气促，时有浊唾。脉浮大无力代数，舌苔薄白而略干，质偏红。

辨病为内伤发热，当属阴阳俱虚，营卫失调，心脉失养。治宜补气益阴，调和营卫，温阳通脉。予炙甘草汤加味。

处方：炙甘草 15g　党参 20g　生地 15g　桂枝 8g　阿胶 10g　麦冬 10g　麻仁 15g　白芍 15g　姜半夏 10g　竹叶 10g　生姜 9g　大枣 10 枚

水煎服，每日 1 剂，服药 7 剂后，热已退尽，诸况转佳，效不更方，守方续服 20 剂，病情稳定。

按　马老认为，内伤发热是以内伤为病因，气血阴精亏虚、脏腑功能失调为基本病机所导致的发热。《素问·调经论》曰："阴虚则内热。"《脾胃论》言脾胃气衰，元气不足，会导致阴火内生。《证治汇补·外体门·发热》将外感发热之外的发热，分为郁火发热、阳郁发热、骨蒸发热、内伤发热（主要指血虚及气虚发热）、阳虚发热、阴虚发热、血虚发热、痰证发热、伤食发热、瘀血发热、疮毒发热十一种。可见气血阴阳亏虚均可导致发热。该患者自汗、恶风为阳气不足，卫外不固，阳气不能温煦脏腑及四肢经络则见四肢酸楚冷痛、手指足趾发麻；咳嗽气促，时有浊唾，舌苔薄白为肺脾气虚，痰浊内生所致；盗汗，头晕眼花，两耳蝉鸣，灼心嘈杂，时觉泛恶，心慌，烦躁不寐，大便干结，2 日一行，小便短赤，脉浮大无力代数，舌质偏红，苔略干均为阴虚之证；口渴饮冷，所饮不多，说明阴阳俱虚。故予炙甘草汤补气益阴，温阳通脉；加白芍以敛养营阴，半夏化痰和胃，竹叶清热除烦。诸药合用，共奏补气益阴、调和营卫、温阳通脉之功。

第三十一节　薏苡附子败酱散的临床应用

薏苡附子败酱散，具有排脓消肿、温经祛湿、散寒止痛之功效。临床常用于治疗慢性阑尾炎、腹泻、带下病、慢性尿路感染、口腔溃疡等属于阳虚寒湿证者。

组成：薏苡仁 30g　附子 6g　败酱草 15g

用法：上三味，杵为末，取方寸匕，以水二升，煎减半，顿服。

功用：排脓消肿，温经祛湿，散寒止痛。

主治：肠痈。症见肌肤甲错，腹皮急，按之濡，如肿状，腹无积聚，身无热，脉数。

方义：肠痈主要是因为感受寒邪，寒邪客于腹部经络，损伤阳气，阳气不能及时温散寒邪，血脉凝涩，营卫气血不流通，瘀滞于肠道局部，而发为肠痈。气聚为阳，气盛则热，寒邪不解，卫阳壅滞到一定程度则化热腐肉，形成痈脓。营卫不能周流濡润，则肌肤干燥脱屑，如鱼鳞状；气血壅阻不行，非有形之瘀血痰块，所以按之濡，无积聚，如肿状；脾主大腹，肠属土脏，寒邪凝滞经脉，脾胃不和，失却和缓之德，则腹皮紧急疼痛；身无热，脉数，一是说明非外感阳热之邪导致阴血灼伤，失却濡润，二是说明机体尚未处于阳热炽盛的状态。方中附子扶助阳气，以散寒湿，解寒邪之凝滞收引，祛除病因；败酱草活血化瘀，消痈排脓，清已结痈肿；薏苡仁健脾胃，促进营卫流行，促进人体正常的津液运化，祛除经络中因气血津液壅滞而产生的湿热之邪，亦可排脓。三药合用，达到寒湿得解、热除痛消之效。

临床应用：

1. 慢性阑尾炎

秦某，女，42岁，银行职员。2013年5月16日初诊。

患者反复发作少腹疼痛1年，外院诊为慢性阑尾炎。患者述1年前感受寒邪后出现右下腹及脐下腹痛，喜按，遇冷加重，外院腹部超声示：慢性阑尾炎。经西医治疗症情好转，但腹痛不能根除。刻下患者腹软，右下腹部可触及一条形包块，按之轻度压痛，纳可，寐差多梦，体力差，大便稀溏，小便正常。脉数，舌质红，苔薄黄。

辨病为肠痈，当属中阳不足，气血瘀滞于肠。宜振奋阳气，消痈散结排脓，活血止痛。予薏苡附子败酱散加味。

处方：炒苡仁30g　附子(先煎)6g　败酱草15g　法半夏10g　茯苓20g　炒白术10g　党参15g　丹参15g　当归15g　红藤15g　炙甘草8g　生姜8g　大枣6枚

水煎服，每日1剂，服药7剂后，患者述腹痛明显减轻，右下腹条形包块渐小，且压痛基本消失，大便略成形，寐亦转佳。效不更方，继用上方，连服20剂，患者腹痛全消，包块明显减小，症状大为改善。

按　肠痈，乃痈疽之发肠部者，出自《素问·厥论》。马老认为，肠痈的病因不外于外感六淫、饮食所伤，以致脾胃受损，胃肠传化功能不利，气机壅塞而成；或因饱食后急暴奔走，或跌仆损伤，导致肠腑血络损伤，瘀血停滞，肠腑化热，瘀热互结，以致血败肉腐而成痈脓。该患者是因为感受寒邪，寒邪客于腹部经络，损伤阳气，阳气不能及时温散寒邪，血脉凝涩，营卫气血不流通，瘀滞于肠道局部，而发为肠痈。故患者右下腹部可触及一条形包块，按之轻度压痛；患者中阳不足，故见体力差，大便稀溏，腹痛喜按，遇冷加重；寐差多梦，脉数，舌质红，苔薄黄为肠痈日久，郁而化热，灼伤阴血，导致心血失养、心神不宁之故。故予薏苡附子败酱散加味。方中附子振奋阳气，温散寒邪，附子作用峻猛，用量虽小，但作用巨大；薏苡仁清热排脓，健脾利湿止泻；败酱草清热解毒，消痈散结排脓，活血止痛；党参、茯苓、白术、半夏健脾益气，化湿止泻；丹参、红藤、当归养血活血，消痈排脓；生姜、大枣调理营卫气血，甘草调和诸药。诸药合用，共奏振奋阳气、消痈散结排脓、活血止痛之功。

2. 腹泻

邵某，女，35岁，工人。2013年11月7日初诊。

患者反复发作腹泻6年余，进食生冷或情绪不佳即引发。刻下患者畏寒，腹凉，时心悸，胆小易惊，纳差，夜寐欠安，大便先干后稀薄，不成形，一日2次，腹胀，轻压痛，自觉食物堵于左下腹。脉滑，舌质红绛，苔薄白。

辨病为泄泻，当属脾胃虚弱，运化无权，湿阻中焦，水谷不化，清浊不分，混杂而下，遂成泄泻。治宜温阳补中，健脾化湿，镇静安神。予薏苡附子败酱散加味。

处方：制附子(先煎)10g　炒苡仁30g　败酱草20g　桂枝15g　白芍15g　木香10g　龙骨(先煎)20g　牡蛎(先煎)20g　炙甘草6g　生姜8g　大枣5枚

水煎服，每日1剂，服药7剂后，大便2日1次，质略干，腹胀及畏寒、易惊等症均缓解，小便黄，脉弦滑，舌红绛，苔薄白。仍宗上方加荷叶10g。再服10剂后，患者左下腹部食物堵感消失，大便成形，一日一行，腹胀、腹凉及情绪均改善，纳寐可，小便调。再服10剂后，病告愈。

按 马老认为，泄泻是指排便次数增多，粪便稀薄，甚至泻出如水样，其主要病变在于脾胃和大小肠。其致病原因，有感受外邪、饮食所伤、七情不和、脏腑虚弱等，但主要关键在于脾胃功能障碍。临床可辨证分为感受寒湿或湿热、食滞肠胃、肝气乘脾、脾胃虚弱、肾阳虚衰等证。该患者久病不愈导致脾胃受损，脾阳虚衰，不能温煦，则畏寒，腹凉，腹痛；脾阳虚衰，运化失健，则腹胀，自觉食物堵于腹，纳差，大便稀薄，次数增多；苔薄白，脉滑为寒湿之证；时心悸，胆小易惊，眠差，舌质红绛为寒湿郁而化热扰动心神之象。予薏苡附子败酱散加味治疗。方中附子能温一身之阳，振奋阳气，温散寒湿；败酱草清热解毒，活血止痛；薏苡仁健脾利湿止泻；桂枝温阳；白芍、甘草柔肝缓急止痛，木香行气调中；龙骨、牡蛎镇静安神，收敛固涩；大枣、生姜补气调中。诸药合用，共奏温阳补中、健脾化湿、镇静安神之功。

3. 带下病

殷某，女，41岁，农民。2014年2月23日初诊。

患者白带增多3年余，平素身体素弱，体形微胖，畏寒肢冷，多处经中西药物治疗，均未见明显好转。刻下带下量多，色白微黄，质稀，劳累后加重，月经量少，色淡，经期延迟7～10日，伴腰酸痛，小腹坠胀，食欲不振。脉沉细无力，舌淡红，苔白滑。

辨病为带下病，当属脾肾阳虚，寒湿内阻，流注下焦。治宜温补脾肾，燥湿止带。予薏苡附子败酱散加味。

处方：炒苡仁30g 炮附子（先煎）8g 败酱草15g 鹿衔草30g 仙灵脾20g 苍术20g 陈皮10g 炙甘草8g

水煎服，每日1剂，服药7剂后，患者白带减少，饮食增加，效不更方，继服14剂后，诸症消失，病告痊愈。随访半年，未见复发。

按 马老认为，带下病是指带下量明显增多，色、质、味异常，或伴全身、局部症状。本病主要由于湿邪影响任、带，以致带脉失约，任脉不固所形成。该患者脾气虚弱，不能运化水湿，水湿之气流注下焦，伤及任、带而为带下。脾虚不能固摄津液，则见带下量多；脾虚失运，则小腹坠胀，食欲不振；脾脏阳气虚衰，则畏寒肢冷，带下量多、色白、质稀，劳累后加重；脾虚气血生化之源，气血不足，则见月经量少，色淡，经期延迟7～10日；脾阳虚及肾，故伴腰酸痛；脉沉细无力，舌淡红，苔白滑，乃阳虚寒湿之证。故予薏苡附子败酱散加味治之。方中附子能温一身之阳，振奋阳气；仙灵脾、鹿衔草补肾壮阳，祛风除湿；苍术健脾燥湿；陈皮燥湿，理气调中；薏苡仁健脾利湿，败酱草清热解毒，消痈排脓。《日华子本草》指出，败酱草"治赤眼，障膜胬肉，聤耳，血气心腹痛，破癥结……排脓，补瘘……赤白带下"。此二药性虽微寒，但可取其用，去其性，因附子等药可制约其寒性；甘草调和诸药。诸药合用，共奏温补脾肾、燥湿止带之功。

4. 慢性尿路感染

齐某，女，49岁，干部。2013年10月28日初诊。

患者反复发作尿频、尿急、淋沥涩痛3年，每因劳累或受凉而加重，外院诊为慢性尿路感染。7日前再次因劳累诱发，查尿常规：脓细胞（+++），潜血（+），经西药治疗，病情未见明显好转。刻下患者尿频，尿急，轻微涩痛，淋沥不已，神疲乏力，腰痛畏寒，四肢怕冷。脉沉细，舌质淡红，苔白微黄。

辨病为淋证，当属久病不愈，耗伤正气，导致脾肾亏虚，湿浊留恋不去，膀胱气化无权。

治宜温补脾肾，清利湿热。予薏苡附子败酱散加味。

处方：生苡仁 30g　炮附子（先煎）10g　败酱草 20g　蛇舌草 20g　鹿衔草 20g　白茅根 30g　仙鹤草 20g

水煎服，每日 1 剂，服药 7 剂后，患者尿路刺激症状大减。效不更方，继服 14 剂后，诸症消失，尿常规检查正常，嘱服济生肾气丸以巩固疗效。

按　马老认为，淋证是指小便频数短涩，滴沥刺痛，欲出未尽，小腹拘急，或痛引腰腹的病证。淋证病因可归纳为膀胱湿热，脾肾亏虚，肝郁气滞；初起多为由膀胱湿热导致的热淋、石淋、膏淋、血淋及肝郁导致的气淋，日久耗伤正气，发为中气下陷所致之气淋、肾阴虚所致之血淋、肾虚不固所致之膏淋及脾肾两虚所致之劳淋。该患者久病不愈，耗伤正气，导致脾肾亏虚，湿浊留恋不去，故小便轻微涩痛，淋沥不已，遇劳而发；下元虚冷，则见恶寒、腰酸腰痛；神疲乏力、脉沉细、舌质淡乃气血不足之证。当温清并用，与本病阳虚夹有湿热之病机特点相合，故予薏苡附子败酱散加味治疗。方中附子扶助阳气，鹿衔草助附子温肾助阳；薏苡仁、白花蛇舌草、败酱草清热利湿解毒；白茅根、仙鹤草凉血止血，仙鹤草还可补虚扶正。诸药合用，共奏温补脾肾、清利湿热之功。

5. 口腔溃疡

艾某，女，56 岁，干部。2014 年 2 月 26 日初诊。

患者反复发作口腔溃疡 5 年，虽经中西药物治疗，效不显，1 周前患者口腔溃疡再发。刻下患者面色㿠白，畏寒肢冷，纳差，痰多，腰膝冷痛，下肢浮肿，大便尚调，小便不利。脉沉细，舌胖，苔白腻。

辨病为口疮，当属脾肾阳虚，阴寒内盛，寒湿上渍口舌，寒凝血瘀而致口舌生疮。治宜温补脾肾，健脾化湿。予薏苡附子败酱散加味。

处方：制附子（先煎）8g　炒苡仁 20g　败酱草 15g　法半夏 10g　黄连 6g　赤芍 15g　生白术 10g　茯苓 20g　干姜 8g　淡竹叶 10g

水煎服，每日 1 剂，服药 7 剂后，口腔溃疡明显好转，其他症状亦改善，效不更方，再服 7 剂后，口腔溃疡已愈，其余诸症好转。

按　马老认为，口疮是指口舌黏膜疮疡或溃烂的一种病证，常因外感六淫燥火、饮食不节、劳倦内伤、情志刺激等病因引起。临床常分为心脾积热、肺胃热盛、肝郁化火、湿热熏蒸、阴虚火旺、脾气亏虚、脾肾阳虚等证。该患者为脾肾阳虚证。患者面色㿠白，畏寒肢冷，腰膝冷痛乃脾肾阳虚，不能温煦形体所致；脾虚失运，则纳差；阳虚水湿内停，则见痰多，小便不利，下肢浮肿；脉沉细，舌胖，苔白腻均为阳虚阴盛之象。故予薏苡附子败酱散加味治疗。方中附子能温一身之阳，振奋阳气；干姜温中散寒、温肺化饮；白术、茯苓、薏苡仁健脾利湿；半夏燥湿化痰；败酱草清热解毒、消痈；黄连、淡竹叶均归心经，可清热燥湿、散心火以专攻口疮；赤芍疏肝止痛，清热养阴利水（出自《神农本草经》）。诸药合用，共奏温补脾肾、健脾化湿之功。寒湿除，血脉通，则口疮自愈。

第三十二节　四妙勇安汤的临床应用

四妙勇安汤，为清热剂，具有清热解毒、滋阴养血、活血止痛之功效。临床常用于治疗系统性红斑狼疮、急性扁桃体炎、急性风湿热、风湿性关节炎、口腔溃疡、带状疱疹等属阴虚血热，瘀毒内蕴之证者。

组成：金银花 30g　玄参 30g　当归 15g　甘草 10g

用法：水煎服，一连十剂。药味不可少，减则不效，并忌抓擦为要。

功用：清热解毒，滋阴养血，活血止痛。

主治：热毒炽盛之脱疽。症见患处暗红，微热微肿，或溃烂腐臭痛甚，烦热口渴，舌红脉数。

方义：本证多由血行不畅，火毒内蕴，瘀阻营血，热腐肌肉所致。瘀阻筋脉，则患处暗红、微肿；火毒内蕴，则患处微热、烦热口渴、舌红脉数；若凝滞不通，则痛甚，或溃烂腐臭。治当清热解毒，活血止痛。方中金银花甘寒入心，善于清热解毒，故重用为主药；当归活血散瘀止痛，玄参泻火解毒，甘草清解百毒，配金银花以加强清热解毒之力，用量亦不轻，共为辅佐；玄参、当归还可滋阴养血。四药合用，有清热解毒、滋阴养血、活血止痛之功。

临床应用：

1. 系统性红斑狼疮

张某，女，17 岁，学生。2012 年 4 月 16 日初诊。

40 日前，患者因不规则高热，颜面及四肢蝶形红斑，光敏感，关节酸痛，检测有蛋白尿、狼疮细胞阳性等，就诊于外院，确诊为系统性红斑狼疮，并收住入院。入院后，给予糖皮质激素、免疫抑制剂、非甾体抗炎药等治疗，病情时轻时重，未能控制。刻下患者出现发热（体温38.3℃），嗜睡，面部及四肢轻度水肿，并见大片蝶形紫红斑，对光敏感，全身多处肌肉及关节酸痛，但无红肿、畸形，口渴，大便干，尿短赤。脉弦细数，舌质暗红少津，苔少。实验室检查：血沉 54mm/h，尿蛋白（+++），尿红细胞（+），补体 C3 550U/L，抗双链 DNA 抗体（+）。

辨病为温毒发斑。当属邪热入营，耗伤阴血，瘀阻经络。治宜清热凉血解毒，滋阴养血，活血止痛。予四妙勇安汤加味。

处方：金银花 30g　玄参 30g　当归 15g　生甘草 10g　连翘 30g　丹皮 15g　赤芍 15g　天花粉 20g　乳香 6g　没药 6g　三七粉（另吞）3g

水煎服，每日 1 剂，服药 4 剂后，患者体温已降至正常（36.6℃），神志清晰，全身肌肉及关节疼痛大减；斑色转为淡红，且有明显消退，消退处无鳞屑及色素沉着，对光不敏感；其余症状及实验室检查也有一定改善。效不更方，继服 10 剂。患者症状全部消失，除尿蛋白（+）、抗双链 DNA 抗体（+）外，其余化验指标均转为正常。为巩固疗效及预防复发，原方去乳香、没药，改玄参为 20g，其余药量减半，续服 20 剂后，复查尿蛋白（-），抗双链 DNA 抗体（-），病告痊愈。

按 马老认为，温毒发斑是由于心经有火，脾经炽热或肾阴不足，水亏火旺，热盛成毒，毒热走于营血而致。该患者身有邪热，痹阻经络，故见发热、口渴、大便干、尿短赤、全身多处肌肉及关节酸痛、面部及四肢轻度水肿；久病不愈，邪热入营，血热妄行，溢于肌肤，则见大片蝶形紫红斑；营气通于心，邪热入营扰乱神明，故嗜睡；邪热伤阴，故脉弦细数、舌质暗红少津、苔少。治宜四妙勇安汤加味治疗。方中金银花、连翘、生甘草清热解毒；玄参、丹皮、赤芍清热凉血，祛瘀止痛；当归、乳香、没药、三七粉活血止痛；天花粉清热生津，配玄参、当归可滋阴养血。诸药合用，共奏清热凉血解毒、滋阴养血、活血止痛之功。

2. 急性扁桃体炎

金某，男，15 岁，学生。2012 年 10 月 17 日初诊。

扁桃体炎反复发作 3 年。近日发热、咽痛、流涕、口唇红，口服抗生素及输液治疗 3 日，体温为 37.5～40℃。扁桃体Ⅲ度肿大，咽部充血，大便干，入夜先寒后热，口苦心烦。脉弦滑数，舌红，苔薄黄。

辨病为乳蛾，当属热毒内郁兼犯少阳之证。治宜透邪利咽，和解清热。予四妙勇安汤加味。

处方：金银花20g　玄参15g　当归10g　黄芩12g　栀子10g　淡豆豉10g　桔梗8g　连翘10g　蝉蜕6g　浙贝母10g　僵蚕10g　柴胡10g　生甘草8g

水煎服，每日1剂，服药5剂后，体温降至正常，咽痛消失。为巩固疗效，续服7剂，病告痊愈。

按　马老认为，乳蛾是由于风寒、风热侵袭，饮食不节或脏腑失调，以致痰火积热上攻、水亏火炎，与肺胃肾等脏腑病变关系密切，该患者是由于风热侵袭所致。发热、咽痛、流涕、口唇红、脉数、舌红苔薄黄乃风热表证，表邪未解，邪气向里传，但未入里，而在表里之间，故出现入夜先寒后热，口苦心烦，脉弦等邪热之毒犯少阳之证。故予四妙勇安汤清热凉血解毒、活血止痛，且可滋阴养血防热伤阴血；栀子豉汤清热除烦；桔梗、连翘、蝉蜕、浙贝母、僵蚕清肺止咳化痰；桔梗配生甘草利咽；柴胡、黄芩和解少阳。诸药合用，共奏透邪利咽、和解清热之功。

3. 急性风湿热

孙某，女，42岁，农民。2013年11月11日初诊。

低烧1个月不退，体温38℃左右，全身关节疼痛，活动受限，颜面浮肿，小便短少，夜寐多梦，食欲欠佳，大便不畅，血沉50mm/h，诊断为急性风湿热，曾服西药抗风湿药及激素未能控制。脉滑数，舌红，苔薄黄。

辨病为温病，当属感受风热病邪，温毒上受，湿热阻滞经络，邪毒羁留。治宜清热利湿解毒，活血通络止痛。予四妙勇安汤加味。

处方：金银花30g　玄参20g　当归15g　生甘草15g　土茯苓20g　黄柏8g　薏苡仁20g　威灵仙12g　防己10g　川牛膝15g　虎杖15g　防风10g　穿山甲8g　天麻10g　木瓜10g　延胡索15g　全蝎4g

水煎服，每日1剂，服药7剂后，发热渐退，关节疼痛已止，可自行前来就诊。脉细数，舌红苔黄。守上方加生黄芪15g，服用半个月后，肢体活动自如，诸症皆除，恢复工作。

按　马老认为，温病初起是感受风热病邪，温毒上受，继而阻滞经络，邪毒羁留，古训有言"诸温夹毒"，故出现发热，全身关节疼痛，日久关节活动受限；湿热中阻，则食欲欠佳，大便不畅；热扰神明则夜寐不安多梦；湿阻经络，水道不通，故颜面浮肿，小便短少；脉数，舌红，苔薄黄为风热之证，脉滑为体内有湿。故予四妙勇安汤清热解毒，活血止痛，并防热伤阴血；土茯苓清热解毒，利关节，除湿热；黄柏、薏苡仁除湿；威灵仙、防己、川牛膝祛风湿，补肝肾，强筋骨；虎杖活血利湿；防风祛风；延胡索、穿山甲、全蝎、天麻、木瓜活血通络止痛；诸药合用，共奏清热利湿解毒、活血通络止痛之功。

4. 风湿性关节炎

邵某，女，53岁，工人。2013年8月11日初诊。

患者全身关节疼痛反复发作5年，近1周加重，曾在外院诊为风湿性关节炎。刻下四肢关节红肿、压痛明显，活动受限，伴有低热、咽痛、口干、胃纳较差，溲黄便结。脉弦细，舌质红，苔黄腻。

辨病为痹证，当属湿热流注经隧，痹闭不利。治宜清化湿热，祛风通络止痛。予四妙勇安汤加味。

处方：玄参20g　忍冬藤30g　当归15g　防己10g　地龙10g　丹皮10g　地骨皮10g　牛膝15g　桑枝15g　秦艽10g　片姜黄10g　生甘草10g

水煎服，每日1剂，连服10剂后，低热已平，精神振作，关节肿胀明显减轻，唯感手心烘热。脉弦细，舌苔微腻。病情逐步缓解，湿热亦趋泄化，痹闭已获疏通，阴虚尚未悉复，为善其后，上方加生地15g，续服20剂，诸恙悉平。

按　马老认为，痹证是由于正气不足，感受风寒湿热之邪所致。若感受热邪，或风寒湿痹久治不愈，蕴遏化热，即为热痹。《类证治裁》曰："初因风寒湿邪郁痹阴分，久则化热攻痛。"《金匮要略》亦云："经热则痹。"其主证为关节肿痛，局部灼热，恶寒发热，口渴烦闷等。该患者关节红肿痛，伴低热、咽痛、口干、纳差、溲黄、便结，舌质红苔黄腻，均为湿热之证。故予四妙勇安汤清热解毒，活血滋阴，方中忍冬藤取其清热通络，辅以玄参滋阴泻火，配甘草加强忍冬藤解毒作用，当归活血祛瘀；地龙通络，丹皮、片姜黄、地骨皮活血祛瘀、凉血退热，桑枝、秦艽、防己祛风通络，牛膝补肝肾强筋骨。诸药合用，共奏清化湿热、祛风通络止痛之功。

5. 口腔溃疡

王某，女，35岁，教师。2012年11月27日初诊。

患者口舌生疮，反复发作10余年，近日加重，影响进食睡眠，口苦口臭，大便3日未行，小便短赤灼热。脉弦滑，舌红，舌边及口腔黏膜有多处溃疡面，苔黄。

辨病为口疮，当属心脾积热，熏蒸生疮。治宜清热凉血解毒，调和脾胃。予四妙勇安汤加味。

处方：金银花30g　玄参20g　当归12g　砂仁（后下）6g　大黄10g　黄连8g　黄芩15g　法半夏10g　黄柏10g　生甘草8g

水煎服，每日1剂，服药7剂后，口腔溃疡渐愈合。守方再服7剂，巩固疗效。

按　马老认为，口疮虽生于口，但与内脏关系密切。脾开窍于口，心开窍于舌，肾脉连咽系舌本，两颊与齿龈属胃与大肠，任脉、肾脉均上络口腔唇舌。《素问·至真要大论》云："诸痛痒疮，皆属于心。"口疮之火，不独责之于心。平时忧思恼怒，过食肥甘厚腻，均可致心脾积热、肺胃郁热、肝胆蕴热，发为口疮多为实证；肾阴不足，虚火上炎，发为口疮多为虚证；年老体弱，劳倦内伤，损伤脾胃，可致中焦枢纽失司，上下气机不通，上焦之阳不能下降，下焦之阴不能上行，心火独盛，循经上炎，亦可发为口疮，此多为虚证。正如《脾胃论》所言："既脾胃气衰，元气不足，而心火独盛，心火者，阴火也，起于下焦，其系于心，心不主令，相火代之。"该患者口苦口臭，大便3日未行，小便短赤灼热红，苔黄，均为心脾积热之证，脉滑为体内有湿，舌边及口腔黏膜有多处溃疡面，因心火与脾胃热邪循经上炎所致。故予四妙勇安汤清热凉血解毒，滋阴养血，活血止痛；大黄、黄连、黄芩为泻心汤，可泻火解毒、通便泻热；黄柏、半夏、砂仁清热燥湿，和中止呕；诸药合用，共奏清热凉血解毒、调和脾胃之功。

6. 带状疱疹

钱某，男，65岁，退休工人。2013年10月18日初诊。

患者右侧大腿灼热疼痛3日。刻下患者右侧大腿内侧皮肤焮红，见丘疱疹和疱壁紧张的小水疱，灼热刺痛，伴有口干口苦，烦躁易怒，溲赤便秘。脉弦数，舌红，苔薄黄。既往有高血压病史。

辨病为蛇串疮，当属肝经郁热，兼外感毒邪，毒热痹阻经络所致。治宜凉血解毒，清肝泻火。予四妙勇安汤加味。

处方：金银花 30g　玄参 20g　当归 15g　赤芍 15g　丹皮 10g　栀子 10g　木瓜 10g　土茯苓 15g　黄柏 10g　全蝎 4g　生地黄 15g　丹参 15g　生甘草 10g

水煎服，每日 1 剂，服药 7 剂后，带状疱疹疼痛明显减轻，口干、口苦消失，大便通畅。守方又服 7 剂后，疼痛基本消失，疱疹大部分已结痂，为预防后遗神经痛，上方加白芷 10g、穿山甲 15g、延胡索 18g，又服 7 剂而愈。

按　马老认为，蛇串疮多因情志不遂，饮食失调，以致脾失健运，湿浊内停，郁而化热，湿热搏结，兼感毒邪而发病。临床常分为肝经郁热、脾虚湿蕴、气滞血瘀等证。该患者口干口苦，烦躁易怒，溲赤便秘，脉弦数，舌红苔薄黄，均为肝经郁热之证。马老认为，蛇串疮常规用清泻肝胆实火、湿热之龙胆泻肝汤治疗，但该患者肝胆毒火较甚，故应用四妙勇安汤清热凉血解毒，滋阴养血，活血止痛，加丹皮、栀子清泻肝火；木瓜、土茯苓、黄柏除湿解毒；全蝎解毒散结，通络止痛；生地黄、丹参、赤芍凉血活血；诸药合用，共奏凉血解毒、清肝泻火之功。

第五章 疑难杂症治验

第一节 慢性肾小球肾炎

慢性肾小球肾炎简称慢性肾炎，是一组以蛋白尿、血尿、水肿、高血压为主要临床表现的疾病。起病方式各有不同，病情迁延不愈，病变缓慢进展，最终发展成为终末期肾病。本病个体间差异较大，临床表现多种多样，实验室检查多为轻度尿异常，尿蛋白在 1~3g/d 之间，尿沉渣镜检红细胞数量增多，可见管型。本病属于中医学"水肿""尿浊""腰痛""虚劳"等范畴。

一、病因病机

病因包括风邪侵袭、饮食不节、外感水湿、劳倦内伤、素体亏虚、疮毒内犯等因素，病位在肾、脾、肺，而主要在于肾，基本病理变化为肺失通调，脾失转输，肾失开阖，三焦气化不利。

1. 外邪侵袭是慢性肾炎急性加重的主要诱发因素

马老在长期临床实践中发现，本病在病情稳定过程中，往往多因上呼吸道感染而加重病情，从而再度发生水肿、蛋白尿、尿血等症状。外邪致病多侵袭肺经，出现发热、咽痒、咽痛、咳嗽、头痛等表证，绝大部分人多因外感病的缓解，进而浮肿消除，尿蛋白转阴，尿血减少，病情逐渐改善。

2. 虚实夹杂是主要的病理性质

慢性肾炎的病因病机为风、瘀、湿、毒、热等邪，导致肺脾肾三脏功能失调，肺失宣肃则不能通调水道，脾失健运则不能运化水湿，肾气亏虚则不能化气行水，肺脾肾三脏功能失调，水湿内停，发为本病，而瘀血、疮毒这两方面的变化是病变持续发展的重要原因。故在临床辨证中应掌握正虚与邪实的标本缓急，主次轻重，权衡用药。

二、辨治特色

1. 清热利湿，贯穿全程

风、瘀、湿、毒、热等邪侵袭肾脏为慢性肾小球肾炎的基本病因，诸邪夹杂入侵，蕴结于肾，化为湿热，湿性黏滞重浊，致使慢性肾小球肾炎久治不愈，容易反复发作，病情逐渐加重。本病患者常有肢体倦怠、口苦、小便黄、舌质暗淡、舌苔偏黄腻等湿热症状，马老以清热解毒、化湿健脾为基本治则，常用药物为藿香、车前子、大腹皮、金银花、玉米须、猪苓、冬瓜皮、败酱草、薏苡仁、蛇舌草等。

2. 注意兼证的治疗

根据不同兼证加减治疗，如水肿明显，偏阳虚者，加制附片、桂枝、木香、猪苓、大腹皮等以温阳行气，利水消肿；如偏瘀血者，酌情加三七、莪术、三棱、桃仁、泽兰等以活血行气化瘀；如血尿严重者，可选用三七炭、血余炭、藕节炭、白及、仙鹤草、白茅根等凉血止血或收敛止血；如尿蛋白严重者，加煅龙骨、煅牡蛎、芡实、山萸肉、金樱子等以固涩精微；如出现氮质血症者，酌加蒲公英、制大黄、六月雪、积雪草等以清除毒邪；如遇外感病，风热者加金银花、蝉蜕、连翘等以辛凉解表，风寒者加苏叶、防风、荆芥、桂枝等以辛温解表。

三、验案选粹

吴某，女，56岁，工人。2014年5月2日初诊。

主诉：反复双下肢水肿4年，加重10日。

现病史：患者于4年前无明显诱因下出现双侧下肢水肿，小便泡沫明显，于医院住院期间两次尿常规均示：尿蛋白（++），潜血（+）。血压156/68mmHg。诊断为慢性肾炎，给予中药颗粒剂口服及降压治疗，效果不明显。10日前因劳累后双下肢浮肿明显，按之凹陷不易恢复，刻下眼睑浮肿，腰背酸楚疼痛，头晕头痛，心慌胸闷，纳差，夜间睡眠较差，小便不利，大便溏薄。脉沉迟，舌质淡，苔白腻。

既往史：无特殊病史。

辅助检查：尿蛋白（++），潜血（+），尿红细胞1～5个/高倍视野。

辨证分析：患者反复出现双下肢水肿，伴有高血压、尿蛋白、血尿，当辨为水肿。脾肾阳虚，不能温化水液，泛滥肌肤，则出现水肿，小便不利；水谷不能腐熟则出现大便溏泄；腰背失于温养，则出现腰背酸软疼痛。脉沉迟，舌质淡，苔白腻，为脾肾阳虚之征象。

中医诊断：水肿（阴水）。

西医诊断：慢性肾小球肾炎。

辨证：脾肾阳虚证。

治法：温阳化气，健脾利水。

方药：金匮肾气丸合五苓散加减。

熟地黄15g　山药20g　山茱萸15g　泽泻10g　茯苓30g　炒白术20g　制附片6g　肉桂5g　厚朴10g　猪苓10g　车前草12g　川续断10g　酸枣仁15g　萆薢10g　炙甘草3g

7剂，水煎服，每日1剂，早晚分服，服药期间忌食辛辣油腻刺激食物。

二诊：服药后下肢水肿、腰酸、肢体乏力症状较前好转，大便成形，舌淡，苔白两边有瘀斑，脉细弦。守前方去萆薢加焦三仙各10g、丹参10g、全蝎3g、地龙8g，续服7剂，服法禁忌同上。

三诊：诸症再减，守二诊方续服1个月上述症状明显好转。

按　《金匮要略·水气病脉证并治》中以上下表里为纲领，把水肿分为石水、风水、正水、皮水、黄汗五种类型，并提出了发汗、利尿两大治疗原则。本案中，马老以温阳化气、健脾利水之法治疗慢性肾小球肾炎，附子、肉桂并非峻补阳气，乃在微微生火，鼓舞肾气；杜仲、川续断温肾助阳，补肾强腰，肾阳蒸化则全身水液运输正常。《血证论》指出"瘀血化水，亦为水肿""血积既久，亦能化为痰水"，水湿、热毒、瘀血是慢性肾炎的致病因素，又是其病理产物。慢性肾小球肾炎多是在脾肾亏虚的基础上，夹杂着瘀阻、湿邪、热毒，虚实并见，因此，猪苓、泽泻、萆薢利水渗湿清热；二诊方中加丹参、全蝎、地龙以活血化瘀、解毒通络。临床应灵活地把活血化瘀、利水消肿、清热利湿与补益脾肾有机结合起来，辨病、辨证结合，分清虚、实、寒、热，不忘主线，常可收到很好的效果。

第二节 癫 痫

癫痫是多种原因导致的脑部神经元高度同步化异常放电所致的临床综合征，又称"羊痫风"。临床表现为发作性精神恍惚甚则突然昏仆，不知人事，双目上视，四肢抽搐，或有怪叫声，移时苏醒，醒后如常人，多有发作性、短暂性、重复性、刻板性的特点。辅助检查中脑电图、神经影像学检查（包括 CT 和 MRI）对于癫痫的诊断与分型具有重要的价值。根据临床表现，本病属于中医学"痫证"范畴。

一、病因病机

癫痫的发生常在劳累疲乏、饮食不节、七情失调、脑部外伤、先天因素影响之后，造成脏腑功能失调，痰邪黏滞，肝经风火内动，气机逆乱，总以痰邪作祟为主。七情中惊恐为主要致病因素，"恐则气下""惊则气乱"。先天因素中多为"在母腹中时，其母有所大惊"所致，或妊娠期间用药不当，也可能成为潜在的发病因素。痫证其发作期与缓解期长短皆与痰邪阻滞、气机顺逆的程度有关系，致病根本为心脑神机失用，致病之标为痰、火、瘀、风，其病机转化是由痰邪深浅和正气盛衰决定的。发病早期，痰邪、瘀血阻滞脑窍，肝气郁结，郁而化火，风火与痰邪闭阻，或痰热旺盛等。早期正气未受明显影响，痰邪尚浅，预后良好；后期久病不愈，损伤肝脾心肾等脏腑，病理性质为虚实夹杂，预后一般。

二、辨治特色

1. 多种治法合用

马老在临床实践中，针对癫痫辨证采取多种治法联用：息风止痉祛痰用僵蚕、地龙、全蝎；活血祛瘀通络用川芎、郁金、牛膝；清热祛痰运用石菖蒲、竹茹、胆南星；醒脑开窍用冰片、石菖蒲、苏合香；祛湿行气用法半夏、枳实、佛手。以上诸药合理运用，有息风止痉、祛痰通络、开窍醒脑之功效，广泛用于治疗癫痫。

2. 分期论治

根据"间者并行，甚者独行"的原则，癫痫的治疗方案采取分期论治的方法。发作期通常痰火、痰湿、风痰偏重，治疗的目标在于控制其再次发作，应遵循涤痰息风、清热泻火、化痰开窍等治法；休止期以心脾两虚、心肾亏虚等为主，或有瘀血阻于脑窍，治法以补益气血、健脾宁心、补益心肾、活血化瘀等为主，同时坚持标本兼治，效不更方，持续用药，服药 3~5 年后，逐步减量，减少癫痫的发作次数。

3. 注意兼证的治疗

马老在总结对癫痫的治疗中，注意到病患的心理、大便、睡眠、饮食、情志因素、家人关怀程度等也是可能诱发癫痫再次发作的重要因素。在还未出现上述症状时，家人和医生均要考虑到这些因素，一旦出现症状，及时采取措施治疗。若出现大便秘结时，采用六磨汤加减，必要时可用灌肠；若有失眠心烦时，选方以归脾汤加味，益气健脾，养心安神；若食积不化时采取摩腹手法以帮助消化，或口服保和丸等辅助治疗。

三、验案选粹

姜某，男，45 岁，农民。2013 年 9 月 12 日初诊。

主诉：间断肢体抽搐伴两目上视 2 年余。

现病史：患者于 2 年余前在骑车摔倒后，昏迷约 40 分钟，尔后苏醒如常，8 日后突然出现两目上视，口泛白沫，四肢抽搐，15 分钟后苏醒，醒后如常人，此后每隔 2～3 个月上述情况发作 1 次。刻下头晕，烦躁，口微苦，大便干结难解。脉弦数，舌暗红，苔腻微黄。

既往史：无特殊病史。

辅助检查：脑电图显示双侧同步对称的尖波、尖-慢波阵法。

辨证分析：患者反复出现突然昏仆，两目上视，口泛白沫，四肢抽搐，当辨为痫证。痰浊瘀阻化热，气机上逆，风火痰蒙心窍，引动肝风，肝风夹痰，闭阻心神，出现突然昏仆，四肢抽搐，口吐涎沫；脉弦数，舌暗红，苔腻微黄，为痰浊瘀阻化热之象。

中医诊断：痫证。

西医诊断：癫痫。

辨证：痰浊瘀阻，肝风内动证。

治法：镇肝息风，清热化痰通络。

方药：镇肝息风汤加减。

珍珠母 20g　桃仁 15g　瓜蒌仁 12g　地龙 10g　赤芍 10g　枳实 10g　郁金 10g　炒山栀 10g　川芎 10g　牛膝 10g　僵蚕 10g　胆南星 8g　川楝子 10g　全蝎 4g

14 剂，水煎服，每日 1 剂，早晚分服，服药期间忌食辛辣油腻刺激食物。

二诊：服药半个月后，未见癫痫发作，大便通畅，头晕时作，苔转薄白微腻，脉细小弦，守前方去珍珠母 20g，加钩藤、天麻、丹参各 10g。服法禁忌同上。

三诊：服药 1 个月余，癫痫未见强直痉挛性发作，偶有左上肢不自主摆动，头晕时作，其余无特殊不适。处方：初诊方去珍珠母、胆南星、瓜蒌仁、炒山栀，加天麻、炒白芍各 15g，鸡血藤、当归各 10g，龟板 10g。嘱坚持长期服药调理 3 年，半年后随访得知，病情稳定，停药已有 3 月余，未发作。

按 《三因极一病证方论·癫痫叙论》云："夫痫病者，皆由惊动，使脏气不平，郁而生痰，闭塞诸经，厥而乃成；或在母胎中受惊，或少小感风寒暑湿，或饮食不节，逆于脏气。"指出了癫痫的部分病因病机。癫痫的临床表现错综复杂，但其病因病机概括起来不外惊、风、痰、火、虚五端，马老认为瘀（脑脉瘀滞）、郁（情志抑郁）二因切勿忽视。本案例中因其摔倒后脑部受到挫伤，病因病机概括为惊恐、气机逆乱、痰邪瘀阻化火、风火痰蒙心窍，就诊时癫痫发作频繁，取僵蚕、地龙、全蝎息风化痰定惊，川芎、郁金、牛膝用以活血祛痰通络，川芎辛散温通，上行头目，祛风通络，郁金清心解郁开窍祛痰，牛膝活血通络，引邪下行。加赤芍、炒山栀、桃仁、胆南星等加强清热豁痰通络之效，服药半个月后，初见成效，二诊、三诊痰热已除，肝风已消，适当减去息风止痉、清热化痰之药，加滋养肝肾之品，标本兼治，效不更方，患者的发作次数逐渐减少，获得了较好的疗效。

第三节　病毒性肝炎

病毒性肝炎是由多种肝炎病毒引起的，以肝脏炎症和坏死病变为主的一组全身性疾病。各型病毒性肝炎的临床确诊主要依靠现代医学技术检查抗原抗体的类型，按病原分类，目前已经确定有5型：甲、乙、丙、丁、戊。病毒性肝炎在我国各类传染病中发病率较高，按照病程演变可分为急性肝炎、慢性肝炎、重症肝炎，其中急性肝炎分为黄疸型和无黄疸型。黄疸型属于中医学的"阳黄"范畴，无黄疸型属于中医学的"胁痛""积聚""臌胀""郁证"等范畴。《症因脉治·胁痛论》曰："内伤胁痛之因……或死血停滞胁肋，或恼怒郁结，肝火攻冲，或肾水不足……皆成胁肋之痛矣。"说明了病毒性肝炎胁痛的部分病机。

一、病因病机

阳黄的病机主要是多为湿热所伤或过食肥甘酒热，或素体胃热偏盛，湿从热化导致湿热熏蒸，形成阳黄证。无黄疸型的发病原因，其内因主要是素体亏虚，肝气郁结日久，化热伤阴，气血不足，导致正气耗损，易受外邪侵袭；外因或是湿热之邪，阻滞气机，肝失疏泄，木郁土壅，或饮食不节，影响脾胃气机升降，湿热内生，熏蒸肝胆。总之，其病理因素主要与湿热、瘀毒、痰邪、寒湿、气血、阴虚等有关联，病位在肝胆，又与脾胃及肾有关。

二、辨治特色

1. 分期辨治

根据急性病毒性肝炎的病程，将其分为初期、进展期、恢复期。初期处于邪气亢盛、正气不虚的阶段，治疗上应以祛邪为主；进展期处在邪实正虚阶段，采用攻补兼施之法；恢复期为正虚邪衰阶段，当以扶正为主。

2. 灵活运用清热利湿解毒、活血化瘀药物

根据"诸病黄家，皆属于湿"的理念，清热利湿使湿邪从小便而出；活血化瘀则可清热凉血，疏血分之壅滞。马老认为活血化瘀药能调节免疫力、抗氧化、清除炎性因子、保护血管内皮细胞、改善微循环。马老临床善用赤芍、丹皮、丹参、郁金、土茯苓、白花蛇舌草、虎杖、野菊花、紫草、蜂房、鱼腥草等药以达到良效。

3. 顾护脾胃

本病病程缠绵，反复发作，久病导致后天脾胃虚弱、正气不足，湿邪容易久恋脾胃，外邪无力祛除。因此早期宜选用芳香化湿理气之药，如陈皮、佩兰、藿香、苍术、白豆蔻等；中期应适当加补气健脾之药，如茯苓、山药、党参、白术等；晚期还要辅以通阳温肾之法。此外，结合现代医学研究技术，从辨病角度考虑，采取护肝降酶、调节免疫、抗病毒等措施，防止疾病的复发。

4. 滋肾疏肝与养阴化湿结合

肾藏精，肝藏血，肝体阴而用阳，肝肾精血同源，久病伤阴，湿邪留恋，致使肾阴渐亏，肝郁脾虚、湿困，治疗上应滋养肝肾与化湿利渗相结合。养阴可用山萸肉、枸杞子、白芍、制首乌等；利湿用泽泻、防己、薏苡仁等。

三、验案选粹

石某，男，50岁。2010年7月9日初诊。

主诉：身目及小便发黄 4 日。

现病史：患者 4 日前因喝酒呕吐，后四肢、身体出现皮肤泛黄，巩膜发黄，小便深黄，而后由急诊入医院，急查肝功能显示肝功能损害严重。刻下患者体倦乏力，腹胀，纳差，胸脘痞闷，恶心欲呕，夜寐不安，小便色黄，大便尚可。脉弦滑，舌质红，苔黄腻。

既往史：既往有长期饮酒史，查体无特殊阳性体征。

辅助检查：肝功能：TB 37.2μmol/L，DB 10.4μmol/L，ALT 2178U/L，AST 1679U/L，GGT 367U/L，ALP 173U/L。乙肝病毒检测：HBsAg（＋），HBeAg（＋），HBcAg（＋），HBcIgM（＋）。HBV-DNA：2.76×10^5。AFP 正常，甲、丙、戊肝抗体（－）；彩超示：慢性肝实质性损害伴左半肝内中回声结节。

辨证分析：患者出现目黄、身黄、小便黄，可辨证为黄疸。身目皆黄，体倦乏力，胸脘痞闷，恶心欲呕，为湿遏热伏，困阻中焦脾胃，胆汁不循常道所致。脉弦滑，舌质红，苔黄腻，为湿热内蕴之象。

中医诊断：黄疸（阳黄）。

辨证：湿热内蕴证。

治法：清热利湿退黄，凉血化瘀疏肝。

方药：茵陈五苓散加减。

茵陈20g　金钱草20g　板蓝根15g　白茅根15g　垂盆草20g　蛇舌草15g　黄芩15g　丹参15g　山楂10g　牡丹皮10g　法半夏10g　陈皮10g　白豆蔻10g　茯苓20g

14 剂，水煎服，每日 1 剂，早晚分服。西药同时予以甘草酸二胺、多烯磷脂酰胆碱等护肝降酶药合用，服药期间忌食辛辣油腻刺激食物。

二诊：药后自觉症状改善，检查 AST 109U/L，ALT 143U/L，TB 20.3μmol/L。守上方减茵陈、金钱草用量为 10g，加赤芍、三七粉、泽泻、焦三仙各 10g，炙甘草 8g，治疗时间近 2 个月，肝功能趋于正常。

按　《金匮要略·黄疸病脉证并治》有云："黄家所得，从湿得之。一身尽发热而黄，肝热，热在里，当下之。"指出了黄疸的病因、症状、治法。本方为阳黄之湿重于热证，证机为湿热内壅，困阻中焦，胆汁不循常道。湿困脾胃则胸脘胀满，纳差，恶心欲呕。方药中茵陈、金钱草为清热利湿、除黄之要药；陈皮、白豆蔻、法半夏利湿化浊运脾；牡丹皮、赤芍、丹参活血化瘀，清除血热之邪；白茅根、泽泻使湿热从小便清除，药证统一。马老认为本病在治疗上应运用中医辨证论治之长，根据本病的不同阶段，灵活运用清热解毒、凉血活血、补阴柔肝、化痰除瘀等法，并结合现代西医疗法，采用护肝降酶、抗病毒、消除发病原因、调节机体免疫平衡等综合疗法。

第四节　冠　心　病

冠心病，全称为冠状动脉粥样硬化性心脏病。中医无此病名，但张仲景在《金匮要略》中对"胸痹"有过详细的记载并提出了正式的称谓，其是以胸闷、气促、呼吸喘促、脉涩或节律不齐等为主症的一种疾病。严重者属于中医学的"真心痛"，患者出现胸痛彻背，背痛彻心，肢冷，面白，唇紫，脉结代或微。本病辅助检查包括心肌损伤标志物肌钙蛋白 T 或肌钙蛋白 I、常规心电图、冠脉造影等。本病属于中医学"胸痹""真心痛"等范畴。

一、病因病机

本病的发生受到年迈体虚、饮食失调、劳倦内伤、寒邪侵袭、情志失调等因素的影响。胸痹的主要病机为心脉痹阻，病位在心，涉及脾、肾、肺、肝等脏，本虚标实而发病。具体来说，肺朝百脉而主治节，心主血脉，二者功能相互协调，气血才能运行顺畅，反之，则血行不利，瘀阻心脉；肝主疏泄，若疏泄失职，则肝气郁结，气滞心胸；脾主运化，为生痰之源，脾失健运，则气血不足，聚湿生痰；肾阴不足，心血不荣，则阳气亏虚，君火失用。标实有气滞、寒凝、血瘀、痰浊痹阻心脉，并兼而致病；本虚则分为气虚、气阴两虚、阳虚，虚、实之间可相互转化。

二、辨治特色

（一）冠心病从脾胃论治

马老认为本病的成因与人们日常饮食结构的改变关系密切，心气需要脾胃化生的营气得以充实，心血则依靠脾胃化生的精微得以濡养，脾胃与心之间由经络紧密联系。如《灵枢·杂病》云："心痛，腹胀，啬啬然，大便不利，取足太阴。"《黄帝内经》中对脾经也有论述："其支者复从胃，别上膈注心中。"脾胃受损，不仅导致营血、宗气化生乏源，也可痹阻心阳，导致心脉瘀阻，发为胸痹，故冠心病可从脾胃论治。

（二）从脾胃四法治疗冠心病

1. 健脾养心通络法

冠心病久病之人，心血耗损，气血不足，心脉无以濡养；加之日久导致心气运行无力，发展为气虚血瘀。马老临床常用归脾汤加味，药用黄芪、党参、当归、赤芍、茯苓、炙甘草、半夏、陈皮、丹参、郁金、枳壳、白术、酸枣仁、远志、鸡血藤等，共奏益气补血、健脾养心、活血通络之效。

2. 温中祛寒降逆法

冠心病者多素体阳气不足，累积于心，导致心阳亏虚；若脾胃阳虚，则中寒气逆，寒邪内停，亦可侵犯于心。临床常用小建中汤加吴茱萸，药用白芍、桂枝、饴糖、吴茱萸、生姜、党参、厚朴、木香、肉桂等。该方功效：温中补虚，和里缓急。方中饴糖补中益气，缓急止痛；吴茱萸散寒止痛，降逆止呕，温阳通络。

3. 理气化痰通阳法

冠心病患者多见于体质肥厚痰湿之人，多有阳气不足，脾失健运，痰湿内生，痹阻心脉。临床多采用枳实薤白桂枝汤加减。该方功效：辛温散寒，温通心阳。其中枳实、厚朴理气化痰除湿；薤白、桂枝行气通脉温阳。

4. 行气活血和胃法

冠心病者常有肝气不舒，木郁土壅，脾胃运化失常，痰湿中阻，肝火携痰上扰心神，蒙蔽心脉之证。年老气血不足、体质羸弱者，常因脾胃运化失健，水谷精微不能濡养心脉，导致心气、心血亏虚；又可因患病日久，瘀阻心脉，痰湿不运，心脉不舒夹痰瘀证。马老临床常用柴胡疏肝散与温胆汤加味。此二方功效：疏肝理气化痰，活血和胃止痛。药物有石菖蒲、郁金、柴胡、枳壳、香附、竹茹、丹参、川芎、陈皮、茯苓、法半夏、山楂、当归等。

三、验案选粹

夏某，男，66岁，退休干部。2014年10月12日初诊。

主诉：发作性胸痛心慌10年，加重2周。

现病史：患者于10年前无明显诱因下出现胸痛、心慌胸闷，休息后症状缓解，近2周来，患者诉胸痛心慌，乏力，喘促，胸部胀满，饮食纳差，心痛时作，发作时胸痛向左肩放射，含服硝酸甘油后明显缓解。脉滑，舌质淡紫，边有瘀痕，苔微黄腻。

既往史：高血压病史8年。

辅助检查：心电图：II、III、V_1导联ST段低平，提示心肌供血不足。

辨证分析：患者胸痛、心慌、气促，当辨为胸痹。痰浊盘踞，胸阳失展，气机闭阻，心脉阻滞，故胸痛、心慌、胸闷；痰湿阻碍中焦脾胃气机则出现肢体倦怠，纳差。脉滑，舌质淡紫边有瘀痕，苔微黄腻，为痰湿兼瘀阻之象。

中医诊断：胸痹。

西医诊断：冠心病。

辨证：痰浊阻滞，心脉痹阻证。

治法：温通心阳，理气化痰。

方药：瓜蒌薤白半夏汤加减。

丹参15g　枳壳10g　陈皮10g　茯苓15g　瓜蒌15g　薤白10g　法半夏10g　石菖蒲10g　蒲黄10g　川芎10g　当归10g　焦三仙各15g　桂枝8g　炙甘草6g

7剂，水煎服，每日1剂，早晚分服，服药期间忌食辛辣油腻刺激食物。

二诊：服7剂后症状稍有好转，患者仍感心慌，头晕，疲乏，胸闷，胸口隐痛，痰多。脉滑，舌苔腻。守上方加苍术10g、远志10g、香附10g、黄芪10g、党参10g，续服7剂，服法禁忌同上。

三诊：患者服上药7剂后，症状明显缓解，偶感心慌、头晕、胸闷。脉滑，舌苔微腻。守二诊方去丹参加厚朴10g，巩固疗效。

按　《素问·痹论》曰："心痹者，脉不通，烦则心下鼓，暴上气而喘。"直接阐述了本病的主要病机及部分临床症状，《灵枢·五邪》有言"邪在心，则病心痛"，指明了本病病位在心。本案的主要病机是痰浊阻滞心气，治疗宜温通心阳，祛痰宁心。方中薤白、桂枝温通阳气，通利经脉；瓜蒌、陈皮、法半夏、茯苓理气降逆化痰；蒲黄、香附活血理气；黄芪、党参能增加温通心阳的功效，配桂枝能温阳复脉；菖蒲、远志相配可作为对药起到养心安神的作用。另外，马老指出对于有瘀象的患者，擅长当归、川芎、丹参共用，既增强活血之功，又起到降低血脂、扩张血管的作用，改善心肌供血，有效缓解症状。

第五节　肾病综合征

肾病综合征，是以大量蛋白尿（>3.5g/d）、低蛋白血症（<30g/L）、高脂血症、不同程度水肿为主要特点的系列综合征。其中前两者为诊断本病的必要条件。本病属于中医学"水肿""虚劳""尿浊"等范畴。

一、病因病机

1. 脾肾阳虚是本病的主要病机

脾主运化，脾气亏虚则水湿不化，水液积聚，而成水肿；脾胃为后天之根本，脾虚则气血生化乏源，无以固摄精微；肾主水藏精，肾虚则不能行气化水，膀胱气化不利，水液不循常道，横溢肌肤，渐成水肿；肾不封藏，固摄无力，精微漏泄，则形成蛋白尿。同时西医治疗因激素、免疫抑制剂长期反复使用，毒副作用较多，机体脏腑功能受到一定程度损害，且免疫功能长期失调，亦能导致脾肾亏虚，阴阳失衡。

2. 湿浊热毒为病情反复发作、难以痊愈的主要因素

水湿内蕴不化，或因使用药性之温热药不当，而酿成湿热之证。马老认为激素、免疫抑制剂属于"壮火"之品，能伤脾胃之阴液、阳气，脾胃运化失常，酿生湿热，阻滞三焦，因此湿郁化热，热积成毒，水湿、热毒相互交织，病情难愈。

3. 瘀血是肾功能能否好转的关键因素

《金匮要略·水气病脉证并治》曰："经为血，血不利则为水，名曰血分。"说明瘀血是水肿的病因之一，同时水湿内停，日久必致水瘀互结，久病入络，瘀阻于肾，致使肾失开阖，藏精功能难以恢复。

4. 外邪侵袭是本病反复发作、病情加重的诱因

马老认为本病患者因激素的使用，免疫功能被抑制，卫气亏虚，卫外不固，病情不够稳定，外感常可诱发本病发作，使病情进一步加重。

二、辨治特色

马老指出本病的病理性质为正虚邪实，虚实夹杂，正虚为脾肾亏虚为主，邪实主要为水湿、热毒、瘀血等。本病须在辨证的基础上配合激素治疗，方可取得疗效。

1. 初期阶段

在本病发展初期因大量使用激素，而激素为"性温"之物，易导致热邪亢盛伤阴，而致阴虚火旺。症见水肿，五心烦热，精神欣快，面有痤疮，大便干结，小便短少，舌质偏红，少苔或无苔，脉数。方用二至丸合知柏地黄丸加五苓散加减，知柏地黄丸主治阴虚火旺，二至丸补肾养阴，清热降火而不滋腻，五苓散既防滋腻太过，又可利水消肿。

2. 中期阶段

在疾病进展的中期，激素所属的热邪，耗损阴津，阴液虚损不甚，故热邪不甚；而久病气血亏虚，思虑太过，导致气阴两伤。症见四肢浮肿，体倦懒言，面色不佳，食欲不振，心烦少寐，小便少或无，大便溏稀，舌胖边有齿印，苔白腻，脉沉细带濡。方用参芪地黄汤，本方以养阴方为基础，加党参、黄芪补中益气，共奏补脾益肾、清热利湿之效。

3. 后期阶段

本证多处在激素小剂量维持阶段，性温之药减量，阳气虚损，久病伤阴，阴损及阳，致使脾肾阴阳俱虚。故症见水肿加重，按之凹陷不易恢复，常伴有腹水，胸腔积液，胸闷气喘，夜不能寐，面色苍白，肢困腰酸，小便少，大便溏，舌胖大，苔白，脉沉。方用真武汤与实脾饮加减，前方重在温阳利水，后方重在暖脾利水，行气化滞。

三、验案选粹

陈某，女，53岁，工人。2010年6月12日初诊。

主诉：反复双下肢浮肿10年，再发10日。

现病史：患者于2000年无明显诱因下出现下肢浮肿，在某省级医院确诊为肾病综合征，予以甲泼尼龙、环磷酰胺等治疗后，浮肿消退，尿蛋白转阴，其后上述症状多次复发。10日前劳累后再发四肢浮肿，尿少，口干、口苦，前来医院就诊。刻下双下肢及上眼睑浮肿，脘腹胀满，小便少，大便清冷，纳谷不香，无发热，腰膝酸软。脉沉缓，舌质暗，苔白腻。

既往史：既往有脑梗死病史2年，左侧肢体活动不利。

辅助检查：尿常规：尿蛋白（++）。生化检查：白蛋白21g/L，总胆固醇15.63mmol/L，低密度脂蛋白胆固醇8.2mmol/L。24小时尿蛋白定量：4.65g。

辨证分析：患者反复出现下肢浮肿，尿蛋白（++），24小时尿蛋白定量为4.65g，当辨为水肿。脾阳损伤，无以煦养肾阳，水谷不化，水液潴留，则全身水肿，小便短少，腰膝失于温养，则腰膝酸软冷痛。脉沉缓，舌质暗，苔白腻，为脾肾阳虚兼血瘀之象。

中医诊断：水肿。

西医诊断：肾病综合征。

辨证：脾肾阳虚证。

治法：温肾健脾，行气利水。

方药：加味五苓散合肾气丸加减。

黄芪20g 茯苓皮30g 木香20g 猪苓15g 山药20g 生地15g 牛膝20g 薏苡仁30g 白术15g 干姜8g 陈皮15g 泽泻15g 车前子15g 三棱8g 莪术8g 桂枝8g

7剂，水煎服，每日1剂，早晚分服，服药期间忌食辛辣油腻刺激食物。同时配合西药以泼尼松10mg/d口服。

二诊：服上方1周后，双下肢浮肿，乏力，纳差有所好转，尿量渐加，24小时约2000ml。脉弦细，舌暗，苔白脉。守上方去车前子，再服10剂，服法禁忌同上。

三诊：上述症状继续好转，24小时尿量约2500ml。舌红，苔腻微黄，脉弦数。于二诊方基础上去陈皮，加黄柏10g、石韦15g。服此方近25日，下肢浮肿较前明显消退，无乏力，食欲尚可。复查：尿蛋白（+），24小时尿蛋白定量为1.01g；白蛋白33g/L，低密度脂蛋白胆固醇2.6mmol/L。疗效确切。

按 本例患者既往有脑梗死病史，气血运行瘀滞；加之水肿病10余年，水湿不运，既阻碍气血运行，又耗伤脾肾阳气，使之无力行气化水，故水湿缠身，病程反复。马老指出，制水必先培其土，土旺则水行，本例证属脾肾阳虚型，应益火补土，虽使用性温之激素，但燥热伤阴的表现不明显，故治疗重点应在于温肾健脾，理气活血。以加味五苓散合肾气丸为主方加减，后期继续巩固疗效，应抓住培土制水、行气活血的主线，则水肿自退，症状缓解，治疗有效。

第六节　慢性前列腺炎

慢性前列腺炎是男性泌尿生殖系统的常见疾病，是以排尿梗阻症状，尿路刺激征，性功能异常与膀胱、生殖区疼痛为主要临床表现的综合征。临床上常分为慢性细菌性和慢性非细菌性前列腺炎。本病实验室检查包括前列腺按摩液常规检查、尿常规、细菌学检查等。根据临床表现，本病属于中医学"淋证""精浊""白淫"等范畴。

一、病因病机

本病与湿热下注、败精瘀阻、脾胃受损、酒色劳逸、房劳不节、思欲难控、相火妄动、禀赋不足、劳伤久病等因素相关，与心、脾、肝、肾等脏腑关系密切，基本病机为肝肾不足、脾肾虚衰、肝脾不调。最终导致气血亏虚，发为根本；气滞血瘀，湿热下注，邪毒留滞精室为标，因此其病机特点为虚实夹杂，本虚标实。

二、辨治特色

（一）以辨治疼痛为要

马老根据经络循行的分布，认为前阴为宗筋之所聚，肝主筋，发病部位的病理性质多是因为气滞血瘀，不通则痛，治疗上应予以疏肝理气、化瘀止痛为主，急则治其标，可辨证加入川芎、延胡索、陈皮、小茴香、枳实、赤芍、柴胡等，疼痛严重者西药可用布洛芬胶囊、塞来昔布胶囊等非甾体类镇痛药协同治疗。

（二）辨治以排尿异常为主者

1. 尿路感染

尿路刺激症状明显者常合并尿路感染，若感染指标明确，应口服抗生素治疗，临床选用喹诺酮类、大环内酯类等；中医多以清热利湿解毒为主，选用苦参、茜草、赤芍、鱼腥草、车前子、鹿衔草、土茯苓、蛇舌草、川牛膝等。

2. 尿道分泌物

若症见尿液混浊不清，尿道口伴乳白色分泌物，或阴囊潮湿，尿量短少色黄，会阴部隐痛不适，舌质红，苔黄腻，脉数，多为下焦湿热，方药选用鱼腥草、白芷、川牛膝、黄柏、泽泻、萆薢、制大黄、苦参等。

3. 排尿梗阻

若症见排尿不顺，尿等待，尿中断，会阴部憋胀，舌质红，苔腻，脉细涩等时，马老认为多处于疾病中后期，临床多从三焦论治。上焦肺气宣发，肃降正常，则小便通顺；中焦清阳上升，浊邪下降，则津液下趋膀胱，气机通顺；肾与膀胱当属下焦，若肾虚，膀胱气化不利则小便溺而不出。马老根据三焦症状轻重，权衡用药，目的在于使气机运行正常，小便通畅。

（三）辨治以精神神经系统症状为主者

慢性前列腺炎患者部分有焦虑、心烦、不寐、情绪抑郁等，除进行必要的情志干预外，还需要中西医并用，中药可选择加入郁金、柴胡、合欢皮、玫瑰花等，西药辅以氯硝西泮或 5-羟色胺再摄取阻滞剂等帮助睡眠，稳定情绪。

（四）辨治性功能障碍为主者

1. 早泄

慢性前列腺炎患者常伴有早泄、神经衰弱及情绪的异常，精关不固为其基本病机，临床应调补心肾，补虚泻实。

2. 勃起功能障碍

慢性前列腺炎患者之病理性质多为虚实夹杂，肾虚血瘀为其主要病机，临床应选用活血化瘀药，改善阴茎海绵体的血液循环，并加用温补肾阳之药，益精养血。

三、验案选粹

赵某，男，52 岁，干部。2015 年 7 月 8 日来医院就诊。

主诉：会阴部反复隐痛 6 年伴尿频。

现病史：患者近 6 年来反复出现会阴部隐痛不适，伴尿频，夜尿 3～5 次。曾在当地县级医院就诊，诊断为慢性前列腺炎，微生物培养为支原体感染，予以抗生素静脉滴注治疗后疗效不佳，前来医院就诊。刻下阴囊发冷，大便溏薄。脉弦细，舌质红，苔黄腻。

既往史：无特殊病史。

辅助检查：前列腺液检查：卵磷脂小体（+），白细胞（+++），细菌培养（-）。B 超及直肠指检示：前列腺稍大，大小 4.2cm×3.6cm，回声欠均匀；质韧，表面欠光滑，边界清楚，中央沟存在，未触及结节，无压痛，指套无血染。

辨证分析：患者反复出现尿频、尿急，会阴部隐痛不适，当辨为精浊。湿热瘀结下焦，侵袭膀胱则尿频尿急；气血黏滞瘀阻，不通则痛，故会阴部隐痛不适；阴囊发冷，大便溏薄为脾肾阳虚之证候；脉弦细，舌质红，苔黄腻，为湿热瘀结之象。

中医诊断：精浊。

西医诊断：慢性前列腺炎。

辨证：湿热下注，气滞血瘀。

治法：行气活血，散结止痛，清热利湿。

方药：失笑散合金铃子散加减。

延胡索 15g　川楝子 10g　蒲黄 10g　丝瓜络 15g　五灵脂 10g　川牛膝 15g　荔枝核 12g　生地黄 15g　蒲公英 25g　地龙 12g　乌药 8g　淡竹叶 6g　吴茱萸 4g　干姜 3g　生甘草 6g

7 剂，水煎服，每日 1 剂，早晚分服，服药期间忌食辛辣油腻刺激食物。

二诊：药后症减，会阴部疼痛稍减轻，阴囊冷感改善，尿频次数减少，夜尿 2～3 次。守上方加山药、益智仁、桑螵蛸各 10g，再服 7 剂，服法禁忌同上。

三诊：尿频次数明显减少，阴囊已无冷感，大便正常，继续服上方 14 日。复查前列腺液回示大致正常。嘱其勿劳累，禁辛辣刺激之品，勿久坐不动，清淡饮食，随访 2 个月未见不适。

按 《金匮要略》有言:"淋之为病,小便如粟状⋯⋯小腹弦急,痛及脐中。"形象地指出了本病的症状,临床上遇到本病时,应辨病与辨证结合,通过必要的检查,排除其他疾病后,方可对症下药。马老认为本病缠绵日久时,瘀血阻滞经络,耗伤肾气,本方中以行气止痛、活血散结为大法,配以淡竹叶、生地、蒲公英以清热利湿;地龙一药专走水道,能清除下焦瘀邪;川牛膝引药下行,直趋病所。此外患者有阴囊湿冷、大便溏薄等脾肾阳虚之候,用药时予以吴茱萸、干姜、山药、益智仁、桑螵蛸加味,补肾助阳,固精缩尿,以改善患者的病症,取得良效。

第七节 胆 石 症

胆石症是指发生于胆道系统任一部位的结石,临床特征为不规律饮食或剧烈运动后,突然发生的右上腹部剧烈性疼痛,可向右肩胛或肩部放射,并伴有恶心、呕吐,或发热、心烦、坐立难安、大汗淋漓、面色苍白等表现。本病的实验室检查主要表现为合并感染时白细胞计数可增加,中性粒细胞百分比升高,血清碱性磷酸酶、转氨酶、血清胆红素可增高;B超检查能发现肝内或肝外胆管、胆囊有无结石、扩大等。本病类属于中医"胁痛""黄疸""胆胀"等范畴。

一、病因病机

胆石症外因常以感受寒、湿、热邪为主,阻碍肝胆气机,肝胆疏泄失常;内因主要是由饮食不节、过食肥甘厚腻,湿邪困阻脾胃,聚湿生热,久熏胆腑,胆汁煎熬而成,或情志失调,气滞血瘀,胆汁瘀滞不通,久积成石。总之,肝郁气滞、胆失通降是其基本病机,湿热、痰、瘀为病理产物,又为其诱发因素。

二、辨治特色

(一)从肝胆论治

胆汁是肝之余气所化,马老认为,肝胆共主疏泄,胆汁的分泌排泄有赖于肝之疏泄;胆腑分清泌浊正常,又有利于肝气的疏泄畅通。若因各种因素导致肝气郁滞,则胆汁分泌排泄功能失常,日久胆汁易淤积形成结石。因此,马老在胆石症临证中,清热利湿与疏泄肝胆共举,并同时细究湿重于热或是热重于湿的差别,用药亦各有讲究。

(二)清热通下,活血化瘀

肝藏血,肝气郁滞则血不能运行,久之继发瘀血内生的病理改变。临床常见胁肋部胀痛或刺痛,易受情绪影响而诱发,舌质紫暗,苔薄白,脉弦或弦涩。因此疏肝理气的同时,不忘活血化瘀,使气血流畅,血脉通利,利于结石的消散排除。胆气以下行通降为顺,若胃气不降,腑气不通,胆气随胃降失和而不顺,故胃胆之间互为影响,故马老常用莱菔子、厚朴、佛手、玫瑰花、瓜蒌仁等通腑降气之药,以保持大便通畅,减少急性发作。

(三)辨病施治

根据结石性质来选方用药。

1. 胆固醇结石

其结石密度较胆汁低，易溶解分裂。B超检查结石多漂浮于胆汁之上，CT扫描较难发现。马老常以疏肝利胆、祛湿化痰为主，方用柴胡疏肝散和二陈平胃散加味。

2. 胆色素结石

此类结石密度较胆汁稍高，坚硬，难以分解。B超示结石沉积于胆汁之下，CT平扫常见高密度钙化影。马老治疗常用软坚散结、疏肝理气之法，以柴胡疏肝散加龙骨、牡蛎、山慈菇、昆布、海藻、海金沙、穿山甲等药物为主。

3. 混合型结石

此类结石具有以上两类结石的共同特点，马老常以化痰软坚散结与疏肝利胆并用。

（四）分期论治

根据临床症状可分为急性发作期与缓解期。急性发作期辨证多以湿热型偏多，症见右上腹阵发性疼痛，寒热往来，目黄，大便秘结，舌红，苔黄腻等，治宜清热利胆，通利泻下，方用大柴胡汤加郁金、山栀、木香、金钱草、生大黄、黄连、茵陈等。缓解期治疗以"通"字为治疗法则，"通"字须究气血阴阳，因本病病程缠绵，反复发作，临床常以通利攻下为大法，病人屡受攻伐，正气渐损，正邪交争不剧烈，临床症状多不明显，其则状如常人，故治疗上可用黄芪、白术、党参、茯苓等补气健脾，或白芍、牛膝、当归、酸枣仁等养血柔肝，或枸杞子、川楝子、柴胡等滋阴疏肝，使得正气恢复，气机调和，再施以通利之法。

三、验案选粹

李某，女，50岁，农民。2014年5月2日初诊。

主诉：右上腹部胀痛不适5年余，加重1周。

现病史：患者于5年余前出现上腹部胀痛反复发作，查B超示：胆囊结石，直径约0.7cm。经对症治疗后缓解。此次因进食大量油荤厚腻之物而发病，自觉较前相比，症状加重，西医治疗后未见明显好转，患者欲中医保守治疗，遂来就诊。刻下上腹部胀痛，并痛及右肩部，寒战高热，时呕吐酸水，巩膜轻度黄染，口苦干欲饮，尿黄，大便干结。脉弦数，舌质红，苔黄腻。

既往史：无特殊病史。

辅助检查：B超：胆囊结石，大小0.9cm×1.1cm。

辨证分析：患者反复出现上腹部胀痛不适，进食肥甘厚腻之物症状加重，当辨为胆石症。湿热蕴结肝胆，络脉失和，故上腹部胀痛，胃失和降，胃气上逆则酸水上泛。脉弦数，舌质红，苔黄腻，为湿热蕴结肝胆之象。

中医诊断：胆胀。

西医诊断：胆囊结石。

辨证：湿热蕴结肝胆，胆胃不和证。

治法：疏肝理气，和胃利胆。

方药：大柴胡汤加减。

柴胡15g　白芍15g　苍术15g　虎杖15g　延胡索15g　郁金10g　海金沙15g　莪术5g

茵陈 15g　蒲公英 20g　鸡内金 15g　金钱草 15g　枳壳 10g　厚朴 10g　法半夏 10g　黄芩 15g　大黄 8g　甘草 6g

7 剂，水煎服，每日 1 剂，早晚分服，服药期间忌食辛辣油腻刺激食物。

二诊：药后寒战高热减退，上腹部及右肩胛部疼痛减轻，大便能解，仍稍干，恶心时作，伴口苦、尿黄。脉弦滑，舌质仍红，舌苔黄腻。守上方加竹茹 10g、炒栀子 10g，续服 7 剂，服法禁忌同上。

三诊：恶心呕吐停止，巩膜黄染消退，舌苔已转变为薄白，二便正常。嘱再服 14 剂。45 天后彩超复查：仅见胆固醇结晶。嘱生活规律，饮食清淡，多饮水，适度运动。

按　《灵枢·经脉》云："胆，足少阳之经脉，是动则病口苦，善太息，不能转侧，心胁痛。"《内经·胀论》曰："肝胀者，胁下满而痛引少腹。"本例中患者出现寒战高热、酸水、口干欲饮、舌红、苔黄腻、小便黄、大便干等症状，病位在肝胆，湿邪阻滞于中焦，郁而化热，治疗上除清热利湿、疏肝理气外，还应活血止痛，解除病人最主要的不适。本方中柴胡解肌退热，疏肝解郁，利胆退黄；大黄泻下通腑，逐瘀泻火；枳壳调畅气机，使脾升胃降。因胆气以下行为顺，胆随胃降，大便通畅，利于胆汁排泄；虎杖、黄芩、蒲公英、金钱草、茵陈利胆退黄；苍术、法半夏、厚朴降逆行气，和胃消痞；鸡内金消食健胃，化坚消石；白芍、甘草柔肝，缓急止痛；三棱、莪术、延胡索活血，止痛；其中三棱、莪术具有促进血液循环、解痉止痛、抗炎消肿、协调奥迪（Oddi）括约肌功能、促进胆汁分泌的功效。诸药共用，以达到利胆退黄、排石、通腑、行气解郁的目的，消炎止痛，松弛胆道，促进胆石的溶解与排出，临床疗效显著。

第八节　肝硬化腹水

肝硬化腹水是肝硬化失代偿期门脉高压症最常见的临床表现之一，以"腹大如鼓，皮色苍黄，腹部青筋暴露"为特征。本病实验室检查可出现白细胞、红细胞、血小板三系减少，影像学检查可出现脾大、肝脏形态变化、门静脉属支形态改变。本病为中医内科风、痨、臌、膈四大证之一，临床治疗较为困难，属于中医学"臌胀"范畴。

一、病因病机

本病初起病变在肝脾，因情志不舒，气机不利，肝郁乘脾，脾失运化，水湿内停，可发为气滞湿阻证；湿浊内蕴，阻滞气机，郁而化热，发为湿热蕴结证；湿从寒化而成寒湿困脾证；气滞血瘀，经络瘀阻，可出现肝脾血瘀证；失治、误治，水湿不去，土壅而木郁，肝郁病久必然累及于肾，肾阳不足，肾阳虚而脾失温煦，则为脾肾阳虚证；肾阴虚而水不涵木，则为肝肾阴虚证。

二、辨治特色

1. 三期论治

本病病理性质总属本虚标实，标与本在整个病程中动态起伏。采用初期、中期、后期三期论治的原则：初期肝郁气滞、气不行水，治疗以疏肝通络，健脾利水为主；及至中期，因湿浊蕴久，阻碍气机，导致气血瘀滞，脾壅络阻，肝脾血瘀，治疗应活血化瘀，行气利水，补脾柔肝；病至后期，累及肝脾肾三脏，又可见脾肾阳虚或肝肾阴虚，治以温补脾肾，养阴利水为主。

2. 辨病与辨证结合

若见胆红素升高，属阳黄者，中药加茵陈、栀子、大黄、虎杖、板蓝根、泽泻等以清热利胆退黄；属阴黄者，加茵陈、附子、白术、干姜、厚朴、茯苓等以温化寒湿，健脾和胃；转氨酶升高者，选用垂盆草、蛇舌草、虎杖、金银花、鸡骨草等以清热解毒；患有乙肝病毒相关性肾炎伴蛋白尿者，重用炙黄芪、怀牛膝、仙灵脾、益智仁、山药等以益气扶正，温肾固涩；白细胞、血小板降低者，加用黄芪、党参、补骨脂、鸡血藤等。

3. 调理后天脾胃

肝硬化腹水患者，病程日久，脾胃虚弱，运化受阻，气血生化乏源，无法为机体提供扶正祛邪的物质基础。临床常重用茯苓、薏苡仁、白术、木香、砂仁以运化水湿，健脾利水；又在健脾的基础上，加上炒麦芽、神曲、山楂等消食和胃，使胃气通顺。总之，脾胃为后天之本，应理气和胃，顾护其本。

三、验案选粹

夏某，男，63 岁，退休干部。2014 年 7 月 23 日初诊。

主诉：腹部胀满 3 年伴下肢水肿 3 周。

现病史：患者于 3 年前出现上腹部隐痛胀满不适，皮肤发黄，纳差乏力，后经住院治疗诊断为乙肝肝硬化失代偿期合并腹水，经对症治疗后，病情平稳，但腹水未见明显消退。今寻求中医治疗，刻下脘腹胀满，怠倦乏力，全身皮肤黏膜及巩膜轻度黄染，右胁肋部胀痛，颈胸部有蜘蛛痣，肝掌，左肋弓下三指可触及脾脏，腹水移动性浊音（+），双下肢可见中度凹陷性水肿，小便量少，大便溏薄。脉沉细，舌质暗淡，苔白腻。

既往史：有乙肝病毒感染病史 15 年。

辅助检查：肝胆胰脾 B 超示：肝硬化。肝穿病理示：肝假小叶形成。

辨证分析：患者右胁肋部胀痛，颈胸部有蜘蛛痣，肝掌，左肋弓下三指可触及脾肝，腹水移动性浊音（+），当可辨为肝硬化腹水。肝失疏泄，脾失健运，则脘腹胀满，纳差，大便溏薄。脉沉细，舌质暗淡，苔白腻，为肝郁脾虚之证候。

中医诊断：臌胀。

西医诊断：肝硬化腹水。

辨证：肝郁脾虚，水湿不化证。

治法：疏肝理气，利水消肿。

方药：柴胡疏肝散合胃苓汤加减。

茯苓皮 20g　泽泻 15g　薏苡仁 15g　川牛膝 10g　杜仲 15g　柴胡 10g　厚朴 10g　香附 10g　陈皮 10g　砂仁 10g　郁金 10g　大腹皮 10g　白茅根 20g　炒白术 20g　大枣 6 枚　炙甘草 8g

10 剂，水煎服，每日 1 剂，早晚分服，服药期间忌食辛辣油腻刺激食物。

二诊：腹胀减轻，左胁肋部胀痛改善，双下肢轻度水肿，食欲不振，仍觉乏力。守上方去柴胡、厚朴，加藿香 10g、茵陈 15g、焦三仙各 10g，续服 20 剂，服法禁忌同上。

三诊：腹胀明显消退，双下肢略有浮肿，食欲尚可，大便尚可。守上方加黄芪、党参各 20g，白芍 15g，再服用 20 剂后，腹水仅存少量，病情相对平稳。

按　《丹溪心法·臌胀》云："饮食不节、七情内伤……清浊相混，隧道壅塞不通，湿热相生……遂成胀满。"腹水是肝硬化失代偿期的主要表现之一，临床根据"诸湿肿满，皆属于脾"的原则，以及脾喜润恶燥的特性，多用健脾利湿，行气消肿之药物，方中茯苓、炒白术益气健脾为君药，柴胡、陈皮、郁金、香附疏肝理气健脾，佐以川牛膝引水下行，炙甘草、大枣调和诸药，焦三仙旨在消食和胃，充实后天脾胃。马老指出肝硬化患者营养状态较差，病证复杂多样，治疗时应根据患者的具体情况、病程分期，辨证分别采用健脾利湿、疏肝解郁、消食和胃、活血化瘀、养血活血、利水消肿、软坚散结等法，遣方用药，方证统一，方可取得满意疗效。

第九节 心 律 失 常

心律失常是临床常见病，类型主要包括心动过速、心动过缓、心律不齐或异位起搏心律。按照其发生的机制原理，可分为冲动形成异常和冲动传导异常两大类。心律失常发病率较高，多种原因可引起，常可伴随于其他疾病中。心电图是本病最重要的一项常规检查，中医主要临床表现为心悸胸闷，心慌气短，脉结代或涩等。本病属于中医学"惊悸""怔忡"等范畴。

一、病因病机

饮食劳倦、情志因素、久病或年老体虚、感受外邪、酒药中毒等众多病因均可导致脾失运化，水湿内停，痰邪化生；肝气郁结，气滞血瘀，痰、湿、瘀阻滞心脉，心脉痹阻不通，最终导致五脏阴阳失调、气血津液运行不畅，影响心主血脉和心主神明的功能，从而导致各类心律失常的发生。

二、辨治特色

1. 治疗缓慢性心律失常以温阳散寒为大法

马老认为，缓慢性心律失常总的病机是心、脾、肺、肾阳气不足，心失温煦，病位在心，病源在肾，并与脾阳密切相关；阳气不足，血液运行不畅，心脉痹阻，脉行迟缓、结代；或脾阳不足，寒湿不化，胸阳不振，湿、瘀助邪，同样脉行迟缓、结代。因此临床上对于缓慢性心律失常，以益火补土，补气活血通脉为治法。

2. 治疗快速性心律失常以补气养阴为大法

马老认为，快速性心律失常病理性质常为本虚标实，本虚以气阴不足为主，标实可见气滞、血瘀、痰浊、内风、热邪，且可相兼为病。气阴两虚则气血运行无力，血脉瘀滞，郁而化热，扰动心神，津液耗损，水亏火炎发为心悸。故治疗上以益气养阴，通阳散结为治法。

三、验案选粹

验案 1

张某，女，60 岁，农民。2014 年 8 月 9 日初诊。

主诉：胸闷伴气短、乏力 4 年，加重 5 日。

现病史：患者于 4 年前无明显诱因下出现胸部憋闷，气短喘促，未予重视，而后上述症状反复发作，劳累、情绪激动后发作明显。5 日前胸闷、心慌症状较前加重，就诊于当地医院，动态心电图示：窦性心律，最慢心率为 37 次/分，最快心率为 108 次/分，平均心率为 54 次/分，间歇性Ⅱ度房室传导阻滞，偶发房性早搏，可见房性逸搏，部分 T 波倒置。西医建议起搏器维持治疗，患者拒绝，现来医院寻求中医药治疗。刻下胸闷如塞，动则更甚，头晕乏力，神倦怯寒，腰膝酸软，夜寐难安，睡中易惊，自汗。脉沉细，舌胖边有齿痕，苔白或腻。

既往史：无特殊病史。

辅助检查：动态心电图示：窦性心律，最慢心率为 37 次/分，最快心率为 108 次/分，平均心率为 54 次/分，间歇性Ⅱ度房室传导阻滞，偶发房性早搏，可见房性逸搏，部分 T 波倒置。

辨证分析：患者反复出现心慌、胸闷，活动后气促，不能自主，当可辨为心悸。心肾阳气虚衰，失于温煦，则心慌胸闷，神疲乏力，肢冷。脉沉细，舌胖边有齿痕，苔白或腻，为心肾阳虚之证候。

中医诊断：心悸。

西医诊断：心律失常。

辨证：心肾阳虚证。

治法：温通心阳，安神定悸。

方药：桂甘龙牡汤加减。

桂枝 15g　菟丝子 15g　黄芪 15g　茯苓、茯神各 20g　党参 15g　赤芍 15g　补骨脂 15g　山萸肉 15g　龙骨 30g　牡蛎 30g　川牛膝 15g　炙麻黄 8g　川芎 10g　仙灵脾 15g　丹参 20g　橘皮络 10g　炙甘草 8g

7 剂，水煎服，每日 1 剂，早晚分服，服药期间忌食辛辣油腻刺激食物。

二诊：胸闷、气短、乏力轻度缓解，静息心率为 49 次/分，守上方去川芎、炙麻黄，加瓜蒌皮 20g，再服 1 个月，复查动态心电图示最慢心率为 43 次/分，平均心率为 57 次/分，可见偶发房性早搏，无室性早搏及Ⅱ度传导阻滞。效不更方，继续服上方治疗，3 个月后，患者诸症明显缓解，静息心率始终维持在 48～60 次/分。

按　本例中患者有胸闷，头晕乏力，神倦怯寒，腰膝酸软，夜寐难安，自汗，睡中易惊，舌胖边有齿痕，苔白或腻，脉沉细等症状，辨证属于心阳不振，心血瘀滞型。病机主要是阳气虚衰，胸阳不振，气机阻滞，血行瘀阻。方药中黄芪、党参益气健脾养心；补骨脂、仙灵脾补肾助阳；炙麻黄、桂枝散寒通阳复脉；龙骨、牡蛎镇惊安神；赤芍、川芎、川牛膝、丹参行气活血化瘀；菟丝子、山萸肉补益肝肾。全方共奏温通心阳、补气活血、安神定悸之功。

验案 2

夏某，女，46 岁，自由职业。2013 年 7 月 6 日初诊。

主诉：心慌、胸闷头晕 20 余日，加重 3 日。

现病史：患者近 20 余日来无明显诱因下出现心慌、胸闷、头晕，休息后可缓解，未给予重视，近 3 日来症状加重。刻下心慌胸闷，头昏耳鸣，肢体倦怠，口干欲饮，夜寐不宁，大便偏干。脉细促，舌质红，苔少。

既往史：无特殊病史。

辅助检查：心电图示：心律不齐，室性早搏，阵发性心动过速；心率为 106 次/分，早搏 5～7 次/分。

辨证分析：患者反复出现心慌、胸闷，惊惕不安，当辨为心悸。心阴暗耗，心失濡养，心动失常则心悸，心烦不宁；阴虚失润则口干欲饮，大便偏干。脉细促，舌质红，苔少为气阴不足之征象。

中医诊断：心悸。

西医诊断：心律失常。

辨证：气阴两虚证。

治法：补气养阴，清热活血。

方药：天王补心丹加减。

太子参20g 黄芪15g 山药15g 赤芍15g 百合15g 丹参15g 莪术5g 黄连4g 焦三仙各10g 郁金10g 麦冬15g 酸枣仁15g 柏子仁10g 远志10g 炙甘草6g

7剂，水煎服，每日1剂，早晚分服，服药期间忌食辛辣油腻刺激食物。

二诊：服药过后，心悸稍缓解，体倦、口干、睡眠等症状改善，仍觉头晕，耳鸣时作，守上方加夜交藤15g、天麻15g、川牛膝8g，再予14剂，嘱服法禁忌同上。药后心悸、头晕等症状改善，心电图示：室性早搏2～4次/分。

按 《伤寒论·辨太阳病脉证并治》云："伤寒，脉结代，心动悸，炙甘草汤主之。"本案例属于快速性心律失常，马老指出本例中患者出现心悸、肢体倦怠、大便干、舌红、苔少，为气阴两虚证型的征象。运用黄芪、山药、太子参补中益气；赤芍、丹参、莪术活血化瘀；百合、麦冬补益肝肾，清心安神；天麻、牛膝共奏补益肝肾、平抑肝阳之功；酸枣仁、柏子仁既可养心安神，又能润肠通便。药证相合，收效明显。

第十节 原发性高血压

原发性高血压是以体循环动脉压升高为主要临床表现的心血管综合征，通常简称高血压。其常与心血管危险因素共同存在，晚期可导致心、脑、肾等脏器的病变，最终导致受累器官功能衰竭。根据症状及体征，本病属于中医学中的"眩晕""头痛""肝风"等范畴。

一、病因病机

原发性高血压的发生与五脏皆有关联，尤其与肝脾肾三脏的功能失调密不可分。临床辨证分型中，以肝肾阴虚，气滞血瘀者多见，病理性质总属虚实夹杂，主要病理因素为风、痰、虚、瘀、火。从病因上看，高血压病以内伤为主，或与体质相关；或肝郁恼怒，化火伤阴；或素体亏虚，劳逸失衡；或饮食失调，湿痰不化；或久病入络，瘀血内停。总之，从病机上看，肝阳上亢、肝风内动、肝肾阴虚、痰浊上蒙、瘀血内停、心脾两虚等均可导致高血压各种症状的发生。

二、辨治特色

1. 中西药结合应用

马老临证之时，强调把各型的发病特点当作切入点，在辨证论治应用中医药的基础上，辨证选择应用具有降压作用的西药：如痰湿阻络宜适当选用西药利尿剂；肝阳上亢可选用血管紧张素抑制剂或β受体阻断剂；气滞血瘀宜选用钙离子阻断剂、扩血管药。

2. 中西医结合，保护靶器官

马老认为保护靶器官与调控血压一样重要，靶器官受损，引发的心脑血管疾病危害极大。

中药在对某些靶器官与并发症的预防上有积极作用，如丹参、川芎、丹皮、桃仁、赤芍、红花等活血化瘀药可适当降低血液黏稠度，改善血流动力学，抑制纤维组织增生；制何首乌、决明子、泽泻、女贞子、山楂等有降血脂、预防高血压动脉硬化的功效；桂枝、当归、白术、砂仁、人参等具有保护内皮细胞、清除氧自由基的作用；芍药、法半夏、牛膝、降香、红花等具有血管紧张素转化酶抑制剂的作用，可减少蛋白尿、保护肾功能、预防心室肥厚和缺血性心律失常等。

3. 重视调理脾胃

本病患者多具有脾胃虚弱、痰湿不化、气机不畅等证。马老认为脾虚胃弱则无以濡养脏腑，清气不升或气血瘀滞而发高血压，即"无虚不作眩"。脾胃失和，气机不畅，痰、湿、热夹杂，随肝火上蒙心窍，即所谓"无痰不作眩"。故总结出两条法则：一为益气健脾，养胃和血，以补中益气汤为主方加减；二为燥湿化痰，升清降浊，以半夏白术天麻汤加味治疗。

三、验案选粹

张某，女，51岁，干部。2012年5月10日初诊。

主诉：头晕伴头痛间歇发作3年，加重2个月。

现病史：患者近3年来头晕、头痛反复发作，2个月前月经不调后，头痛、头晕加重，伴有胸闷、心烦意乱、动则出汗、盗汗、气短懒言、夜寐易醒等。血压曾高达158/96mmHg，心率最高为118次/分。曾多次门诊治疗，疗效不佳。刻下血压142/76mmHg，心率112次/分，律齐，双肺未及干湿性啰音，双下肢无浮肿。脉弦数，舌质偏红，舌胖边有齿痕，舌苔白腻微黄。

既往史：无特殊病史。

辅助检查：24小时动态血压监测：收缩压在156～170mmHg区间波动，舒张压在82～108mmHg区间波动。

辨证分析：患者头晕、头痛反复发作，服用降压药后症状缓解，当辨为眩晕。患者性急易怒，肝阳亢于上，肝阴亏于下，血随气逆，冲扰于头，则头目胀痛，眩晕耳鸣；亢阳扰动心神、肝魂，则心烦意乱，失眠多梦。脉弦数，舌质偏红，舌胖边有齿痕，舌苔白腻微黄，为肝阳亢盛，脾气亏虚之象。

中医诊断：眩晕。

西医诊断：原发性高血压；窦性心动过速。

辨证：肝肾阴虚证。

治法：益气养阴，活血安神。

方药：生脉饮合酸枣仁汤加减。

酸枣仁20g　益母草20g　墨旱莲15g　生地15g　太子参20g　当归15g　白芍15g　女贞子10g　牡丹皮10g　茯苓20g　川芎8g　丹参15g　郁金10g　黄连10g　黄柏6g　麦冬10g　五味子6g　炙甘草5g

7剂，水煎服，每日1剂，早晚分服，服药期间忌食辛辣油腻刺激食物。继续按时服用西药降压药物依那普利片，每次1片（10mg），每日1次。

二诊：头晕、头痛较前改善，乏力好转。血压126/78mmHg，心率94次/分。脉弦细数，舌质淡，舌体胖大、舌边齿痕较前改善。守初诊方去生地、黄芩，加远志、石菖蒲各10g，续服7剂，服法禁忌同上。

三诊：患者家中有事，因晕车、劳累后出现恶心，心慌。舌尖偏红有红点，舌苔白腻。于初诊方加紫苏梗 10g、莲子心 8g、法半夏 10g，续服 7 剂，服法禁忌同上。

四诊：恶心、心慌、头晕、乏力等症均较前减轻。血压 126/76mmHg，心率 83 次/分。脉弦，舌苔白。此后又服三诊方 10 剂，连续调整用药 2 个月余，血压稳定。

按　《灵枢·大惑论》有言："故邪中于项，入于脑则脑转，脑转则引起目系急……目眩以转矣。"指出了本病的临床特征。患者处于围绝经期，肾阴渐亏，阴不制阳，虚阳上浮则头晕、易怒；阴血扰动心神则失眠烦躁；热迫津液则汗出，脉弦细数。以上均为肝肾阴虚之征象。马老指出高血压是一种由机体阴阳调节失衡引起的疾病，与肝、肾最为密切，常见的证型为肝阳上亢型和肝肾阴虚型。本病中脾气亏虚，脾失健运，则神疲乏力，纳差，舌体胖大，苔白腻。方中生脉饮益气养阴；重用墨旱莲、生地、麦冬、益母草、女贞子养肝肾之阴；丹皮、郁金活血解郁，清泻虚热；黄柏、黄连清虚热，泻心火；茯苓健脾利湿；甘草调和诸药。二诊中虚热减缓，故去黄柏、生地。三诊中舌尖红点，因心火稍亢，故加莲子心清心降火；苏梗、法半夏降逆和胃。初诊中丹参、郁金、川芎等药还可活血调经，以症施药，收效甚好。

第十一节　肺　心　病

肺心病是由于慢性支气管-肺组织疾病、肺血管及肺胸廓病变引起肺循环阻力增加，肺动脉压力增高，造成右心室结构或（和）功能改变的疾病，多继发于慢性支气管、肺疾病，尤其是慢性阻塞性肺疾病。本病辅助检查中心电图、X 线胸片、超声心动图可有肺动脉增宽、右心增大、心肌肥厚等表现。肺心病属于中医学"喘证""肺胀""痰饮"等范畴。

一、病因病机

肺心病多由久病肺虚，如内伤久咳、肺痨、喘哮等肺系疾病，迁延失治，积渐而成。病程缠绵难愈，反复发作，壅塞肺气，导致气机升降出纳失常，客于肺间，日久导致肺虚，成为发病的基础；肺虚久病，六淫之邪每易乘袭肺脏，成为本病发作的加重因素，病理性质总属本虚标实，虚实夹杂。具体来说，本虚多因久病体虚，咳喘反复发作，伤及肺气；子盗母气，肺病及脾，肺脾两虚；心阳不振，久则伤脾、肾，脾失运化则为痰，肾不主水、肾不纳气则为喘，为肿满；标实多为在本虚的基础上遭受外邪侵袭，导致肺气郁闭、痰浊阻肺、水湿不化等证。

二、辨治特色

1. 三期论治

马老认为本病病程较长，症状复杂，反复发作，临床分为急性加重期与缓解期，但尚不能概括肺心病从发病到缓解的全部过程，因此提出"巩固期"来调理急性加重期治疗后的关键阶段，主张急性期、巩固期、缓解期三期序贯治疗本病。

（1）急性期：急性起病的患者，疾病特点多以邪实为主；治当以祛邪为主，如清肺利水、化痰行气、活血化瘀等，若兼有肺部感染、心力衰竭时应积极辅以西药利尿剂、抗生素、激素等常规治疗。

（2）巩固期：待症状控制后，患者处于邪气渐去而正气本虚的阶段，病情易于反复发作，继续清除余邪时，药物用量宜减，兼顾补益肺脾肾，如健脾益气、补肾助阳、纳气平喘等。

（3）缓解期：本期属于疾病已得到控制，但机体仍处于正气不足，易受邪气侵袭的状态，治疗当以扶正祛邪，如补益肺脾肾三脏之虚、温阳利水化瘀等。

2. 活血化瘀贯穿全程

肺心病患者肺血管阻力增加，肺动脉压力升高，肺脏毛细血管管腔狭窄或纤维化，肺血管重塑，全身存在体循环瘀血状况，这些都类属于中医学"血瘀"表现。常见有胸闷心慌，颈动脉搏动甚，唇甲发绀，舌质紫暗有瘀斑，脉涩、结代等表现，这些皆属于血瘀证候。因此，马老指出活血化瘀法须贯穿本病治疗的始末，临床常用药物有三七、地龙、丹参、鸡血藤、当归、蒲黄、桃仁、红花、赤芍等。

3. 老年、久病患者尤须注意病情变化

老年久病肺虚的患者，卫外不固，易受外邪侵袭而使病情加重恶化，但因机体本身正气亏虚，无力驱邪外出，正邪交争之象不明显。所以在出现咳、痰、喘及舌苔、脉象等变化时，虽无恶寒发热等表证，但均应考虑感受外邪的可能，密切注意痰的色、量、质、味等变化，联合全身整体状况，正确制订诊疗方案，联合西医手段，及时控制感染，避免危及生命。

三、验案选粹

石某，男，75岁，退休干部。2010年10月3日初诊。

主诉：反复咳嗽、喘闷5余年，加重6日。

现病史：患者于5年前无明显诱因下出现咳嗽、呼吸困难，受凉劳累时加重，曾多次住院治疗，诊断为肺心病。经治疗后症状缓解，6日前症状加重。刻下咳嗽时作，气喘胸闷，夜间或清晨明显，畏寒喜暖，倦怠乏力，双下肢水肿，食欲不振，夜寐难安，难以平卧，小便偏少，大便难解，约6日一次。脉小滑，舌淡暗，舌中后偏厚，苔白腻。

既往史：有慢性支气管炎病史10年，心力衰竭病史2年。

辅助检查：心电图检查：肺型 P 波，V_1 导联 R/S≥1，$R_{V_1}+S_{V_5}$≥1.15mV。

辨证分析：患者反复出现咳嗽、咳痰，气喘胸闷，肢体浮肿，当辨为肺胀。肺失宣降，肺气上逆，则咳嗽，呼吸喘促；畏寒喜暖，怠倦乏力，双下肢水肿为肺肾亏虚，阳气不煦所致。脉小滑，舌淡暗，舌中后偏厚，苔白腻，为痰湿阻遏之象。

中医诊断：肺胀。

西医诊断：慢性肺心病。

辨证：痰湿蕴肺证。

治法：温化寒痰，降气平喘。

方药：苏子降气汤加减。

葶苈子10g　苏子15g　紫菀15g　肉苁蓉15g　酸枣仁15g　杏仁10g　枳壳10g　猪苓10g　法半夏10g　茯苓15g　陈皮10g　丹参10g　厚朴10g　前胡10g　肉桂4g

7剂，水煎服，每日1剂，早晚分服，服药期间忌食辛辣油腻刺激食物。

二诊：药后症减，喘息、胸闷有所好转，夜间可平卧，仍偶见咳嗽，咳痰为白色，肢冷，双下肢水肿稍缓解，纳可，大便2～3日一次，质偏干。脉细，舌质偏暗。方药：守上方加全瓜蒌20g、制大黄5g，焦三仙、当归各10g，续服7剂，服法禁忌同上。

三诊：药后咳嗽、咳痰、喘闷基本好转，夜间可平卧睡眠，纳可，小便可，大便尚可。脉细弦，舌质偏暗，苔白。方药：守二诊方去大黄加三七粉6g，续服14剂后症状明显改善。

按　《寿世保元·痰喘》曰："肺胀喘满，膈高气急，两胁煽动，陷下作坑，两鼻窍张，

闷乱嗽渴，声嗄不鸣，痰涎壅塞。"指出了本病的典型症状，本例患者突出的症状是咳、痰、喘，患病日久，肺气亏虚，痰湿阻肺，累及心、脾、肾三脏，心肾阳虚，致使气血瘀滞，水湿不化，体乏肢冷。本方用肉桂温肾纳气，厚朴、前胡宣降肺气，止咳平喘，猪苓、茯苓、制大黄利水消肿，通腑泻浊，全瓜蒌可清肺化痰兼宽胸理气，肉苁蓉温阳通便，丹参、当归化瘀通络。马老指出肺心病患者病程日久，血液黏滞，活血化瘀通络应贯穿病程始末，并应注意肺肠同治，通腑泻浊，既可通泻中上焦壅滞之气，又可减轻肠道毒素的蓄积，从下而出，有益于机体正气的恢复。

第十二节　支气管哮喘

支气管哮喘是一种由多种原因（免疫-炎症机制、神经调节机制等）、多种细胞（嗜酸粒细胞、中性粒细胞、肥大细胞等）和细胞组分共同参与的慢性气道炎症性疾病。其主要临床表现为反复发作的气道慢性炎症，气道对多种刺激因素呈现的高反应性，以及随着病程延长出现的一系列气道重构，主要症状有喘息、咳嗽、气急、胸闷等。部分患者痰涂片显微镜下可见较多的嗜酸性粒细胞，支气管舒张试验阳性，哮喘发作时 X 线片可见两肺透亮度增加，血氧饱和度下降。我国支气管哮喘的发病率约为 0.5%～5%。根据其临床表现，本病属中医学"哮病""伏饮"范畴。

一、病因病机

马老认为本病的基本病机为痰伏于肺，遇邪诱发，壅阻气道。责之成因，每由外邪侵袭、素体虚弱、饮食不当、情志失调所致。

1. 外邪侵袭

患者外感风寒风热之邪，未及疏散，邪蕴于肺，致使肺失宣降，津液不布，聚而成痰，已成伏饮，待日后遇邪诱发而喘。或因患者体质不耐，吸入花粉、灰尘、动物毛屑等，损伤肺络，致使津液凝聚成痰，痰饮内生。

2. 素体虚弱

患者体质虚弱，经常感冒，咳嗽经久不愈，导致肺卫不固，易受外邪；或患者素体脾虚，土不生金，肺失所源，不能御邪于外，脾虚生痰湿，脾为生痰之源，肺为贮痰之所，两项叠加，其病愈甚；或素体阳虚，津液不化，痰湿内生；或素体阴虚阳盛，炼津成痰，痰热胶着，亦可致哮。幼儿哮喘多因先天体质虚弱所致，即"幼稚天哮"。

3. 饮食不当

饮食过于生冷，损伤脾阳，痰湿内生，或嗜食酸咸肥甘厚味，蕴生痰热，或食腥膻发物，脾失健运，上干于肺，而致本病。《医碥·哮喘》云："哮者……得之食味酸咸太过，渗入气管，痰入结聚，一遇风寒，气郁痰壅即发。"

4. 情志失调

情志过激，木火刑金，火气内生，炼津成痰，甚或灼伤肺络，致使肺失宣降，也会导致本病。内有伏饮，也多由情志不调所诱发。

二、辨治特色

马老治疗本病时以"病发治标,病缓治本"为治疗大法。哮喘发作时及时攻邪治其标,祛痰利气,依据寒热偏盛,或予以小青龙汤温肺化饮,或予以清金化痰汤清化痰热。依据有无风邪表证,兼解表祛风;甚或发生喘脱危证,宜即予回阳救脱。平时则扶正治本,阳虚者予以温阳,阴虚者予以滋阴,脾虚者予以健脾,久病及肾者予以补肾纳气,以上诸法皆辅以化痰理气,以期减轻、减少、控制哮喘发作的次数。

三、验案选粹

燕某,男,32岁,工人。2011年10月22日初诊。

主诉:咳喘、恶寒、无汗、纳差2日。

现病史:患者素有哮喘,2日前受寒,咳喘发作,轻微恶寒,无汗,纳差。查体:体温38.6℃,双肺闻及弥漫性哮鸣音。刻下咳嗽气喘,胸闷,咳吐白色泡沫痰,大便正常,小便清长。脉浮紧,舌淡,苔白。

既往史:无特殊病史。

辅助检查:胸部X线片示两肺透亮度增加。支气管舒张试验(+)。

辨证分析:患者素有哮喘,2日前受寒后咳嗽、气喘、胸闷,哮鸣有音,咳吐白色泡沫痰,属中医哮病(冷哮证)范畴。小便清长,脉浮紧,舌淡,苔白,皆属风寒束表,寒饮内伏之象。

中医诊断:哮病。

西医诊断:支气管哮喘。

辨证:冷哮证。

治法:解表散寒,温肺化饮。

方药:射干麻黄汤合小青龙汤加减。

射干8g 麻黄9g 干姜8g 细辛5g 桂枝6g 陈皮10g 紫菀10g 姜半夏10g 款冬花10g 五味子8g 炙甘草6g 大枣3枚

5剂,水煎服,每日1剂,早晚分服,服药期间忌食辛辣油腻刺激食物。

二诊:服药后,咳痰、咳喘、胸闷症状明显减轻,双肺闻及散在哮鸣音,体温36.9℃,咽部稍干,二便正常。脉稍弦,舌红,苔白。上方去射干、半夏,加瓜蒌皮10g、天花粉10g,续服5剂,服法禁忌同上。

三诊:诸症已除,时有自汗,患者素体脾弱,土不生金而生痰湿,伏于体内诱发而哮喘时作,故予以玉屏风散,健脾、化痰、保肺固表,以巩固疗效。

按 患者素体脾虚,痰湿内生,伏于肺络;中气不足,生金乏力,以致肺卫不固;感受外邪,引动伏饮,壅塞于气道,发为哮病。马老临诊,急则治标,温化寒痰,急祛痰利气为要,并佐以解表散寒之品,稍用款冬花、五味子以防辛散太过耗伤津液;及至二诊,患者寒痰已除,稍显津液不足,故去射干、半夏,酌加瓜蒌皮、天花粉,润燥化痰。二诊以后,病已十去八九,表证已解,寒痰已除,喘咳渐止。审病之缘由,皆由脾土虚生痰湿,伏于肺络,肺金无脾土生养,以致肺卫不固,易感外邪,引动伏痰所致,故予以玉屏风散巩固疗效,方中白术健脾化痰,黄芪益气固表,防风升举脾胃清阳之气以助肺卫,诸药共用,化痰、健脾、益气、护肺,共奏疗效。需要指出的是,日常调护对于本病的转归有较大的影响,如注意营养搭配,饮食清淡,勿食腥膻发物,避开过敏原,注意精神调节等,有助于病情恢复。

第十三节　类风湿关节炎

类风湿关节炎是以对称性、多关节炎症性损害为主要临床表现的自身免疫性疾病。病变主要累及小关节，临床主要表现为早期关节滑膜损坏，继而软骨破坏，关节腔变窄，骨质破坏、吸收，最终可能导致关节强直、变形。关节外损害主要累及心血管、肺、肾小球、巩膜等。其发病机制尚不完全明确，主要认为与遗传、环境、免疫功能紊乱相关。流行病学资料显示：本病可发于任何年龄，其中 30～50 岁为本病的高发年龄段，该年龄段发病的患者约占本病发病患者的 80%。本病实验室检查主要表现为轻中度贫血、血沉和 C 反应蛋白升高、类风湿因子升高、抗核周因子抗体阳性、抗角蛋白抗体阳性等。根据临床表现，本病属中医学"痹证""历节病"范畴。

一、病因病机

马老认为本病基本病机为人体感受风湿之邪，精气不足，卫外不固，不足以驱邪外出，风湿邪气久滞经络关节，阻碍气血运行，病发为关节肿胀疼痛。骨为肾之余，筋为肝之余，病程日久，累及肝肾，而出现肝肾不足的现象；而肝肾不足，卫外不固，不足以驱邪外出，进一步增加了风湿之邪对人体的损害。外感风湿之邪、内伤肝肾不足是本病发生发展的主要机理。

1. 外感风湿之邪

外感风湿之邪分为风寒湿邪和风湿热邪。久居潮湿之地感寒受冻，感受风寒湿邪；久居炎热潮湿之地易感受风湿热邪。另外感受湿邪日久，湿邪在人体内可由人体寒热偏盛，热化为风湿热痹或寒化为风寒湿痹。

2. 内伤肝肾不足

劳欲过度，精气不足，卫外失职，风湿之邪趁虚而入，或劳动后汗液外泄，腠理大开，感受风湿之邪，或年老体弱，肝肾亏虚，卫外不固，或恣食肥甘，脾失健运，痰湿内生，或跌仆损伤，伤及经络，皆可导致本病。

二、辨治特色

马老治疗本病时，先辨别病情虚实。痹证新发，风寒湿热明显者为实证，实证治疗当以祛邪为主，或祛风，或散寒，或燥湿，或清热，用药如羌活、防风、葛根、苍术、薏苡仁等；病程日久，耗气伤血，病久及肾，甚或内伤心阳者，为虚证，虚证治疗当以补肝肾，益气温阳为主，用药如桂枝、五加皮、桑寄生、肉桂等。再辨病情寒热偏盛，患者痛显，痛处不移，遇寒痛甚，得热则缓，属风寒湿邪致病，治疗当以散寒为主，用药如川乌、麻黄、白芍等；患者关节红肿疼痛，痛不可碰，得热则剧，得冷则舒，属风湿热邪致病，治疗当以清热为主，用药如黄柏、知母、连翘等。另或病程日久痛处不移者，应注意养血活血的运用，即叶天士所言"治风当治血，血行风自灭"之意，可加用桃仁、红花、地鳖虫等。另外，患者关节肌肉酸楚、重着、肿胀散漫以湿气重为主要表现者，应注意健脾除湿、芳香化湿等药物的应用，如茯苓、泽泻、薏苡仁等。

三、验案选粹

陈某，男，41岁，农民。2011年10月21日初诊。

主诉：反复出现手指和腕关节红肿、疼痛3年余。

现病史：患者3年余来反复出现手指和腕关节红肿、疼痛、活动不利，活动后疼痛加剧，发热，口渴，黄汗，体温波动在37.1～37.8℃，晨僵，1小时后缓解，大便黏滞，小便短赤。脉弦滑，舌红，苔黄腻。

既往史：无特殊病史。

辅助检查：腕关节X线片示：双侧腕关节缘骨质增生，关节间隙狭窄。类风湿因子：93IU/ml。

辨证分析：患者反复出现手指和腕关节红肿、疼痛，当辨为痹证，邪热壅于关节、经络，气血郁滞不通，故关节局部红肿疼痛、活动不利。热盛津伤，迫邪外出，故发热，口渴，黄汗。脉弦滑，舌红，苔黄腻，均为风湿入络，热盛瘀阻之象。

中医诊断：痹证。

西医诊断：类风湿关节炎。

辨证：风湿热痹。

治法：清热化湿，祛风通络。

方药：白虎加桂枝汤加减。

桂枝12g　生白芍10g　知母10g　薏苡仁30g　连翘10g　滑石10g　赤小豆30g　姜半夏6g　栀子6g　蚕沙12g　苍术10g　车前草30g　鸡血藤10g

7剂，水煎服，每日1剂，早晚分服，服药期间忌食辛辣油腻刺激食物。

二诊：服药后关节疼痛肿胀症状减轻，晨僵改善，大便成形易排出，小便黄及黄汗好转，体温36.9℃。脉弦滑，舌红，苔黄微燥。上方去栀子、苍术，加白术10g，续服7剂，服法禁忌同上。

三诊：诸症再减，守二诊方续服2个月痊愈。

按　《金匮翼·热痹》云："热痹者，闭热于内也……脏腑经络，先有蓄热，而复遇风寒湿气客之，热为寒郁，气不得通……"关节红肿疼痛，黄汗，大便黏滞，小便短赤，风湿热证明显，法当清热化湿，祛风通络除痹，方选白虎加桂枝汤。方中桂枝祛风通络；知母、连翘、栀子清热凉血；蚕沙、薏苡仁、苍术、姜半夏健脾除湿助桂枝舒筋活络；赤小豆除湿化浊；滑石、车前草利尿除湿。诸药共用，共奏清热化湿、祛风通络之功。7剂药后，患者风湿热邪已去大半，恐药过寒凉伤及脾胃，故去栀子加白术除湿以护脾胃。再7剂药后，患者病情明显好转，效不更方，继续巩固2个月而愈。

第十四节　糖　尿　病

糖尿病是由多种病因引起的一类以慢性血糖升高为主要特征的代谢性疾病。其主要原因是胰岛素分泌不足和（或）胰岛素抵抗，主要临床表现为多食、多饮、多尿、体重减轻。长期的碳水化合物、脂肪、蛋白质代谢紊乱可导致微血管病变，并且会引起患者因提抗力下降而导致的机会性感染。其中微血管病变是糖尿病的特异性并发症，可累及全身各组织器官，主要表现在心肌组织、肾脏、视网膜。其中肾组织的微血管病变导致的慢性肾病是糖尿病的主要致死原因；病程超过10年的糖尿病患者多数合并不同程度的视网膜病变，是失明的主要原因；心肌微血管病变可导致广泛的心肌坏死，进而诱发心律失常、心力衰竭等，预后较差。某些情况下病情严重时或应激反应时可出现严重的代谢紊乱，如糖尿病酮症酸中毒、高渗高血糖综合征。临床常见的主要有 1 型糖尿病（胰岛 B 细胞破坏，胰岛素绝对缺如）和 2 型糖尿病（胰岛素抵抗和胰岛素进行性分泌不足）。实验室检查空腹血糖≥7.0mmol/L，HbA1c≥6.5%可诊断为糖尿病。依据多渴、多尿、多饮的临床表现，本病归属中医学"消渴"范畴。

一、病因病机

马老认为本病的病因主要分为内因和外因。

1. 内因

内因主要是先天禀赋不足和情志失调。《灵枢·五变》中提到："五脏皆柔弱者，善病消瘅。"现代医学研究也表明糖尿病的发病有家族聚集现象。《临证指南医案·三消》曰："心境愁郁，内火自燃，乃消证大病。"提出了思虑过度，情志久郁，灼伤阴液以致虚火内生也是发病因素之一。

2. 外因

外因主要包括恣食肥甘厚味，以致痰热内蕴，耗伤体内真阴，发为内热消渴。《素问·奇病论》曰："此肥美之所发也，此人必数食甘美而多肥也，肥者令人内热，甘者令人中满，故其气上溢，转为消渴。"另外房事不节、肾阴亏损而虚火内生也是导致消渴的原因之一。

总而言之，由各种原因导致的阴虚火旺，燥热内生，是本病的基本病机。

二、辨治特色

盖气津相生，气能摄津，气能行津，故养阴生津的同时亦须兼顾补气药的运用。马老治疗本病时，以益气养阴生津润燥为基本大法，并佐以鼓舞脾胃之气，运用固肾培元、金水相生等治疗方法。病在上焦肺者，养阴润燥，滋补肺阴；病在中焦脾胃者，或泻火清胃，或益气健脾生津；病在下焦不固者，或滋肾阴以固本，或温肾阳以缩尿，或相辅相成兼而有之。总之，各种方法，总不偏乎生津润燥之大法。

三、验案选粹

万某，男，52 岁，工人。2011 年 10 月 22 日初诊。

主诉：多食、多饮、多尿 2 年。

现病史：患者近 2 年来多食、多饮、多尿明显，自觉口干舌燥，饮不解渴，心烦易怒，形体消瘦，四肢乏力，大便溏泄，日行 4 次。脉细弱，舌体红瘦少苔。

既往史：无特殊病史。

辅助检查：空腹血糖 9.1mmol/L，HbA1c 6.6%；胰岛素释放试验（+）。

辨证分析：患者多食、多尿 2 年，自觉口舌干燥，饮不解渴，属中医学消渴范畴；多食，乏力，消瘦，便溏，辨证属胃强脾弱证，脾土属阴，胃土属阳，胃主受纳腐熟食物，胃强则多饮多食，脾弱则运化失职，发为溏泄。脾胃功能失调为本病的基本病机。

中医诊断：消渴。

西医诊断：2 型糖尿病。

辨证：胃强脾弱证。

治法：益气健脾，生津润燥。

方药：七味白术散加减。

生黄芪15g　生白术12g　党参10g　茯苓10g　鸡内金8g　盐知母10g　五味子10g　葛根15g　藿香10g　天花粉20g　生山药20g　炙甘草6g

5剂，水煎服，每日1剂，早晚分服，服药期间忌食生冷油腻辛辣刺激食物。

二诊：服上药后，口渴乏力症状略有好转，大便日行2次，小便量多，脉细数，舌红，少苔。服药后，气虚症状略有好转，但燥热依旧，此次拟稍加清热，以折其火热之势，守上方加连翘10g、黄芩10g、天花粉20g，续服7剂，服法禁忌同上。

三诊：患者复诊，口渴乏力症状明显好转，大便成形，日行1次。此时患者津液已复，燥热已除，恐继续清热伤脾胃阳气，盖脾胃乃气血生化之源，脾气虚则津液不能上荣于口舌，徒走二阴发为消渴，故拟四君子汤加味养脾胃以巩固疗效。

按　患者多食多饮多尿，消渴症状明显，并兼大便溏泄，可知其胃强脾弱。该患者非真阴虚，而是由于脾气虚弱。盖气能行津布津，脾气虚则不能布津于肺胃口舌诸窍，故干渴难耐，频频引水自饮；待饮水入胃，脾虚不能运化之于周身而直走下窍，故而多尿、大便溏泄。综上所述，脾虚不能行津液为其病本，是故遣方组药，每每以健脾益气为要。方中黄芪、白术、党参、茯苓，力补脾胃之气，助其运化，酌加藿香芳香化湿，助胃行其津液；另肺胃阴虚燥热为其标，故加五味子、葛根、天花粉生津润燥，鸡内金除可收敛固涩津液外尚可健脾助运，一药二用。诸药共用，共奏健脾益气、生津润燥之功，功效立显。

第十五节　神经官能症

神经官能症是一组排除器质性病变的精神障碍性疾病，临床表现多样，如失眠、焦虑、紧张、心慌、心悸、腹胀、反酸、便秘、躯体障碍等。其中消化道症状表现明显者又称为胃肠神经官能症，或者功能性胃肠病。由于本病患者无明显的器质性病变，实验室指标也无明显异常，病情发展和精神因素关系密切，故本病在治疗的过程中需要注意精神调节、开导规劝。依据临床表现，本病当归属于中医学"胃痞""呕吐""泄泻"范畴。

一、病因病机

马老认为本病和肝气疏泄失职有关，肝为阴中之阳，五行属木，脾胃属土，肝疏太过，横逆脾土，以致呕吐；又因"食气入胃，全赖肝木之气以疏泄之，而水谷乃化"，肝疏不及，脾失健运，食滞中焦，以成痞满；又或土虚木乘，肝脾不调，脾失所运，而生痛泻之证。总之，本病病因主要责之肝脾不调；主要病机是忧思伤脾，以致脾胃气结，或吐，或痞，或泻。本病发病与精神状况关系密切。

二、辨治特色

盖本病虽临床表现复杂，究其病因，不外肝脾失和所致，或疏泄太过，或疏泄不及。疏泄太过，脾土受伤而生呕吐、痞满、泄泻，治疗宜柔肝缓急，健脾止泻；疏泄不及，脾失健运而生痞满、腹胀、食滞中焦、便秘，治疗宜疏肝行气，运脾消食。除药物治疗外，在诊疗的过程中，对患者予以心理疏导、安慰、转移患者注意力、积极暗示等，可帮助患者建立战胜疾病的信心。另外，本病预后大都良好，只是有反复发作的特点，所以要嘱咐患者家属重视患者心理卫生、合理安排患者饮食、增加患者社会活动等，以促进患者痊愈或者减少病情复发次数。

三、验案选粹

韩某，女，42岁，干部。2011年9月8日初诊。

主诉：腹痛、泄泻3年余。

现病史：患者腹痛、泄泻3年余，每因焦虑、抑郁、受寒时腹痛泄泻，泻下完谷不化，无臭，泻后痛减。刻下患者泄泻日行三四次，情志抑郁，几欲辞职。行胃镜、肠镜检查，均未见明显异常。查体：患者形体消瘦，神情焦虑，面色萎黄，巩膜无黄染，腹平软，无抵抗，无压痛、反跳痛，肝脾肋下未及，墨菲征（-），麦氏点压痛（-）。脉弦细，舌淡，苔白。

既往史：无特殊病史。

辅助检查：大便常规+潜血：未见明显异常。

辨证分析：患者腹痛、泄泻3年余，每因焦虑、抑郁等情志变化诱发腹泻，泻后痛减，符合中医肝郁脾虚泄泻范畴；盖肝气属木，脾胃属土，情志不舒，肝气郁结，横逆脾土，脾土受克，运化失职，发为泄泻。泻下完谷不化，脉弦，舌淡，苔白，皆为肝郁脾虚之象。

中医诊断：泄泻。

西医诊断：胃肠神经官能症。

辨证：肝郁脾虚证。

治法：疏肝健脾，缓急止痛，固肠止泻。

方药：真人养脏汤合痛泻要方加减。

白术15g　白芍10g　陈皮8g　防风10g　桂枝10g　黄芪10g　干姜5g　当归身5g　肉豆蔻5g　藿香8g　炙甘草6g

5剂，水煎服，每日1剂，早晚分服，服药期间忌食生冷油腻辛辣刺激食物。安抚患者病情无大碍，不要过度紧张，服完药后再来诊。

二诊：患者服药后腹痛减轻，大便稍成形，因为病情好转，患者较上次开朗许多。脉弦，舌淡，苔薄。上方去肉豆蔻，加神曲15g、麦芽15g，续服5剂，服法禁忌同上。

三诊：服药后，患者来复诊，腹痛泄泻症状已除，大便日行1次，已回单位正常上班。邀马老诊脉，患者脉象柔和，舌质红润，苔薄，病情已无大碍，嘱避风寒、调饮食、畅情志。

按　该患者平素情志抑郁，落落寡欢，情志郁结，以致脾失健运，生化失源，机体气血不足，再有焦虑、紧张等情绪刺激，下关不固，而生痛泻。治疗当以疏肝健脾、缓急止痛、固肠止泻为要。方中用白芍、黄芪、当归、炙甘草等甘味药，即《黄帝内经》所谓"肝苦急，急食甘以缓之"之意；白术、陈皮健脾化湿；干姜、肉豆蔻健脾暖脾，涩肠止泻；桂枝、藿香、防风疏肝健脾，升举脾胃阳气，诸药共用，共奏疏肝健脾、缓急止痛、固肠止泻之功用。患者二诊来复，病情已缓，恐收涩太多以致患者郁滞不化，故去肉豆蔻，加神曲、麦芽疏肝消食化积而收效。另患者自身精神调节在本病的治疗中也很重要，给予患者积极正面的心理暗示，有助于患者病情恢复。

第十六节　再生障碍性贫血

再生障碍性贫血是一种由多种原因造成的骨髓造血功能障碍，具体病因不明，目前多数学者认为本病是由T细胞功能亢进直接杀伤造血干细胞或（和）淋巴因子介导的造血干细胞过度凋亡所致。其主要临床表现包括进行性加重的贫血、全血细胞减少、难以控制的感染、败血症、不同程度的出血。本病在我国的发病率为0.74/10万，发病率无明显的性别差异，老年人发病率较高。实验室表现一般为全血细胞减少、网织红细胞百分数多小于 0.005、骨髓增生重度减低、骨髓小粒空虚等。依据其不同的临床表现，本病属中医学的"虚劳""紫斑""鼻衄""齿衄""咳血""便血""尿血"等范畴。

一、病因病机

马老认为本病的主要病因有先天禀赋不足、烦劳过度、疾病误治或病后失于调理及药毒作用等，其中先天禀赋不足为其主要病因。

1. 禀赋不足

秉承先天父母阴精不足，胎中失养，或药后调理不当，以致先天肾精不足，气血不荣，或喂养不当，肾失所养，精血不生，抑或药食不当，伤及脾胃生化功能，不能运化水谷，而使机体失养，都可导致本病。

2. 烦劳过度

操劳过度，或者纵欲不节，掏空根本；早婚多育，以致肾精不足；或者忧思太过，忧则气结，忧思伤脾；烦劳心神，心失所养，以致气血亏虚成劳。

3. 病后失于调理

久病、大病之后，脏器受累空虚，气血损伤不足，此时未能静养调理以养气血来复，而操劳过度，殚精竭虑，致使伤及五脏根本，元阳受损，难以复原，拖延日久，发为虚劳。

4. 药毒作用

患者由于服用某些化学药物，如氯霉素类抗生素、磺胺类药物、抗肿瘤药物等，对人体骨髓产生抑制作用；或者长期接触X射线、放射性核素等，影响了骨髓细胞的生成，造血干细胞减少，出现了再生障碍性贫血。

二、辨治特色

马老治疗本病时从调理气血入手：补益脾气，以养气血生化之源；治病求本，补益先天肾精。治疗本病的过程中，始终以补益脾肾为中心，鼓舞气血生化。脾胃功能正常，则五脏六腑得养，四肢肌肉皮毛得养；肾乃先天之本，藏元阴元阳，肾精得充，则先天不败，促进脏腑功能的修复。

三、验案选粹

张某，男，65 岁，农民。2012 年 9 月 3 日初诊。

主诉：乏力、腰膝酸软 2 年。

现病史：患再生障碍性贫血 2 年余，在当地医院住院输液治疗，治疗药物不详，病情时好时差，为求中医诊疗，特来请马老诊治。刻下患者神疲体倦，腰膝酸软，形寒瘦弱，眼睑、口唇、指甲苍白，声低自汗，腹部、下肢皮肤散见片状瘀斑，大小 2.0cm×1.2cm，肝脾肋下未及，二便尚正常。脉细弱，舌淡，苔白。

既往史：无特殊病史。

辅助检查：血常规示：红细胞计数 $2.0×10^{12}$/L，白细胞计数 $1.2×10^9$/L，血小板计数 20

$\times 10^9$/L，血红蛋白 61g/L。骨髓象示：骨髓增生低下，粒系增生低下，红系增生低下，淋巴细胞比值增高。骨髓活检示：造血组织 0.08，脂肪组织 0.92，骨髓组织增生低下，脂肪组织明显增多，粒细胞增生低下，红细胞（-）。

辨证分析：患者年老体弱，脾肾亏虚，气血生化不足，神疲体倦，声低自汗，为脾虚之象；腰膝酸软，形寒瘦弱，为肾气虚弱之象；眼睑、口唇、指甲苍白，为气血虚弱之象。本病辨证立方，不外乎益气、健脾、生血、摄血。

中医诊断：虚劳。

西医诊断：再生障碍性贫血。

辨证：气不摄血证。

治法：健脾益气，养血摄血。

方药：归脾汤加减。

党参 15g　生白术 12g　黄芪 10g　鹿茸（冲服）3g　龙眼肉 15g　桂枝 10g　生白芍 10g　熟地 10g　阿胶 8g　饴糖 30g　炙甘草 6g

7 剂，水煎服，每日 1 剂，早晚分服。服药期间忌食生冷油腻辛辣刺激性食物。

二诊：服上药后患者自觉精神略有好转，面色稍有红润，仍感乏力，时有自汗；服第 5 剂药时出现口腔溃疡一枚，绿豆样大小，下唇内侧，对左侧第一磨牙，疼痛；脉弦细，舌淡红，苔薄白。守上方去鹿茸、龙眼肉、饴糖，易熟地为生地 15g，加茯神 20g、连翘 10g，续服 5 剂，服法禁忌同上。

三诊：服药后口腔溃疡好转，面色红，腰膝酸软减轻，下肢皮肤瘀斑消退，腹部瘀斑消失，查血常规示：红细胞计数 3.6×10^{12}/L，白细胞计数 2.8×10^9/L，血小板计数 82×10^9/L，血红蛋白 92g/L。上方加五味子 10g、远志 8g、柏子仁 10g、当归 10g，续服 7 剂，服法禁忌同上，巩固疗效。

按　患者年老体迈，肾精亏虚，脾失健运，气血生化不足，故而面色苍白；脾虚不统，血溢脉外，发为紫斑。治以补益肾精，健脾益气摄血。方中阿胶、鹿茸，血肉有情之品，益肾填精，大补元阳；党参、黄芪、白术益气健脾；桂枝、白芍、炙甘草，辛甘化阳，酸甘化阴，鼓舞气血之源；饴糖、龙眼肉，专力生血养血。诸药共用，共奏补肾健脾、摄血养血之功效。唯患者体虚，大队补药下去，虚不受补，出现口腔溃疡，故撤去鹿茸等温燥之品，稍加连翘清热，茯苓淡渗，故而收效。盖患者久虚之体，根据患者不同体质，组方时须补泻相结合，不可不知。

第十七节　原发性血小板减少性紫癜

原发性血小板减少性紫癜又称为特发性血小板减少性紫癜，是一种复杂的多机制共同参与的获得性自身免疫性疾病，是由于人体免疫系统产生对自身血小板的免疫应答，引起的血小板过度破坏和血小板生成减少，从而导致皮肤黏膜出血。本病发病率无明显的性别差异，60 岁以上人群的发病率是 60 岁以下人群的 2 倍。本病一般起病隐匿，可表现为皮肤黏膜的出血、瘀斑、紫癜，或鼻出血、牙龈出血等，女性患者月经过多较常见，其中长期月经量过多可导致失血性贫血。实验室检查可见血小板计数减少、血小板平均体积增大、凝血时间延长；骨髓象显示巨核细胞发育成熟障碍、有血小板形成的巨核细胞显著减少等。依照其临床表现，归属中医学"紫癜"范畴。

一、病因病机

马老认为外感和内伤是本病两大病因，其中外感热邪入络迫血妄行，或者素体阴虚火旺灼伤津液，又或者素体脾虚气不摄血以致血行脉外均可导致本病。本病的基本病机为血溢脉外。

1. 邪热入血

外感温热之邪深入血分，耗气动血，气血两燔，以致血溢脉外，发为紫癜；或者外感火邪，热壅经络，迫血妄行，以致血溢肌肤黏膜，发为紫癜。

2. 脾气虚弱

脾胃气虚，气为血之帅，气能行血、摄血。脾气虚弱，行血无力，以致血行不畅、壅滞，发为紫癜；脾气虚弱，摄血无权，不能约束血循常道而溢出脉外，也可发为紫癜。

3. 素体阴虚

患者素体阴虚火旺，房劳过度，营阴常年亏损，以致血分虚热偏盛，病程日久，阴不制阳，以致虚火内生，灼伤阴络，血走脉外，发为紫癜。

4. 饮食不节

饮酒过度或者恣食辛辣厚味，湿热内生，伤及脉络，致使血溢脉外，发为紫癜；或饮食不节，损伤脾胃功能，脾气虚不能摄血，也是紫癜的发病原因。

二、辨治特色

马老治疗本病时，依据其病因不同，采用不同的治疗思路：邪热入血所致者，清热凉血，止血活血，在清热凉血的同时，要防止寒凉太过以致血凝不行，可稍加活血行血之品；脾胃气虚，气不行血、气不摄血者以健脾益气为基本大法，佐以养血活血之品，气足而血旺，气旺固摄血行脉内；虚火灼伤阴络者，治疗当以滋阴清热补血，通络活血，阴生则虚火自除，血静不妄行。盖血行脉外即为败血，败血除新血方生，故无论哪一种证型的紫癜，马老在治疗过程中都十分注重活血行血，只有掌握好活血与养血清热健脾的具体分寸，临证之时，方不致错乱。

三、验案选粹

张某，男，68岁，退休工人。2011年12月9日初诊。

主诉：双下肢散在紫癜1周。

现病史：患原发性血小板减少性紫癜1年余，在当地医院行激素治疗好转，近1周来出现双下肢散在紫癜，大小 1.2cm×1.8cm。刻下患者神疲乏力，精神欠佳，巩膜无黄染，腹平软无抵抗，无压痛反跳痛，肝脾肋下未及，双下肢散在紫癜、色质暗，大便黏滞，小便正常。脉弦细数，舌暗淡，苔腻。

既往史：无特殊病史。

辅助检查：血常规示：红细胞计数 $4.3×10^{12}$/L，白细胞计数 $5.1×10^9$/L，血小板计数 $52×10^9$/L。骨髓象示：巨核细胞体积明显变小，幼稚巨核细胞增多。

辨证分析：患者神疲乏力，精神欠佳，大便黏滞，均是脾胃气虚的表现，盖气能摄血，气能生血，气能行血。气弱则血少；气弱则血滞不行；气弱则血不循脉道溢出脉外。如是种种，皆可发为紫斑。脉细数为血虚之象；舌暗淡为气弱血滞之象；苔腻为脾虚湿盛之象。

中医诊断：紫癜。

西医诊断：原发性血小板减少性紫癜。

辨证：气不摄血证。

治法：健脾，益气，摄血，生血。

方药：黄芪建中汤加减。

生白术15g　黄芪10g　茯苓15g　苍术15g　神曲12g　陈皮10g　丹参6g　川芎6g　党参10g　紫草10g　仙鹤草15g　桂枝6g　鸡血藤15g　大枣10g　炙甘草6g

7剂，水煎服，每日1剂，早晚分服，服药期间忌食生冷油腻辛辣刺激。

二诊：患者服药后精神好转，大便通畅、成形，小便正常，双下肢紫癜颜色变淡。脉细弱，舌淡，苔白。患者湿气已除，精血不足，脾气虚，守上方加菟丝子10g、杜仲10g、山茱萸12g、当归10g、龙眼肉15g、枸杞子20g、怀牛膝12g、鹿角胶（烊化）10g、龟板胶（烊化）12g，续服7剂，服法禁忌同上。

三诊：服药后患者精神好转，健谈，双下肢紫癜消退大半，二便通畅，血常规示：血小板计数$92×10^9$/L，已接近正常值。上方续服7剂，以巩固疗效。

按　本患者年老体衰，肾气不固，则精血不生；肾阳失守，不能温暖脾土，脾气虚弱，行血不力，摄血不固，血行脉外，发为紫癜。盖脾胃为运化水谷之所，脾虚则水谷无以运化，湿气乃生，湿气日久郁滞体内，则大便不畅；补益精血药物过于滋腻，恐损及脾胃，则脾胃愈损，得不偿失。所以先前治疗时予以大队健脾药物黄芪、白术、苍术、党参、仙鹤草等，健脾益气，化除湿邪，鼓舞气血。待湿气尽除，脾气充足，再加山茱萸、菟丝子、杜仲、当归、龙眼肉、枸杞子、怀牛膝等药物补益精血，尤其配合鹿角胶、龟板胶血肉有情之品，滋阴温阳，大补气血，故而收获良效。

第十八节　甲状腺功能亢进症

甲状腺功能亢进症简称甲亢，是一组由于甲状腺分泌的甲状腺激素过多，释放进入血液循环中的甲状腺激素过多，引起的以神经、循环、消化系统兴奋性增高和代谢亢进为主要临床表现的一组临床综合征。临床主要表现为情绪激动、心悸、失眠、怕热、多汗、消瘦、大便次数增多、妇女月经稀少等，部分患者伴有周期性瘫痪和近端肌肉进行性无力、萎缩。少部分老年患者高代谢症状不明显，出现厌食、抑郁、嗜睡、淡漠等一系列症状，临床上称之为"淡漠型甲亢"。实验室检查以促甲状腺激素（TSH）、血清总甲状腺素（TT_4）、血清总三碘甲状腺原氨酸（TT_3）增高为主；除此之外，甲亢患者多数还伴有不同程度的甲状腺肿大和突眼症。按照其临床表现，本病属中医学"瘿病"范畴。

一、病因病机

马老认为本病基本病机为素体阴虚，阴不制阳，阳热偏盛，则情绪激动不能自已，心烦失眠；阴液亏虚，阳热迫津外出则多汗；病程日久，阴虚血少，则消瘦，月经稀少，甚或停经。对于淡漠型甲亢，多为气血两虚，血不养神。

1. 素体阴虚

盖肝为阳脏，体阴用阳，素体肝阴亏虚，制阳不足，肝在志为怒，故患者表现烦躁、心悸、失眠等一系列阴虚火旺的症状。

2. 外感热邪

由外感热邪导致的肝阳太过，灼伤肝阴，也可导致一系列肝阳上亢的症状，如高血压、情绪激动、易怒等。

又肝厥阴之脉"抵小腹，挟胃""循喉咙之后"，肝气不利，故患者食欲亢奋、大便增多、腹泻、甲状腺肿大；妇人肝血不足，故月经量稀少。

总之本病以阴虚火旺为基本病因，以肝阴不制阳、阳热偏盛导致的一系列消化、心血管、甲状腺功能异常为基本病机。

二、辨治特色

"阴平阳秘，精神乃治"。本病主要病因即为肝阴不足、阴虚火旺，所以马老在治疗本病时即以滋阴清热为基本大法，再配合疏肝理气、调养心神、软坚散结等。另外，肝阴不足，肝阳上亢多伴随肝气郁结，所以在临床遣药组方中多配合疏肝理气之品，唯疏肝理气药物多有耗伤肝阴的作用，所以要注意滋阴药物与疏肝理气药物的分量搭配；肝为阳刚之脏，故滋养肝阴用药时切不可过于滋腻，以免逆肝之性，反而为患；肝木太过，多伤及脾土，本病多伴有脾虚腹泻症状，"见肝之病，知肝传脾，当先实脾"，所以可配合健脾益气药共同使用。

三、验案选粹

崔某，女，23岁，教师。2011年3月9日初诊。

主诉：多食、腹泻2年余。

现病史：患者患甲状腺功能亢进症2年余，在当地医院服用甲巯咪唑治疗，效果不理想，转至中医求诊。刻下患者双侧眼球轻度突出，视力正常，甲状腺中度肿大，质地中等，无压痛，神情急躁，声急气粗，食欲亢进，大便每日2次以上，不成形，月经量少。脉弦紧，舌红，苔黄。

既往史：无特殊病史。

辅助检查：甲状腺功能示：TSH 0.004mU/L，TT_3 13.01nmol/L，TT_4 392nmol/L，FT_3 33.2pmol/L。甲状腺彩超示：甲状腺弥漫性病变。血压128/71mmHg。

辨证分析：患者甲状腺轻度肿大，质地中等，无压痛，符合中医学瘿病范畴，患者神情急躁、声急气粗、脉弦、舌红，为肝阴亏虚，阴不制阳之象。肝阴亏虚，则月经量少；肝阳过激横逆脾土，则胃强脾弱，食欲亢进，腹泻不止。脉弦紧，舌红，苔黄，皆为肝阴亏虚之象。

中医诊断：瘿病。

西医诊断：甲状腺功能亢进症。

辨证：肝阴亏虚证。

治法：滋阴清热，软坚散结。

方药：天王补心丹合参苓白术散加减。

麦冬15g　浙贝母10g　丹参8g　川芎8g　菊花10g　太子参10g　夏枯草15g　茯苓20g
白芍10g　白扁豆20g　天冬10g　陈皮12g　生牡蛎15g　香附10g　生甘草6g

7剂，水煎服，每日1剂，早晚温服，服药期间忌食生冷油腻辛辣刺激食物。

二诊：服药后患者性情略有好转，唯大便稀溏，日行3～4次，失眠。脉弦，舌红，苔白。守上方去天冬，加苍术12g、党参12g、五味子10g、藿香10g，续服7剂，服法禁忌同上。

三诊：大便稀溏明显好转，日行1～2次，失眠好转，一日能睡6～7小时。实验室检查：TSH 0.004mU/L，TT$_3$ 5.01nmol/L，TT$_4$ 156nmol/L，FT$_3$ 16.2pmol/L。上方续服7剂，以巩固疗效。

按　患者阴虚火旺，心肝血虚，阴不制阳，治以滋阴清热，软坚散结。方中麦冬、天冬滋养心胃之阴；白芍、生甘草养肝阴；陈皮、香附、川芎行气活血；生牡蛎、浙贝母、夏枯草软坚散结。另外患者肝郁脾虚，服药后腹泻症状加重，加入苍术、党参健脾益气；五味子益气敛阴；藿香化湿醒脾。病久兼瘀，稍加丹参活血化瘀，瘀去则新生；另痰阻咽颈，故酌加浙贝软坚散结，润燥化痰，祛邪而不伤正。诸药共用，相得益彰。

第十九节　高脂血症

高脂血症是指人体血浆中血脂含量过高的一种病症。血脂主要包括三酰甘油、胆固醇、磷脂、固醇、类固醇等，由于血脂在人体血浆中多与蛋白质结合以脂蛋白形式存在，所以血脂有时也指脂蛋白。高脂血症可见于不同年龄、性别的人群，患病率随年龄增高，高胆固醇血症发病的高峰在50～69岁。有研究证实血脂异常和动脉粥样硬化呈正向相关，其会增加心脑血管病的发病率和死亡率，防治高脂血症对延长居民寿命、提高居民生活质量具有重要意义。由于本病患者多年老体弱，体形偏胖，静多动少，按照临床表现，本病属中医学"肥胖""痰湿"范畴。

一、病因病机

马老认为本病的基本病机为脾失健运，以致水谷不化；或者肾阳虚弱，上不能温暖脾土以运化水湿，下不能气化蒸腾水湿，两相作用，以致痰饮内生，痰邪随血液游走血脉百窍发为本病。总之本病痰湿为标，脾虚、肾虚为本。本病病因有三，如下。

1. 年老体迈

本病好发于中老年人，中年以后，由于人体生理功能衰退，脾失健运，生活安逸，食过肥甘，聚而生痰，或肾阳虚弱，不能温暖脾土，以致气化蒸腾水液功能失职，化为痰湿。

2. 过食肥甘

高脂血症多见于肥胖之人，盖过食肥甘厚味，导致水谷精微在体内堆积成为膏脂，造成肥胖，另外，暴饮暴食伤及脾胃运化功能，脾胃伤则不能散布水谷精微运化水湿，久而久之，酝酿成痰，发为高血脂。对此，《素问·异法方宜论》认为"其民华食而脂肥"。

3. 先天禀赋不足

高脂血症多有家族遗传性，先天禀赋不足，脾胃运化功能不及，则痰湿易生。阳热体质，胃热偏盛，食欲亢进，食量过大，脾运不及，导致膏脂在血脉中堆积；或者寒虚体质，水液运化蒸腾不足，导致痰湿在体内堆积；或者气虚体质，不能推动水液运行，亦可发为本病。

二、辨治特色

针对本病本虚标实的特点，马老在临证组方时多以补虚祛邪为指导。补虚即健脾益气，运脾化湿，或温补肾阳，温暖脾土；久病及肾表现为肾阳虚者，则温肾化饮。祛邪主要是清化湿浊，结合利尿、通腑、活血化瘀、行气等治疗手段，祛除痰湿、瘀血、膏脂等。健脾祛湿化痰是最基本的治疗手段。

三、验案选粹

冯某，男，58岁，干部。2012年1月6日初诊。

主诉：疲劳、乏力伴精神不济半年。

现病史：患者2年前体检发现高脂血症，未予以重视，最近半年来体重增加明显，伴乏力，易疲劳，精神不济，平时喜食油腻，大便不成形，运动较少，身高168cm，体重82kg。查体：心肺（-）。脉弦滑，舌胖嫩，苔白腻。

既往史：无特殊病史。

辅助检查：血清总胆固醇6.32mmol/L，三酰甘油5.1mmol/L，低密度脂蛋白4.6mmol/L。

辨证分析：患者年老体弱，脾气困乏，运化不利，痰湿内生，脾主运化水谷精微充养四肢肌肉，脾气困乏，则神疲乏力；湿气重浊黏滞不舒，脾阳不振，两相为病，迁延难愈。患者素喜肥甘厚腻饮食，以致油脂秽物运行于脉道，发为湿邪。脉弦滑，舌胖嫩，苔白腻，皆为痰湿困脾之象。

中医诊断：肥胖。

西医诊断：高脂血症。

辨证：痰湿困脾证。

治法：益气健脾，燥湿化痰。

方药：二陈平胃散加减。

苍术15g　厚朴12g　茯苓20g　陈皮12g　生白术12g　法半夏10g　黄芪10g　白扁豆15g　车前草20g　木香6g　泽泻15g　茯苓皮30g　大腹皮12g　荷叶10g　赤芍10g　炒薏仁20g

7剂，水煎服，日1剂，早晚分服，服药期间忌食生冷油腻辛辣刺激食物。

二诊：服上药后精神好转，大便亦成形，一日一次，早起口中干苦不爽。脉弦，舌红，苔薄黄。继予健脾化湿，则守上方去大腹皮、茯苓皮、木香，加连翘12g、生山药30g、丹参10g，续服7剂，服法禁忌同上。

三诊：患者服上方后乏力症状减轻，体重76kg。实验室检查：血清总胆固醇5.60mmol/L，三酰甘油2.1mmol/L，低密度脂蛋白3.28mmol/L。脉弦，舌红，苔薄。上方续服7剂，巩固疗效。

按　本病患者年过半百，精气自半，脾虚不运，痰浊乃生，又加上过食肥甘厚味，平时不加强体育锻炼，进一步加深了体内痰湿的集聚。百病皆因痰作祟，痰湿行走百窍，可引起中风，痰湿集聚血脉，形成血栓，损害血脉的滑利。方中用苍术、半夏、陈皮、荷叶、厚朴燥湿化痰；白术、黄芪益气健脾，脾气旺而痰浊自消；茯苓、薏苡仁、泽泻、车前草化湿利尿，使痰浊湿邪从小便中排出。健脾化湿药稍显温燥，故稍加连翘、生山药清热生津，健脾益气而收功。

第二十节　尿　崩　症

　　尿崩症是指各种原因引起的人体抗利尿激素（ADH）分泌不足或者肾脏对 ADH 不敏感而导致的肾小管重吸收水功能障碍，从而引起多尿、多渴、多饮、尿比重降低的一组临床综合征。根据 ADH 缺乏的程度，可分为完全性尿崩和部分性尿崩。患者 24 小时尿量可达 5～10L，尿比重常在 1.005 以下，尿色淡如清水。由于低渗性多尿，血浆胶体渗透压可轻度升高，兴奋下丘脑口渴中枢，引起口渴。根据其多尿、多渴、多饮的临床表现，本病归属中医学"消渴"范畴。

一、病因病机

　　马老认为肺、脾、肾三脏功能失调是本病的根本病因。

1. 肺气虚

　　肺为人体水之上源，朝百脉，通调水道，散布津液，以荣皮毛百窍。肺气虚，则津液不能散布周身而直驱下行排出体外，故小便量增多；水液不能散布于上，滋润口舌，故见口舌干燥，渴欲饮水。《医学纲目》有言："肺病则津液无气管摄，而精微者亦随溲下，故饮一溲二。"

2. 脾气虚

　　脾属土，位于中焦，运化水谷精微，为后天之本。脾主升清，为胃行其津液，水谷入胃，脾气运化，其清者上输于肺，脾气虚则水谷直走下行，流于小便。另外，脾虚则肺金无所以生，可导致肺气不足，亦可加重尿崩症病情。

3. 肾气虚

　　肾为先天之本，内蕴元阴元阳，无阴则阳无以所化，肾阳蒸腾水液，使其清者散布于肺，肾阴阳不足，则水谷精微直走下泄，随小便排出体外。另外脾土依赖肾阳温暖，肾阳不足亦可导致脾气虚，进而导致肺气虚，进一步加重病情。

　　总之，本病为本虚标实，主要责之肺、脾、肾三脏运化水谷功能不足，三者相互影响。

二、辨治特色

　　因为本病以"虚"为本，所以马老治疗本病时主张从"虚者补之"入手，肺、脾、肾三脏同时兼顾。以肺气虚表现为主者，在补肺气的同时兼以健脾，培土生金，又兼以补肾固肾，滋养水之下源。以脾虚症状为主者，以补益脾气为主，在益气健脾的同时兼以温补肾阳，益火补土。以肾气不足为主要表现者，在补肾纳气的同时兼以补肺纳气，使金水相生，同时健脾运化，补养后天之本以生养先天之本。总之，本病主要责之于肾虚不固，饮一溲二，所以本病无论哪一分型在治疗过程当中都应注意补肾药物的应用。另外，本病多有阴虚燥热表现，在组方治疗过程当中可加用甘咸润燥之品，滋阴润燥，保护津液。

三、验案选粹

　　万某，男，38 岁，工人。2012 年 3 月 8 日初诊。
　　主诉：头晕、肢体困乏、口渴多饮、小便频数 1 个月余。

现病史：患者1个月余来面色无华，头晕，纳差，肢体困乏，腰膝酸软，畏寒肢冷，口渴多饮，小便频数，24小时尿量为8.2L。脉细弱，舌淡，苔白。

既往史：无特殊病史。

辅助检查：尿常规示：尿渗透压52mmol/kg·H_2O。禁水-加压试验（+）。血浆ADH 1.2pmol/L。空腹血糖4.2mmol/L。

辨证分析：患者口渴多饮，饮不解渴，符合中医学消渴表现，面色不华，纳差乏力，属肺脾气虚。脾气运化水谷精微充养四肢肌肉，脾气弱故见纳差乏力，面色无华；脾胃五行属土，肺五行属金，脾土弱不生金，母病及子，肺为水之上源，肺气虚弱，水液源头失养，故见口渴欲饮；肾为水之下源，气弱不足以固摄水液，故饮一溲二，尿崩难止。脉细弱，舌淡，苔白，均为肾气虚弱之象。

中医诊断：消渴。

西医诊断：尿崩症。

辨证：肾气虚弱证。

治法：温补肾阳，益气固涩。

方药：肾气丸合缩泉丸加减。

白术20g　干姜5g　党参15g　益智仁（盐炒）10g　乌药8g　补骨脂8g　黄芪10g　芡实15g　炮附片4g　生白芍10g　山茱萸10g　桂枝6g　枸杞子10g　炒山药15g

5剂，水煎服，每日1剂，早晚温服，服药期间禁食生冷油腻辛辣刺激食物。

二诊：患者服上药后，尿量减少，腰膝酸软症状减轻，畏寒，口干。脉弦，舌淡，苔薄白。守上方加生山药15g、麦冬10g、牡丹皮12g，续服5剂，服法禁忌同上。

三诊：药后口渴减轻，进水减少，尿量减少，24小时尿量为3.3L，面稍有血色，肢体困乏症状减轻，脉较初诊有力，畏寒好转，守二诊方加菟丝子15g、杜仲12g、当归8g、枸杞子10g，续服5剂，服法禁忌同上，以巩固疗效。

按　本患者肾阳不足，不足以温化蒸腾水液上输于肺，水谷精微多随小便排出体外，是愈口渴欲饮，小便愈频数。治病求本，组方应温肾暖脾。肾阳属火，蒸腾水液；脾属土，土克水，运化水湿。脾肾健旺，水湿无所以生，方中白术、黄芪、干姜、党参等，益气健脾，暖脾化湿；乌药、益智仁、补骨脂、菟丝子、山茱萸等，补肾温肾，温化水湿；于滋阴药物中酌用桂枝、附片，即柯琴所谓"微微生火，鼓舞肾气"之义，如此，肾阳得温，脾得健运，水湿得化，故而奏效。需要注意的是，在治疗本病时要注意对原发病的诊治，病情需要时可中西医结合多种治疗方法治疗，以免延误病情。

第二十一节　银　屑　病

银屑病又称干癣，是一种常见的慢性炎症性皮肤病，皮损表现以红斑和鳞屑为主，红斑上堆积厚厚的鳞屑，挠去鳞屑，可见呈筛状排列的露珠样出血点。皮损以四肢伸侧、头皮多见。其病理机制主要为免疫系统激活所致的表皮细胞分化增生异常。目前本病病因尚不明了，多数学者认为本病是遗传、免疫、感染、创伤、药物、内分泌、精神等多种因素综合作用的结果。病情易反复，迁延日久难愈。根据银屑病的临床特征，一般将本病分为寻常型、脓疱性、关节型、红皮病型四种类型。本病多发于青壮年，对患者的身体健康和精神状况影响较大。属中医学的"白疕"范畴。

一、病因病机

马老认为本病的根本病机是患者营血亏虚，皮肤失养，血虚生风，故瘙痒难耐。各种原因导致的营血亏虚、风邪偏盛，都可以导致本病。

1. 外感风邪

患者感风寒、风热之邪，肺失宣降，热郁不发，蓄于体内，阻于肌肤，则伤及营血。风邪在表，发为瘙痒，肌肤失养，发为干癣、皮损。

2. 内热偏盛

患者素体阳热偏盛，性情急躁，心火内生，或恣食油荤发物，致使营血亏损，肌肤失养，血虚、血热生风而发为本病。

3. 营血亏虚

患者病程日久，耗伤营血，或者素体阴虚，气血不足，生风化燥，肌肤失养，亦可发为本病。

4. 气血两燔

患者体内热蕴日久，阴血耗伤，再有外感热邪引动体内伏热，以致热灼于内，生风动血，气血两燔而发。

二、辨治特色

马老认为阴虚血少，热动生风为本病基本病机，所以治疗时以补血、凉血、活血为基本大法，即取"治风先治血，血行风自灭"之意。根据患者基本病情，随证施药，血虚明显，寒热偏性不明显者可加当归、党参、白术、龙眼肉等，健脾益气养血；血热明显者，可用生地、玄参、水牛角等，清热凉血；火毒炽盛，全身皮肤肿胀瘙痒大量脱皮者，可用生地、生石膏、黄芩、黄连、知母、丹皮、连翘等，清热泻火，凉血解毒；病程日久，兼有瘀血症状者，用桃仁、红花、益母草、泽兰等活血化瘀；湿邪偏盛，脓疱泛出，或关节肿胀、酸痛者，可加萆薢、薏苡仁、土茯苓、泽泻、白鲜皮等，健脾渗湿止痒。另外，外感风邪症状明显者，酌加风药：风热者加二花、连翘、菊花；风寒者加荆芥、川芎、防风。

三、验案选粹

赵某，女，26 岁，农民。2012 年 2 月 18 日初诊。

主诉：上肢手臂皮肤瘙痒难忍 2 周。

现病史：患银屑病 2 年余，在当地医院用糖皮质激素治疗，初用效果明显，后来病情反复，近 2 周来自觉瘙痒明显，糖皮质激素药膏不能止痒，求诊于中医。刻下患者双侧上肢伸侧散见淡红色斑状皮损，覆有少许白色片状鳞屑，刮除表面鳞片可见发亮半透明薄膜，再刮除薄膜，可见筛状出血点。脉细数，舌红，少苔。

既往史：无特殊病史。

辅助检查：血沉增快。皮肤病理检查示：表皮角化不全，角质层内有芒罗（Munro）微脓肿，棘层肥厚，粒层变薄，真皮乳头延长呈棒状，内有弯曲扩张的毛细血管。

辨证分析：患者双侧上肢伸侧散见淡红色斑状皮损，覆有少许白色片状鳞屑，刮除表面鳞片可见发亮半透明薄膜，再刮除薄膜，可见筛状出血点，症状符合中医学"白疕"范畴。患者病程日久，运用激素治疗，耗伤阴血，故自觉瘙痒难忍，咽干。脉细数，舌红，少苔，皆为血虚风燥之象。

中医诊断：白疕。

西医诊断：银屑病。

辨证：血虚风燥证。

治法：滋阴养血，息风润肤。

方药：黄芪桂枝五物汤合消风散加减。

当归身12g　赤芍15g　白芍15g　川芎10g　荆芥10g　防风10g　白蒺藜10g　黄芪15g　熟地15g　桂枝8g　全蝎6g　天花粉10g　制首乌15g　炙甘草6g

7剂，水煎服，每日1剂，早晚分服。服药期间忌食生冷油腻辛辣刺激食物。

二诊：服药后，咽干症状好转，但大便黏滞不爽，守上方去熟地、白芍，加党参10g、陈皮10g，续服7剂，服法禁忌同上。

三诊：服上药后大便顺畅，皮肤瘙痒减轻。守二诊方加生白术10g。续服7剂，巩固疗效。

按　患者病程迁延日久，气血虚弱，血虚风燥，肤失濡养，瘙痒不甚，阴虚症状明显，故组方以滋阴养血润燥，祛风止痒为主，方中当归身、白芍、熟地、天花粉养血润燥；荆芥、防风、白蒺藜、全蝎祛风止痒；防风为风药中之润剂，祛风而不伤阴；全蝎为虫类药，搜风药效强，适用于久风顽疾；白蒺藜味苦辛、性平，入肝经，疏风止痒。患者脾胃功能素虚，养血药物过于滋腻，阻碍脾胃运化功能，一诊服药后出现大便黏滞，在二诊后加入党参、白术等，一可健脾化湿，二可健脾益气，鼓舞气血，生血润燥。健脾、养血、润燥、祛风诸法共用，于是血燥得润，诸症悉平。

第二十二节　斑　秃

斑秃是一种毛发突然呈斑块状脱落的慢性皮肤病，局部皮肤正常，无自觉症状，又名"鬼剃头"。发病特点为脱发区皮肤变薄，感觉正常，无自觉症状，多发于青年人，发病率无明显的性别差异。发病时头发突然成片脱落，脱发区皮肤光滑，脱发区边缘头发松动，易于拔出，拔出见发根近端萎缩，呈上粗下细的感叹号样。脱发区数目不等，大小不一，无明显形状，可相互连成一片，甚或头发全秃，更有严重者眉毛、胡须、腋毛、阴毛全脱，称"普秃"。本病目前具体病因不明，由于皮肤毛囊周围有淋巴细胞浸润，且本病多伴有其他自身免疫性疾病，故目前多数学者认为本病是一种自身免疫性疾病。除免疫因素外，也可能与遗传、精神、内分泌等因素有关，按照临床表现，其与中医学"油风"症状类似。

一、病因病机

马老认为本病的基本病机是由各种原因导致的血虚不能荣及周身皮毛，以致毛发失于濡养、根空、成片脱落。凡是造成机体血虚、血燥、生风的原因，均可导致本病，具体病因有以下三点。

1. 血热生风

素体阴虚血热，或者过食辛辣刺激食物，或者情志抑郁化火，或者外感火邪，以致营阴暗损，阴不制阳，血热生风，毛发失于润养，成片脱落。

2. 瘀血阻络

情志内伤，血行不畅，以致气血不能荣养于上，又或者跌仆损伤，瘀血阻滞不通，清窍毛发得不到充养，毛发不生而脱落。

3. 精血不足

肾精不足也是本病发病原因之一，盖肝肾同源，肾精不足导致肝血亏虚，血不养发；或者脾胃气虚，运化无权，以致气血不生，不能充养毛发，也可导致毛发脱落。

二、辨治特色

马老根据患者具体病情组方立法，血热生风者滋阴凉血，润燥祛风，血热清则血循其经，滋养毛发，斑秃乃除；瘀血阻络者活血化瘀，瘀血除则新血生，新血滋养，毛发自生；精血不足则填精益髓，或滋养肝血，或健脾益气，补气养血，使体内气血充盈，脉道滑利，气血通达全身脏腑皮毛，毛发乃生。

三、验案选粹

杨某，男，41岁，工人。2012年4月7日初诊。

主诉：晨起发现后头顶部一块脱发。

现病史：患者晨起时发现后头顶部一块脱发，大小2cm×3cm，脱发处肤质正常，脱发根部萎缩，呈上粗下细的感叹号状，感觉头皮瘙痒，心烦，大便时有干燥，小便正常，睡眠尚可。脉弦滑，舌红，苔薄黄。

既往史：无特殊病史。

辅助检查：暂缺。

辨证分析：患者突发后头顶部脱发，发根部萎缩，头皮瘙痒，为风邪侵袭征兆；心烦，大便干燥，为阴血亏虚；阴血虚而邪风生，肌肤毛发失养而脱落，脉弦滑，是体内热盛之象；脉弦，舌红，苔薄，皆是阴虚表现。

中医诊断：油风。

西医诊断：斑秃。

辨证：血热风燥证。

治法：清热凉血，息风止痒。

方药：清营汤加减。

生地15g 玄参10g 竹叶12g 连翘10g 麦冬10g 银花15g 丹参15g 茯苓15g 牡丹皮10g 泽泻10g 车前草15g 宣木瓜10g 制首乌15g

7剂，水煎服，每日1剂，早晚分服，服药期间忌食生冷油腻辛辣刺激食物，注意休息，心情开朗，避免烦躁、忧郁、情绪波动。注意头部卫生，生姜水洗头。

二诊：服上方后，瘙痒症状减轻，大便通畅。脉弦，舌红，苔薄。守原方去生地，加黄芩10g、白蒺藜12g、白鲜皮10g，续服7剂，服法禁忌同上。

三诊：服药后自觉心烦易怒好转，大便稍黏滞，脱发处周围有些许新发萌出。嘱患者注意脱发处卫生，不用碱性强的洗发剂洗发，不用电吹风吹烫头发；不要经常擦拭，以免新发损伤；加强营养，多食富含维生素的食物，如青菜、水果、谷类等，纠正偏食习惯。二诊方去玄参、黄芩，加苍术、白术各15g、生山药15g、生甘草6g，续服7剂，服法禁忌同上。

按 患者素体阳盛，血热燥生，营阴不能滋养肌肤，发为斑秃。治病求因，所以组方时注重清热凉血，方中生地、玄参、首乌，甘寒清热养阴，共为君药；患者脱发迅猛，宜配合散风、清热之品，故加入竹叶、连翘、银花、木瓜，辛凉祛风为臣药祛风护发；盖阴血耗伤必兼血瘀阻窍，故加入丹参、牡丹皮清热凉血，活血化瘀，散血生血，共为佐药；茯苓、泽泻、车前草健脾清热利尿，消导热邪，诸药共用，滋阴、祛风、凉血、散血、养血并用，故而奏效。药服寒凉，患者大便稍黏滞者，稍予苍术、白术健脾燥湿，以防伤及脾胃。

第二十三节　白塞综合征

白塞综合征是一种以血管炎为病理基础的能够自行加重和缓解的自身免疫性疾病。临床表现主要为反复的口腔溃疡、外阴溃疡、皮肤损害及眼部病变，可累及关节、肺、中枢神经系统和胃肠道系统。本病主要与感染、遗传、环境及自身免疫等有关。中医学将其归属于"狐惑病"，首见于《金匮要略·百合病狐惑阴阳毒病脉证治》，谓："狐惑之为病，状如伤寒，默默欲眠，目不得闭，卧起不安，蚀于喉为惑，蚀于阴为狐，不欲饮食，恶闻食臭，其面目乍赤、乍黑、乍白，蚀于上部则声喝，甘草泻心汤主之。"

一、病因病机

1. 湿热邪毒蕴结

湿为阴邪，易阻碍气机，其性重浊黏腻，湿邪致病多有隐蔽性和缠绵性的特点。湿邪有内外之分，外湿多与感受雨露或居住环境潮湿等有关。内湿多与饮食不节有关，如恣食生冷、肥甘，或饥饱失常或劳倦过度损伤脾胃，脾运化失常，津液不得转输，停聚而生；或与素体阳虚，湿浊内盛有关。外湿多犯脾胃，致脾失健运，湿从内生，而脾失健运，机体又容易受外湿的侵袭。二者相合，蕴久化热或湿从热化，而成湿热之证。湿热之邪可蕴结成毒，上熏口眼诸窍，则见口舌生疮，溃烂不愈，两眼红赤；流注关节经络，则关节肿痛；下注二阴，则见生殖器、尿道口、肛周等处糜烂。

2. 湿热邪毒，内犯肝脾

七情内伤，肝失疏泄，气机运行失常，郁而化火生热或湿热毒邪内蕴脾胃，母病及子，湿热毒邪留滞肝经，肝脉受阻，气血运行不畅，血液凝滞，以致肝热脾湿之证。脾主肌肉四肢，开窍于口，舌为心之外候，脾经"挟咽，连舌本，散舌下"；肝藏血，主疏泄，开窍于目，其经脉环绕阴器，而上循咽喉，"肝足厥阴之脉……过阴器……连目系……其支者，从目系颊里，环唇内"。则湿热循肝经上蒸，故见目赤；循经下注于阴，则阴部溃烂。湿热内传脾胃，可见口舌生疮。

3. 久病入络，湿毒瘀交结

久病不愈，湿毒与瘀血相互交错，深入脏腑、经络，气血运行逆乱，循经脉流注，以致上下俱见蚀烂。

4. 湿毒瘀交错日久，缠绵难愈

热病后期，余热未尽，日久及血，血行不畅，瘀滞肝络，湿瘀互结；或热郁血瘀，弥散三焦，循经走窜，则外浸肌肤、关节，上扰口舌、眼目，下蚀前后二阴而成本证。正如明代赵献可所云："湿热久停，熏腐气血而成瘀浊。"

综上所述，湿热毒邪是本病的基本病机。本病病位在肝脾，并与心肾相关，其病机主要与湿（外湿、内湿）、热（实热、虚热）、毒、虚（气、血、阴、阳）有关。急性期多以肝、脾胃湿热毒邪壅滞，脉络瘀阻为主；而缓解期则以脾胃气虚、肝肾阴虚，热郁湿遏交结不解为主。

二、辨治特色

马老根据本病急性期和缓解期不同的临床表现，并结合足厥阴肝经及其络脉的循行路线进行辨证分期论治。急性期扶正与祛邪二者兼顾，治以清热凉血，健脾祛湿，常用的药物有当归、黄柏、黄连、生地黄、赤芍、白茅根、青葙子、龙胆草、甘草等，常以龙胆泻肝汤为基础方进行加减治疗；缓解期常以滋补肝肾，益气健脾补肾，调和阴阳气血为法，常用的药物有黄芪、党参、白芍、白术、茯苓、菟丝子、熟地黄、淫羊藿、附子、枸杞子、鸡血藤、何首乌、山药、山茱萸、女贞子、玄参、鳖甲、知母、黄柏、牡丹皮等。在临床实践中，也可随症加减，如溃疡反复不愈，以口腔症状为主者加升麻、木通、细辛；以外阴症状为主者加牛膝、苦参、车前子、土茯苓、泽泻；以眼部病变为主者加菊花、银花；下肢结节肿痛者加川牛膝、三棱、莪术；伴心烦汗出及心悸者加生龙牡、夜交藤；纳差者加山楂、鸡内金、谷芽、麦芽。

三、验案选粹

王某，男，39岁，工人。2013年5月13日初诊。

主诉：反复发作口腔溃疡伴双目胀痛2年余。

现病史：患者2年余前无明显诱因下反复出现口腔黏膜糜烂，一直未予特殊处理，后出现双目胀痛，视物不清，于外院确诊为白塞综合征、双眼虹膜睫状体炎。曾用中西药治疗（具体不详），疗效不佳。刻下患者双目胀痛，视物不清，口干苦，两胁胀满，口腔黏膜及舌面有多处溃疡，阴囊有散在小溃疡。脉滑数，舌质红，苔黄腻。

既往史：喜嗜烟酒辛辣食物，其他无特殊。

辅助检查：暂无。

辨证分析：患者反复出现口腔溃疡，伴双眼虹膜睫状体炎及阴囊散在小溃疡，属中医学"狐惑病"之范畴。肝经湿热循经上犯而出现口干苦、双目胀痛，湿热下注二阴故阴囊有散在小溃疡。脉滑数，舌质红，苔黄腻，均为肝胆湿热之象。

中医诊断：狐惑病。

西医诊断：白塞综合征。

辨证：肝胆湿热证。

治法：清泻肝胆湿热。

方药：龙胆泻肝汤加减。

忍冬藤30g　赤芍15g　生地20g　龙胆草6g　柴胡6g　炒栀子10g　黄芩10g　川木通8g　车前子10g　泽泻9g　土茯苓15g　乌梅8g　甘草5g

10剂，水煎服，每日1剂，早晚分服，服药期间忌食生冷油腻辛辣刺激食物。

二诊：服上方后，诸症基本消失，双眼球结膜充血消失后，视力大有好转，原方减量再进10剂以善后，追访1年无复发。

按 本案中，马老认为此患多与肝经湿热、热毒蕴结循经上越下迫所致。白塞综合征其主要发病部位在肝经及其络脉上，《灵枢·经脉》云："肝足厥阴之脉……循股阴入毛中，过阴器……循喉咙之后……连目系……其支者……环唇内……"治疗本病当以六经辨证为基础，以清肝经湿热为基本原则进行辨证论治。另外，临床上患者多运用激素治疗，效果不佳后来寻求中医治疗，激素类药物类似中药的"纯阳"之品，易于助阳耗阴，常易形成阴虚、阳虚或阴阳俱虚假象，因此临证辨治时须透过假象，寻找疾病的本源，进行辨证施治。

第二十四节 丹 毒

丹毒是由溶血性链球菌侵入皮肤所致的一种网状淋巴管及其周围软组织的急性感染，是临床上的常见病、多发病。以患部突然皮肤鲜红成片，色如涂丹，灼热肿胀，迅速蔓延为主要表现，可发生于身体任何部位，以下肢、面部多见。常反复发作，最后导致慢性淋巴系统水肿。《素问·至真要大论》称其为"丹胗""丹熛"，"少阳司天，客胜则丹胗外发，及为丹熛疮疡"。发于头部的丹毒称为"抱头火丹"，发于下肢腿足部的称为"流火"。

一、病因病机

素体血热，加之湿热火毒之邪乘袭而入，致使热蒸血液、燔灼肌肤而见皮肤发红，此时多属于急性期。发于头面部的多夹风热，发于胸腹的多夹肝火，发于下肢的则多夹湿热。湿热火毒之邪侵袭，日久损伤正气或素体正气不足，正邪交争不下，迁延不愈，常演化为慢性。湿邪郁久化热，耗伤津液，以致血液稠厚，运行不畅，血液瘀滞脉络，则兼有血瘀之证。

二、辨治特色

急性期以火毒炽盛为主者治以泻火解毒，多选用犀角地黄汤、黄连解毒汤清解气血之热毒，普济消毒饮、牛蒡解肌汤等在清热解毒的基础上疏散卫分之热。常配以紫花地丁、败酱草、板蓝根、忍冬藤、虎杖、白花蛇舌草、蜂房、虎杖、土茯苓等具有清热泻火解毒的药物。以湿热为主者，多选用龙胆泻肝丸、三妙丸、三仁汤为基础方进行加减治疗；同时也可选用忍冬藤、蒲公英、紫花地丁、生薏苡仁等配合二妙丸以增强利湿清热的作用；合用白茅根、川萆薢、穿山甲可利湿活血消肿。慢性期常选用陈皮、胆南星、枳实、茯苓、熟地、竹茹、白芥子、炮附子、干姜、桂枝、山药、山茱萸、泽泻、南北沙参、桑寄生、当归等药物进行治疗。

马老在治疗本病时注重辨病与辨证相结合，同时兼顾体质因素的影响，根据患者不同时期的临床表现不同，进行选方用药。偏阳虚者常加附子、桂枝、肉桂、干姜等；阴虚者常加麦冬、玄参、知母、石斛、北沙参等；气虚者常加生黄芪、白术、党参、茯苓、太子参等；血瘀者常加当归、川芎、丹参、三棱、莪术、桃仁、红花等。

三、验案选粹

孙某，男，46岁，农民。2012年3月20日初诊。

主诉：右足趾及足背红肿疼痛3日。

现病史：自诉 3 日前洗脚时右足第 4～5 趾缝间瘙痒难耐，过度搔抓，后足趾及足背部出现红色弥漫性肿胀，略高出皮肤，自觉灼痛，体温升高，为 38.8℃，自服抗生素，未见明显好转。刻下患者恶寒发热，头痛，右足背肿痛，自觉有痛痒感，口干苦，胃纳差，大便偏干，小便短赤，夜寐安。查体：右足背部皮肤弥漫性暗红肿胀，边界清楚，皮温升高，触痛明显，右足第 4、5 趾缝间脱屑。脉滑数，舌质红，苔黄腻，边有齿痕。

既往史：有足癣史。

辅助检查：血常规示：白细胞计数 $12×10^9$/L，中性粒细胞百分比 0.85。

辨证分析：湿热火毒之邪乘袭而入，致使热蒸血液、熺灼肌肤而见皮肤弥漫性暗红肿胀，皮温升高；外邪趁机而入，正气抗邪于外，正邪相争而恶寒发热，头痛；脾喜燥恶湿，湿邪壅滞脾胃，脾失运化，则出现口干苦，胃纳差，大便偏干，小便短赤，夜寐安。脉滑数，舌质红，苔黄腻，边有齿痕，均为湿热内阻之象。

中医诊断：流火。

西医诊断：丹毒。

辨证：湿热下注证。

治法：清利湿热。

方药：五神汤合萆薢渗湿汤加减。

茯苓20g　车前子15g　金银花15g　紫花地丁15g　牛膝10g　萆薢15g　薏苡仁20g　土茯苓20g　牡丹皮15g　泽泻10g　通草6g　滑石30g　黄柏10g　陈皮10g

3 剂，水煎服，每日 1 剂，早晚温服，服药期间忌食生冷油腻辛辣刺激食物，另嘱患者用硫酸镁溶液湿敷，抬高患肢。

二诊：患者右足背部红肿逐渐消退，但觉瘙痒，皮肤灼热，舌红，苔微黄腻，脉滑数，体温正常，未再发热，守上方去陈皮，加僵蚕 10g、蝉蜕 10g，3 剂继服，以巩固疗效。患者未留联系方式，未能进行随访。

按　马老指出本病的病因病机可参照《圣济总录》："热毒之气，暴发于皮肤间，不得外泄，则蓄热为丹毒，以其色如涂丹之赤，又复阳气伏于皮中，故谓之丹也。"本案例多感受火热毒邪，与体内湿热相合所致，治疗上应以清透为主，同时还要兼顾人体阳气、阴液，以防清利过度损伤人体阴阳。临床诊治时应根据本病发病部位的不同进行合理的选药组方，发于上部者，加用祛风药；病在中部，或由肝火所致者，加清泻肝火之品，或由脾胃湿热所致者，联用清热健脾化湿之药；病在下部者，多夹有湿浊，加用清热解毒燥湿药。

第二十五节　瘰　疬

瘰疬是颈部两侧胸锁乳突肌前后缘单发或多发的硬性肿块，不痛，皮色不变，边界清楚，活动性好的慢性淋巴结感染性疾病。肿块累累呈串珠状，大者为瘰，小者为疬。中医学称之为"鼠疮""痨子颈""老鼠疮""痞疬"。相当于西医学中的颈部淋巴结结核。

一、病因病机

本病多与肝、脾、肺、肾脏腑功能失调有关，其病理基础为痰。初期多因肝郁气结，横逆犯脾，脾失健运，内生痰湿；或肝郁化火，炼液成痰，痰火凝结而成。后期肝肾阴虚，阴火炽盛，炼液为痰，痰火互结；或素体肺肾阴虚，阴亏火旺，肺津不能输布，灼津为痰；或外感风热、疫病之毒，与内生痰热相搏结，循经上扰壅滞颈项，而形成肿块。

二、辨治特色

瘰疬好发于胆经循行的部位：颈部两侧胸锁乳突肌前后缘。马老认为本病早期多属肝胆有热，痰浊阻滞。治疗宜以消散痈结为主，《疡科纲要》曰："治疡之要，未成者，必求其消。"马老常选用逍遥散或四逆散合消瘰丸加减，并在临床证治中，随症加减：颈部肿块多而硬者加夏枯草、猫爪草、昆布、海藻等软坚化痰；阴虚盗汗者，加煅牡蛎、浮小麦、白芍等敛营止汗；低热不退者，加柴胡、黄芩等清热；胸闷不舒者，加瓜蒌、薤白、苏梗等宽胸理气。瘰疬中期常有脓肿形成，治疗宜以透邪为主。根据正气虚衰与否，可分为正气未虚衰，毒邪亦盛和正虚邪实两种：正气未衰，毒邪亦盛者，治以托里透脓，以透脓散合桂枝茯苓丸加减；正虚邪实者，宜扶正托毒，选用托里透脓汤加减，并联合中药外敷。局部红肿明显者，加金银花、连翘、蒲公英以清热解毒；纳差者，加鸡内金、薏苡仁、山药等健脾。后期症多有脓肿破溃，此时当首选外科手术将破溃部位切除，定期清洁换药，再予以生肌散、白玉膏等外用生肌以促进伤口愈合，并联合服用中药汤剂以扶正祛除余邪，药用四君子汤或六味地黄丸合清热解毒之金银花、连翘、牡丹皮等。

三、验案选粹

包某，女，44 岁，工人。2010 年 5 月 20 日初诊。

主诉：发现颈部包块半年，溃破 1 个月余。

现病史：半年前右侧颈部胸锁乳突肌后缘出现串珠状包块，后逐渐增大，偶伴有红肿疼痛，无发热，1 个月前因不慎搔抓后包块溃破，先出现稀薄样脓液，夹有豆渣样败絮样物质，伴有消瘦，纳差乏力，潮热盗汗，病程中见颈部右侧胸锁乳突肌处皮肤有五处溃疡面，直径约 2cm，脓水清稀。溃疡的底部及其旁淋巴结肿大累累如珠状。于外院行病理检查，考虑"结核"可能。脉细数无力，舌淡，苔微黄腻。

既往史：有肺结核病史。

辅助检查：胸部 X 线片示：左上肺有钙化点。PPD 试验（+）。

辨证分析：正气不足，邪毒内陷，气血不足，肝肾阴虚。

中医诊断：瘰疬。

西医诊断：颈部淋巴结结核。

辨证：气阴两虚证。

治法：益气养阴，解毒散结。

方药：透脓散合益胃汤加减。

生黄芪 30g　当归 10g　远志 8g　金银花 15g　天花粉 10g　赤芍 10g　胡黄连 6g　鳖甲 15g　蒲公英 15g　熟地 15g　南沙参 15g　连翘 10g　夏枯草 15g　浙贝母 10g　生甘草 5g

10 剂，水煎服，每日 1 剂，早晚温服，服药期间忌食生冷油腻辛辣刺激食物，同时予外科常规清洁换药。

二诊：患者潮热退，乏力减，疮口腐肉大致脱尽，结块消散大半，自感胃纳欠佳，腹胀，脉虚弱，舌淡。遂以调理脾胃为主，处方：木香、陈皮各 10g，砂仁 8g，党参、白术、茯苓各 15g，生黄芪 20g，焦三仙各 15g，炙甘草 5g，续服 10 剂，服法禁忌同上。

三诊：患者善食易饥，疮口趋向闭合。继予上方加用当归 15g、丹参 10g，再服 7 剂。药后疮口愈合，结块消散。又继服中药 10 剂以巩固疗效。

按　马老认为患者既往有肺结核病史，且长期服用抗结核药物，这些药物常可损伤脾胃，脾胃运化水谷精微物质失常，"脾为生痰之源"，因此治疗时应兼顾健脾胃，脾健则痰湿即消。患者病损已有1个月余，在邪气实的基础上兼有正气虚的症状，在治疗时，应当在祛邪的同时应兼顾补益正气，方用黄芪以补益人体正气，又可制约寒凉药损伤脾胃；南沙参、熟地益气养血滋阴；当归甘温质润，长于补血，又可辛行温通以活血化瘀；熟地补血养阴，滋补肾阴，上述药物合用起到益气养阴，补血滋阴之目的。赤芍凉血活血；胡黄连、夏枯草、鳖甲清退虚热；金银花、连翘、蒲公英、浙贝母四药合用具有清热解毒、散结消肿之功效；生甘草补气健脾，调和诸药。马老认为在疾病后期应以补益脾胃为本，使脾的运化功能恢复正常，气血有源，正气自复，正盛邪去，则病自愈。

第二十六节 雷诺综合征

雷诺综合征是一组在受寒冷刺激或情绪激动及其他因素的影响下，因血管神经功能紊乱而引起的以手足皮肤颜色的间歇性变化为主要表现的阵发性末梢动脉痉挛性疾病。手指或足趾等肢端常出现对称性"苍白—青紫—潮红—正常"的周期性变化，常伴有疼痛和紧绷感。本病病情较稳定，多在秋冬季节发病，常见于20～40岁女性。中医学根据其症状，将其归属于"四肢逆冷""血痹""脉痹"等范畴。

一、病因病机

本病多与风、寒、瘀密切相关，多由外感寒邪乘虚从皮毛而入，客于经络，营卫失调，阴阳失和，气迟血泣致使指趾端苍白、青紫、麻木、疼痛等。或先天禀赋不足，后天失养，心肾阳虚，心主血脉、肾主筋骨功能减退，无以温养四肢，再因感受寒邪，致使寒凝血滞，气血运行不畅，气血瘀阻，脉络不通，阳气不能达于四末而致四肢厥逆，指趾青紫等。正气不足是本病的发病基础，寒冷、疲劳、汗出等诱因，使阳气受阻，阳气失去卫外功能，风、寒、湿邪乘虚而入，直入血中而为之痹，四肢为诸阳之末，气血凝滞，络脉瘀阻，阳气不能达于四末，导致指趾部疼痛、麻木，肤色不荣等以气血俱虚症状为主的临床表现。气血不足，营卫失调，脉络闭塞，肌肤失养，寒湿内浸，寒凝血瘀，脉络痹阻，气血瘀滞导致肢体局部缺血缺氧，甚至坏死。

二、辨治特色

马老认为治疗时应根据发作期与缓解期的表现不同进行加减用药，缓解期多以脾肾阳虚为主，发作期多表现为寒凝血瘀证。寒凝血瘀证，治以散寒通络，活血化瘀；血脉瘀阻证，治以理气活血，疏通血脉为法；脾肾阳虚证，则宜以补益脾肾，温通血脉为法。

临床上对于本病的治疗多选用当归四逆汤、阳和汤、四逆散、黄芪桂枝五物汤等加减治疗，并进行随证加减。气虚者加党参、黄芪；寒甚者加肉桂、熟附子、干姜、花椒；瘀重者加赤芍、三棱、莪术、红花、丹参；睡眠差者加用合欢皮、益智仁、柏子仁、酸枣仁、夜交藤等养心安神药物。

马老认为本病主要与寒邪有关，中医学中"寒"有"内寒"与"外寒"之分，因此治疗上应仔细辨证，以求达到"治病求本"之目的。同时马老还强调辨证时还应注重体质、病发的时节及患者是否长期居住于寒湿之地等因素，完整地搜集与本病发生可能相关的因素，从整体的角度治疗，不能仅仅着眼于某一症状。同时还要兼顾患者伴随的症状，进行加减治疗。

三、验案选粹

戴某，女，36岁，农民。2013年12月9日初诊。

主诉：双手指端发凉1年，加重1个月。

现病史：自诉近1年来每于入冬或精神紧张时出现两手指端冰冷，色苍白，尤以早、晚症状为重，适量活动后身体虽已发热但两手仍冰冷，双手遇凉水刺激后指端对称性出现"苍白—青紫—潮红—正常"的现象，心情烦躁，无胸闷胸痛，无恶心呕吐，偶有双脚发凉，纳眠一般，二便尚可。患者反复就诊于多家医院确诊为雷诺综合征，服用治疗本病的相关药物后未见明显好转。脉细弱，舌淡红，苔薄白，舌根部苔白厚，舌下络脉正常。

既往史：无特殊。

辅助检查：IgA升高；抗核抗体1∶1000；抗SSA抗体（+）。

辨证分析：本证多由外感寒邪或情志失常致使气血运行失常，寒凝血瘀或气滞血瘀，气血不能运达四末而出现两手指端冰冷，色苍白等寒凝血瘀征象。

中医诊断：血痹。

西医诊断：雷诺综合征。

辨证：寒凝血瘀，气血失调证。

治法：温经通脉，益气活血。

方药：当归四逆汤合四逆散加减。

桂枝10g　当归10g　白芍15g　细辛5g　红花10g　陈皮10g　木香10g　川芎10g　熟地15g　路路通10g　炙黄芪20g　柴胡12g　透骨草20g　郁金10g　炙甘草5g

7剂，水煎服，每日1剂，早晚温服，服药期间忌食生冷油腻辛辣刺激性食物，注意保暖。

二诊：天气转凉，肢端青紫反复，接触冷水加重，肤色苍白，时有麻感，脉细涩，舌苔薄黄，舌质暗。仍以寒凝血瘀为主，治疗予温经益气，守原方加鸡血藤15g、丹参15g，7剂继服，服法禁忌同上。

三诊：双手苍白清冷有减轻，手指色红不白，凉感不明显，脉细，舌苔薄，舌质暗。守二诊方加干姜5g、制附片10g，7剂继服，服法禁忌同上。

四诊：两手苍白、怕冷现象明显减轻，接触冷水亦不明显发白，脉细弦，舌质暗红，舌苔薄黄。通补兼施，药终获效，当守方善后巩固疗效。守二诊方加细辛4g、干姜6g、制附片6g、鹿角片10g，14剂继服以巩固疗效。

按　"脉者，血之府也"，雷诺综合征的病位在脉，多由阳气不足，不能温养血脉，或寒凝血瘀，脉络阻滞，气血不能运达四肢末梢，而引起手足厥冷、麻木疼痛等症状。治疗上常以温阳通脉，益气化瘀为主，以当归四逆汤合四逆散加减。方用当归甘温，养血和血；桂枝辛温，温经散寒，温通血脉；细辛温经散寒，助桂枝温通血脉；白芍养血和营，助当归补益营血；路路通"大能通十二经穴"，可通经脉，以畅血行；炙黄芪、炙甘草益气健脾；炙黄芪合当归、白芍以补营血，以防桂枝、细辛燥烈太过，伤及阴血。患者手足不温，缘于外邪传经入里，气机为之郁遏，不得疏泄，阳气内郁，气不宣通，故再合四逆散之柴胡，以升发阳气，疏肝解郁，透邪外出；与白芍相配，又能理气和血，使气血调和；以郁金清心解郁除烦；透骨草祛风除湿，活血消肿止痛；炙甘草兼调药性。诸药合用，共奏温经散寒、养血通脉、透邪解郁，疏肝理脾之功效，使邪去络通，气血调畅，则诸症皆愈。

第二十七节 痛 经

痛经为妇科最常见的症状之一，是指女性月经前后或月经期出现小腹痉挛性、坠胀性疼痛，或痛引腰骶，偶伴有头痛、腹泻、呕吐等其他不适症状，并随月经周期发作。临床上根据有无盆腔内器质性病变，分为原发性和继发性两种，原发性痛经又称"功能性痛经"，是指经过详细的妇科检查，并未发现器质性疾病者。中医学将其称之为"经行腹痛""经期腹痛"。

一、病因病机

根据"通则不痛，痛则不通"及"不荣则痛"的原理，中医学认为本病多以不通为基础，常将本病分为虚、实两证。实证多由忧思郁怒，气机不得宣畅，气滞血瘀，阻于胞宫导致出现经行腹痛；经期淋雨感寒或过食生冷而致寒凝血瘀，寒瘀客于胞宫，凝聚不行而产生疼痛；肝气郁滞，郁久化热或湿热下注，湿、热、瘀相互搏结于胞宫，阻滞胞宫气血运行不畅而出现疼痛。虚证多由肾气亏虚或脾胃虚弱，不能运化水谷精微，精血不足化源不足或大病久病失血后气血不足，冲任气血虚少，行经后血海气血愈虚，不能濡养冲任、胞宫而发生疼痛。痛经的基本病机为精、气、血不足，气滞，血瘀，寒凝，热结。病位在胞宫，多与脾、肝、肾及冲任有关。

二、辨治特色

马老认为临床治疗时应遵循"治病求本""急则治其标，缓则治其本"的原则，治以行气、活血、温经、散寒、止痛等。气滞者，多选用柴胡、郁金、香附、木香、白芍、川芎、川楝子、当归等药物以疏肝行气；血瘀者，多选用莪术、三七、桃红、赤芍、鸡血藤、蒲黄、五灵脂、当归、丹参、川芎等以活血调经；虚证者，多选用党参、黄芪、白术、小茴香、炮姜、肉桂、大枣、阿胶、茯苓等温阳益气；肾虚者，多选用女贞子、补骨脂、杜仲、川断、牛膝等补益肝肾。

三、验案选粹

张某，23岁，女，未婚，工人。2013年6月29日初诊。

主诉：经行小腹疼痛3年余。

现病史：患者近3年来，每于月经前一天及经行第一天，出现小腹冷痛，喜暖畏寒，痛剧时面色苍白，冷汗淋漓，甚至晕厥，伴恶心呕吐，无腹泻，经来艰涩，初量少色紫暗。14岁月经初潮，平素月经周期规律，28～30日左右一行。本次就诊时末次月经日期为2013年6月5日，量中等，伴血块，4日净。平日自觉怕冷，大便略干，一日一行。脉弦细，舌淡略胖，苔薄白。

既往史：无特殊。

辅助检查：经妇科检查及子宫附件B超检查均未见明显异常。

辨证分析：冲任虚寒，瘀阻胞宫则有小腹冷痛，喜暖畏寒，痛剧时面色苍白，冷汗淋漓等症。脉弦细，舌淡略胖，苔薄白，乃寒凝血瘀之象。

中医诊断：经行腹痛。

西医诊断：原发性痛经。

辨证：寒凝血瘀证。

治法：温中散寒，养血祛瘀。

方药：温经汤加减。

当归 15g　川芎 8g　柴胡 10g　肉桂 5g　桃仁 10g　延胡索 8g　小茴香 6g　炒白芍 20g　制香附 10g　炮姜 3g　益母草 15g　吴茱萸 3g　姜半夏 9g　炙甘草 6g

7剂，水煎服，每日1剂，早晚温服，服药期间忌食生冷油腻辛辣刺激食物。

二诊：月经于7月6日来潮，经来腹痛明显减轻，略感小腹隐痛，能忍受，4日净。脉弦细，舌淡，苔薄白。处方：炒当归15g，炒白芍20g，党参15g，黄芪20g，炒白术15g，茯苓15g，姜半夏8g，香附10g，山药15g，柴胡10g，炙甘草6g。调理3个月经周期，经来腹痛消失，随访半年，痛经未再复发。

按 原发性痛经多无器质性异常，且多发于年轻未婚女性。马老认为治疗本病时应多选用药性偏温的药物，使经血得温而行，通则不痛，又根据女子经期失血等特点，因此在选方用药时应选用温而不燥、补而不滞之品，谨慎选用大辛大热、大苦大寒之品。另外，痛经患者常兼有心情紧张、恐惧等心理，故也可配合应用疏肝解郁的药物。

第二十八节　崩　漏

崩漏指妇女在非经期出现阴道流血不止，出血量少、淋漓不净者为漏，出血量多、势急者谓之崩，又称崩中，相当于现代医学的功能失调性子宫出血。崩与漏互为因果，相互转化，可发生于女性各年龄阶段，尤以青春期和更年期为多见。一般青春期和更年期发生者类似于西医的无排卵型功能失调性子宫出血。育龄期发生者类似于西医的排卵型功能失调性子宫出血。

一、病因病机

本病病位在胞宫，与脾、肝、肾有关。过服辛辣过热之品，酿热生火，热迫冲任，而成崩漏；经期产后，余血未尽，即行房事，损伤冲任；或经期感受寒湿之邪，寒湿凝滞胞脉，血行不畅，瘀阻胞宫而导致崩漏的产生；脾主统血，脾气虚则统摄血液失常，血溢脉外而出现崩漏。青春期崩漏者，天癸初至，肾气、冲任未盛，肾精不足或后天生活失度，耗伤体内阴液，最终导致肾阴亏乏、肾气不足，肾的封藏失职，冲任不固，不能制约经血而发生崩漏，或五志过极，相火亢盛，疏泄太过，肝不藏血，封藏失司，以致冲任不固而崩漏。育龄期发生崩漏者，多由产后失养或操劳思虑过度，耗血伤阴，阴虚阳亢，阴血失守，热迫血行，或冲任失司，致崩中漏下。更年期崩漏者，多数是由肾气、冲任衰退，天癸渐竭，肾气渐亏，真阴亏损，冲任气血紊乱而致崩漏。

二、辨治特色

马老在遵循塞流、澄源、复旧三个基本治则的基础上，结合脾为气血生化之源，运化水谷精微而之为血，冲为血海，属阳明，阳明盛则冲脉盛，阳明衰则血源绝，且先天之精气归藏于肾，后天生化之源在于脾，二者相互协调，则使经脉充盛而经血流畅，故在治疗本病时先从治疗脾肾入手，然后再调固冲任，在选方用药时选用归脾汤、固本止崩汤、固冲汤等为基础方进行加减化裁。常用药物有生黄芪、炒白术、杜仲、牛膝、熟地黄、当归、桑寄生、白芍、续断、枸杞、女贞子、菟丝子、山萸肉、炮姜、煅龙骨、煅牡蛎等，以健脾补肾，固冲止血。

马老认为瘀是本病的关键所在，湿、热、虚均可致瘀，因此在治疗因阴虚致瘀而导致的本病时，谨遵"宜行血不宜止血"的理论，根据"血实宜决之，气虚宜掣引之"的治疗原则，以补益气血为本，同时兼顾收涩化瘀止血，以达到标本兼顾的目的。

女子以肝为先天，以血为本，又由于其特有的经、孕、带、产等生理过程，常处于有"有余于气，不足于血""气有余便是火"的状态。又因妇女体质娇弱，不耐受攻伐性较强的药物，故治疗时应选用药性相对较平和的药物调养为佳，马老认为花类药物性味平和，擅长调理气血运行，选方治疗时可以选用玫瑰花、佛手花、合欢花等花类药物。

经前期以清热、凉血、滋阴为主；经期以养血调经、活血止血为主；青春期崩漏者以清热滋阴为主；更年期者常在清热滋阴的基础上加补肾健脾之药。马老认为临床治疗时可在原有方剂的基础上，根据其兼证进行加减治疗：兼有热证者加用黄芩、黄柏、地榆炭、栀子、藕节、马齿苋、蛇舌草等凉血止血药；兼有血瘀证者加用益母草、茜草、红花、桃仁、三七、蒲黄炭等化瘀止血药；兼有血虚证者加用阿胶、熟地、当归、白芍等养血止血药。

三、验案选粹

张某，女，22岁，未婚，学生。2012年11月10日初诊。

主诉：阴道流血淋漓不止半月余。

现病史：近1年来反复出现月经淋漓不止，量中等，色暗，夹有血块，曾于外院诊断为功能性失调子宫出血、子宫腺肌病。B超检查示：子宫内膜增厚。12岁月经初潮，平时月经规律，30日左右一行，4～5日干净，经行无腹痛。本次就诊时末次月经日期为2012年10月24日，量多，后出现月经量减少，但淋漓不尽，色暗，夹有血块，伴有头晕乏力，腰膝酸软，纳差，睡眠欠佳。舌淡红，苔薄白，脉沉无力。

既往史：无特殊。

辅助检查：B超检查示：子宫内膜增厚。

辨证分析：患者反复出现月经淋漓不止，当辨为崩漏，证属气血亏虚型。崩漏日久，淋漓不止，气血生化不足而出现头晕乏力、纳差等气血亏虚征象。先天禀赋不足，肝血不充，肾精不足而出现腰膝酸软。舌淡红，苔薄白，脉沉细，为肝肾亏虚证的表现。

中医诊断：崩漏。

西医诊断：功能失调性子宫出血。

辨证：肾气亏虚，瘀血内阻证。

治法：益气活血，补肾培元。

方药：固本止崩汤合保阴煎加减。

炙黄芪30g　当归10g　三七粉6g　炒杜仲10g　茜草10g　川断15g　地榆炭10g　大黄炭6g　女贞子15g　旱莲草10g　山萸肉15g　丹皮10g　麦芽15g　焦山楂15g　焦神曲15g　酸枣仁15g　柏子仁15g　炮姜炭4g　炙甘草5g

5剂，水煎服，每日1剂，早晚分服，服药期间忌食生冷油腻辛辣刺激食物。

二诊：患者诉出血渐止，诸症悉减，仍以上方续进7剂。

三诊：症状日见好转，最近半个月未再出血。处方：制香附6g，艾叶10g，阿胶12g，续断10g，炒杜仲15g，炒白术15g，仙灵脾10g，生黄芪30g，当归10g，白芍10g，菟丝子10g，砂仁3g，炙甘草5g。按本方调理3个月余。随访半年，未复发。

按　本案患者崩漏淋漓不止兼有面色无华、腰膝酸软，马老认为与冲任气血亏虚、肾元不固，内有瘀血阻滞有关，治宜益气活血，补肾培元。方中黄芪益气健脾；炒杜仲、续断、菟丝子、仙灵脾以补肾；当归补血活血；女贞子、旱莲草合用取二至丸之意以补肝肾；茜草、地榆炭凉血止血；大黄炭有清热凉血之功，祛瘀而不留瘀。对崩漏日久，身体虚弱者，如有余热未清，血瘀不去，于补养止血药中加入大黄炭，有止血化瘀之奇效，有"止涩之中须寓清凉，而清凉之中又须破瘀解结"之意。

第二十九节 不 孕 症

不孕症是指婚后未避孕，配偶健康，有正常性生活，同居1年以上而未受孕者。其中从未妊娠者称为原发性不孕症，有过妊娠而后不受孕者称为继发性不孕症。不孕症是妇科的常见病、多发病、难治病。随着全球环境的恶化、社会各种竞争的增强，以及就业、工作、生活压力的增加，我国的不孕症患者呈逐年上升的趋势。西医学认为本病多与输卵管疾病、卵巢疾病、子宫及宫颈疾病、外阴及阴道疾病、免疫性疾病、不明原因的疾病等有关。

一、病因病机

本病多与肾虚、血瘀、肝郁、痰湿有关，其中肾虚是最主要的病因病机。肾为先天之本，主藏精，主生长发育及生殖，肾阳亏虚，可导致女子宫寒不孕。肾阴亏虚，相火妄动，血海蕴热，或肾之精血不足，冲任胞脉失养，均不能摄精成孕。"女子以肝为先天"，肝藏血，主疏泄，七情内伤，肝气郁结，肝藏血及疏泄的功能失常，冲任失资而无法摄精成孕；或肝郁犯脾，脾脏不能通任达带，任带失去调节，胎孕不受而导致不孕。女子以血为本，气血运行不畅，气血瘀滞不行，瘀阻胞宫、冲任，冲任失调，胞宫失养也不能摄精受孕。脾为生痰之源，肾为生痰之根，脾胃虚弱或肾气亏虚均可导致痰湿产生，痰湿亦可导致血瘀，痰瘀互结，经脉运行不畅，冲任失调，亦不能摄精成孕。

二、辨治特色

马老认为治疗本病当以补益脾胃为根本，脾胃为后天之本，其运化水谷的功能正常，肾精就得以充养。肾主生殖，为先天之本，不孕症的发生与肾的关系最为密切，而且与天癸、冲任、胞宫及脏腑的气血功能有关。因此治疗时应补益脾胃，补肾助孕为本。肾阴虚者，治当滋养肝肾为主，肝肾得养，则冲任气血得以充调而摄精成孕；肾阳虚者，重在温补心肾，佐以养精益气，使火旺精充而受孕；肾阴阳两虚者，治宜滋补肾中之阴阳，同时兼顾健脾益气，疏肝解郁，使肾中水火充足，胞宫得以温暖而受孕。证属肝气郁结者，多以疏肝解郁，理血调经为主，另外"见肝之病，知肝传脾，当先实脾"，在疏肝的同时应佐以健脾助孕；证属痰湿瘀阻者，相当于西医学的多囊卵巢综合征，治宜燥湿化痰，理血通络，调经助孕；证属脾虚气血不足者，治宜补益气血，调冲助孕；证属湿热瘀阻胞宫者，治宜清热利湿，活血调经助孕。

马老认为本病的发生当责之于肾，常以肾虚为本。又"肝肾同源"及"女子以肝为先天"，治疗时常肝肾同治，常用柴胡、川楝子、郁金、香附、牛膝、元胡、青皮等调肝，女贞子、续断、枸杞子、仙灵脾、桑寄生、杜仲、仙茅、淫羊藿、鹿角霜等补肾，当归、地黄、五味子、枸杞子、女贞子、旱莲草、石斛等肝肾同补。"见肝之病，知肝传脾，当先实脾"，在疏肝的同时加用健脾的药物，如党参、黄芪、陈皮、白术、苏梗、山药、茯苓等；若夜寐欠佳者，加养心安神的药物，如百合、龙骨、远志、酸枣仁、柏子仁、茯神、琥珀等；兼有经血紫暗夹有血块者，加用三七、丹参、红花、赤芍、丹皮、益母草、莪术、三七、川芎等；经期少腹冷痛者，加艾叶、炒吴茱萸、紫石英、肉桂、小茴香、干姜、附子、巴戟天等温阳散寒。

三、验案选粹

刘某，女，30岁，职员。2012年3月18日初诊。

主诉：结婚5年未避孕未受孕。

现病史：12岁初潮，既往月经后期，2个月一行，现停经6个月余。平素月经量中等，色红，偶有血块，经前乳房胀痛拒按，腰膝酸软，白带量多，色淡，无异味及瘙痒，疲乏无力，情绪欠佳，纳眠可，大小便正常。脉弦细，舌淡，苔白。

既往史：无特殊。

辅助检查：尿HCG和血HCG均（−）。

辨证分析：先天禀赋不足，肾精亏虚则出现月经后期、腰膝酸软、白带量多、色淡、疲乏无力等肾精不足之征象。情志内伤，肝失疏泄，气机郁滞而有经前乳房胀痛拒按，情绪欠佳。脉弦细，舌淡，苔白，乃肝气郁滞，肾精不足之象。

中医诊断：不孕症。

西医诊断：不孕症。

辨证：肝气郁滞，肾精不足证。

治法：疏肝补肾，调经助孕。

方药：柴胡疏肝散合二至丸加减。

柴胡10g 香附15g 白芍15g 枳壳10g 女贞子15g 旱莲草15g 菟丝子15g 枸杞子20g 党参15g 当归10g 鸡血藤15g 茯苓15g 怀山药15g 陈皮10g 炙甘草6g

7剂，水煎服，每日1剂，早晚分服，服药期间忌食生冷油腻辛辣刺激食物。

二诊：药后平善，症状较前缓解。脉弦细，舌淡苔白。守原方加桑寄生15g、续断20g、黄芪20g、熟地10g、川芎10g。7剂，水煎服，每日1剂。后续加减调理半年后，于9月27日检测尿妊娠试验阳性。嘱患者妊娠后到医院保胎治疗，未予继续随访。

按 《素问》曰："……肾气盛……天癸至，任脉通，太冲脉盛，月事以时下，故有子。"肾中精气不足，生化失常，不能摄精成孕。《万氏妇人科》云："女子无子，多因经候不调……此调经为女子种子紧要也。"冲脉为"血海"，其正常的蓄溢多与肝血之充盛有关，肝气郁结，资助冲任的功能失常，则不能摄精成孕。此案为肝郁肾虚所致的不孕症，治疗当以补肾调肝，理血通经。选药组方中多选用补益肾精、理气疏肝、养血调经之品，使肾中精气充足，肝气疏泄正常而受孕。

第三十节 青 光 眼

青光眼是一种以眼内压间断或持续性升高，超过眼球所能耐受的能力而造成眼球各部分组织和视功能损害的疾病，具有起病急、发展快的特点。本病如不及时治疗，可导致失明。中医学将其归属于"五风内障"的范畴。

一、病因病机

七情内伤，易耗伤气血，清窍失养发病；或情志失常，肝气郁结，肝失疏泄，郁而化火，火动则阳失潜藏，阳亢则风自内生，风火相煽，因而发生本证；"正气不足，邪之所凑"，脏腑偏胜，正气亏虚，邪气趁机而入，稽留于脉络，阻塞气血运行而发生本病；肝开窍于目，足厥阴肝经、手少阴心经连于目系，通瞳神，故肝经阴阳失调，气血运行失常，经脉不利，目中玄府闭塞，珠内气血津液不行，神水瘀积而致本病。本病与为风、火、痰、郁、虚及肝之阴阳失调有关。

二、辨治特色

马老认为本病的发生与房水的生成过多和排出受阻有关，主要与排出受阻有关，在治疗时可运用"以通为用"的治法。其中，肝气郁滞者，疏肝平肝，肝脉通畅即为通；因瘀血所致者，活血化瘀，气血运行通畅即为通；痰火上扰，阻塞清窍，以致气血津液阻滞不行，神水运行不畅者，清热化痰，平肝明目即为通；肝肾阴虚，阴虚阳亢，水不制火，火邪夹风交攻头目，神水阻滞者，滋阴降火，平肝明目即为通。在选方用药时，多选用龙胆草、菊花、决明子、柴胡、栀子、党参、白术、白蒺藜、山茱萸、钩藤、羚羊角、槟榔等。

三、验案选粹

杨某，男，65岁，退休工人。2013年4月16日初诊。

主诉：右眼视物不清伴右侧头痛3日。

现病史：患者于3日前无明显诱因下突然出现右眼视物不清，伴有右侧偏头痛，眼球胀硬痛。检查视力：右眼0.02，左眼0.6。眼压：右眼5.1kPa，左眼2.7kPa。瞳神散大，瞳孔呈淡绿色反光，纳差，小便黄赤，大便结。脉弦滑，舌红，苔黄腻。

既往史：平素嗜酒，喜食肥甘。

辅助检查：无特殊。

辨证分析：饮食不节，过食辛辣肥甘之品，伤及脾胃，脾虚生痰，蕴久化火生热，痰火上扰，阻塞清窍，以致气血津液阻滞不行，神水运行不畅而引发青光眼。症见头痛或偏头痛，视力下降，伴纳差，溲赤便结，脉弦滑而数，舌红，苔黄腻。

中医诊断：绿风内障。

西医诊断：青光眼。

辨证：痰火上扰清窍证。

治法：清热化痰，清利头目。

方药：加味调中益气汤加减。

党参15g　白术10g　白蒺藜15g　五味子10g　车前子10g　半夏10g　苍术12g　陈皮10g　黄芩10g　茯苓10g　薄荷10g　青葙子10g　山楂10g　大黄3g　夏枯草15g　石决明15g　生甘草5g

7剂，水煎服，每日1剂，早晚分服，服药期间忌食生冷油腻辛辣刺激食物。

二诊：头痛好转，眼胀缓解，饮食增加，二便调。检查视力：右眼0.2，左眼0.6。眼压：左眼2.1kPa，右眼2.4kPa。瞳孔较前缩小，舌红，苔黄，脉弦。守方继进7剂，以巩固疗效。

按　老年性青光眼多属于"绿风内障"。马老认为本案例乃饮食不节，久则伤及脾胃，聚湿生痰，痰火上扰而引起的青光眼。方中党参、白术、苍术益气健脾化湿；半夏、陈皮燥湿化痰；白蒺藜、黄芩、夏枯草、石决明、青葙子清热明目；茯苓、车前子利水明目，降低眼压；薄荷清利头目；五味子缩瞳降眼压；山楂、大黄消食化积，泻热通便；生甘草清热解毒，调和诸药。上述药物合用共奏化痰明目、降低眼压之效。

第三十一节　过敏性鼻炎

过敏性鼻炎，又称变应性鼻炎，是一种由易感个体接触致敏原后导致的 IgE 介导的炎症介质（主要是组胺）的释放和多种免疫活性细胞、细胞因子参与的鼻黏膜慢性炎症性疾病，以阵发性喷嚏、流清涕、鼻塞、鼻痒为主要临床表现，有反复发作、与季节有关的特点，常与支气管哮喘并发，是耳鼻喉科的常见病、多发病。本病属中医学"鼻鼽"之范畴。

一、病因病机

饮食不节，饥饱失常，或情志失调，忧思伤脾，或劳倦过度，耗伤脾气，脾气虚弱，母病及子，致肺气不足，肺失宣降，则出现反复发作的鼻塞喷嚏；肺主宣发，合皮毛，开窍于鼻，肺气虚弱，卫表不固，腠理疏松，易受外邪（如油漆、花粉、粉尘、牛奶等）的侵袭，外邪犯肺，正邪交争，祛邪外出，鼻窍不利，则出现鼻痒、喷嚏频作；肾主水，藏精，主纳气，为气之根，肾中精气充盛，肺得以温养，肺主司呼吸，其功能的正常与否，需要依靠肾之纳气来协助，肾气充沛，摄纳正常，肺才能将呼吸的自然界清气下纳于肾，若先天禀赋不足，或后天失养，化源匮乏，或长期劳累过度，耗伤肾精，而致肾精不足，气不归元，肾失摄纳，可致喷嚏频频；若肾中阳气不足，阳虚不能温化水湿，寒水上泛鼻窍，则致鼻流清涕不止；肺主宣发，主肃降，肺经感受火热之邪或气郁日久化热，肺之宣降失职，火热炎上，则致鼻窍壅塞。肺气虚弱，感受风寒致肺失宣降，鼻窍不利是本病主要的病因病机，而其主要病位在肺、脾、肾，有寒、热、虚、实之分。

二、辨治特色

马老辨治本病以益气补肺、祛风散寒为主，常选用桂枝汤、小青龙汤、御寒汤等加减。兼有鼻涕量多，质清色白，形寒或有感受寒邪者，加用辛夷、苍耳子、细辛、桂枝、麻黄、防风、干姜等；伴见眼及耳部发痒，头痛，便干，咽红，睡眠欠佳，咳嗽痰多者加用菖蒲、荆芥、陈皮、茯苓、五味子、鱼腥草、紫苏子等。

马老根据肺开窍于鼻，主皮毛等理论，认为凡是皮肤、鼻、咽喉部疾患，均与肺脏有关。在五行中，肺属金，脾属土，土生金，脾为肺之母，脾健则肺气充足，其卫外的功能正常，抗邪于外，则较少出现肺系症状。因此马老在治疗本病时注重顾护脾胃两脏的功能，在治疗时多选用补益脾脏的药物，如党参、白术、茯苓、陈皮等。

三、验案选粹

李某，女，36 岁，教师。2012 年 5 月 29 日初诊。

主诉：反复鼻塞、流涕、打喷嚏 15 年余。

现病史：患者于 15 年前无明显诱因下出现鼻塞、流涕、打喷嚏等症状，遂自行口服感冒药治疗，具体药物不详，症状时轻时重，遂就诊于当地医院耳鼻喉科，诊断为过敏性鼻炎，后经多种治疗，均未见明显效果，每于冬季加重，平素易感冒，1 个月前受凉后出现鼻塞，流清涕，自服小青龙汤、玉屏风散等方，获效甚微。刻下患者鼻塞，流清涕，打喷嚏，咳嗽，咯少量黄痰，伴汗出恶风，周身关节酸痛。脉浮而弱，舌淡红，苔薄白。

既往史：无特殊。

辅助检查：暂无。

辨证分析：肺气不足，风寒外袭犯肺，肺气失宣则出现鼻塞，流清涕，打喷嚏，咳嗽；风寒外侵，正气抗邪于外，邪正相争则出现汗出恶风，周身关节酸痛；舌淡红，苔白，脉浮而弱，则为肺气不足，风寒袭肺之象。

中医诊断：鼻鼽。

西医诊断：过敏性鼻炎。

辨证：风寒犯肺，内生郁热证。

治法：散寒宣肺，清解郁热。

方药：玉屏风散合苍耳子散加减。

羌活 10g　白芷 10g　防风 10g　升麻 10g　黄芪 20g　苍耳子 10g　白术 10g　黄芩 10g　党参 15g　陈皮 10g　款冬花 10g　百部 10g　麻黄 8g　鱼腥草 15g　辛夷花（包煎）10g　炙甘草 6g

5 剂，水煎服，每日 1 剂，早晚温服，服药期间忌食生冷油腻辛辣刺激食物。

二诊：咳嗽缓解，流涕、打喷嚏及恶风汗出均减轻，仍有鼻塞，舌脉同前，守上方去鱼腥草，加细辛 3g，继服 7 剂。

三诊：上述症状明显缓解，脉数，舌淡红，苔薄白，守上方去麻黄继服 14 剂，诸症均缓解，嘱其适寒温，适当运动，注意预防感冒，随访 1 年未复发。

按　本案主要为正气不足，肌表腠理疏松，卫外功能失常，外邪伤表，肺气不能宣降，津液停聚，鼻窍壅塞，遂致喷嚏流涕。选方用药上以补益肺气、宣畅气机为主，使正气得复，肺气宣发正常，祛邪外出，鼻窍宣通自利。马老认为，现代人们多生活压力较大，缺乏锻炼，平素喜食生冷、甜腻、辛辣油炸食物等，损伤人体正气，使肌表的防御功能下降，肺卫外功能减退而出现本证。

第三十二节　阳　痿

阳痿是指成年男子性交时，由于阴茎萎软不举，或举而不坚，或坚而不久，无法进行正常性生活的病症，是男科临床常见疾病之一。本病在《黄帝内经》中被称"阴痿"，曰"阴器不用"或"宗筋弛纵"。《景岳全书·阳痿》言"阴痿者，阳不举也"，指出阴痿即是阳痿。

一、病因病机

先天禀赋不足或恣情纵欲，房事过度，或手淫、早婚，导致肾精虚损，宗筋失养而致阳事不举；或久病劳伤，损及脾胃，气血生化不足，宗筋失养而成阳痿；或情志不遂，思欲过度，忧思郁怒，肝失疏泄，宗筋所聚无能，而成阳痿；或过思多虑，损伤心脾，气血不足，宗筋失养而阳痿；或大惊卒恐，伤于心肾，气机逆乱，气血不达宗筋，不能作强，则阳事不举；或过食醇酒厚味，脾胃运化失常，聚湿生热，湿热下注肝肾，经络阻滞，气血不荣宗筋，乃成阳痿；或久居湿地或湿热外袭，蕴结肝经，下注宗筋，或寒湿伤阳，阳为阴遏，发为阳痿。本病病位在宗筋，多与肝、肾、心、脾有关，亦有虚、实之分。

二、辨治特色

马老认为肾中精气充足则阴茎才能正常勃起，因此治疗时应审证求因，以补肾为根本，兼以调肝、健脾等治法，在滋补肾阴的同时，佐以助阳之品，取"少火生气"之法，以助命门之火。常用药物有知母、龟板、熟地、菟丝子、桑寄生、山茱萸、淫羊藿、巴戟天、枸杞子、沙苑子、杜仲等。

马老认为阳痿患者，往往心情抑郁低落，心理负担较重，常四处寻求医治，使病情迁延日久，耗伤人体正气，因此用药宜选用主入肾经平和之品，慢慢调理，待阴阳平衡，肾气稳固后，才考虑逐步停药。

由于本病的病因病机较复杂，常虚实夹杂，治疗时，实证者，肝郁宜疏泄，湿热宜清利；虚证者，命门火衰宜温补养精；心脾血虚者当调养气血，佐以温补开郁；虚实夹杂者应标本兼顾。

三、验案选粹

刘某，男，26岁，商人。2013年12月22日初诊。

主诉：行房事时不举半年余。

现病史：患者因生意失败，情志抑郁，精神不振，肢体倦怠，脘闷不舒，嗳气频，饮食无味，纳呆，失眠多梦，进而出现房事不能，则心情更加抑郁，于当地医院治疗后（具体不详），未见明显好转，现于针灸科门诊行针灸治疗，疗效欠佳，故予寻求中药治疗。脉弦细，舌质淡，苔薄白。

既往史：无特殊。

辅助检查：暂无。

辨证分析：肝郁气滞，血行不畅，宗筋所聚无能出现房事不能。脉弦细，舌质淡，苔薄白乃肝脾不调之象。

中医诊断：阳痿。

西医诊断：性功能障碍。

辨证：肝郁不舒证。

治法：疏肝解郁。

方药：柴胡疏肝散合逍遥散加减。

柴胡10g　枳壳10g　川芎8g　白芍10g　香附10g　郁金10g　陈皮10g　合欢皮12g　合欢花10g　白术10g　茯苓12g　酸枣仁12g　柏子仁10g　麦芽15g　山楂15g　神曲15g　甘草6g

7剂，水煎服，每日1剂，早晚分服，服药期间忌食生冷油腻辛辣刺激食物。

二诊：药后饮食增加，精神转好，失眠等症状显著好转，阳事易举，欲念时起。嘱避房事，原方继服14剂。后未再就诊，未随访。

按　《杂病源流犀烛·前阴后阴病源流》云："又有失志之人，抑郁伤肝，肝木不能疏达，亦致阴痿不起。"本案主要由生意受挫，情志抑郁，肝气郁结，肝失疏泄，气机阻滞，血不达宗筋，宗筋不聚而发生阳痿，治疗主要以疏肝理气解郁为主。现代社会中，生活节奏快及压力增加等因素，常容易导致精神紧张抑郁，内伤情志，故在临床诊疗中发现肝气郁结引起的阳痿逐渐增多，在治疗本证型时，应嘱患者平时多锻炼，保持心情舒畅，要有积极的治疗态度，以促进性功能的恢复。